대학병원 건강교실 4

양영희 신희선 오진주 김애경
이중경 이 숙 김종경 송주은

여성과 가족건강

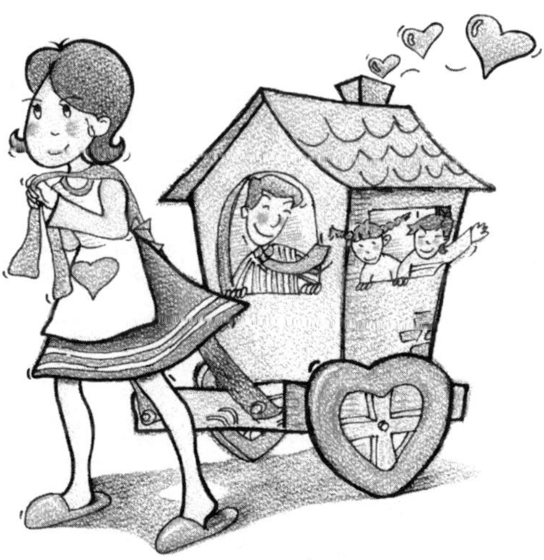

단국대학교출판부

서 문

과학이 발달하고 생활 수준이 향상되어감에 따라 건강에 대한 일반인들의 관심이 증가하고 있다. 이에 따라 건강에 관한 정보가 인터넷을 비롯한 각종 매체를 통하여 홍수를 이루고 있다. 그러나 인간 성장 발달 단계에 대한 기본적인 이해가 없는 일반인들에게는 질병에 대한 단편적인 지식만을 줄 뿐, 자신을 비롯한 가족의 발달 단계를 이해하고 그에 따른 건강한 삶을 영위할 수 있는 건강한 생활 양식에 대해서는 충분한 정보를 갖지 못하고 있는 실정이다.

따라서 본서는 장차 한 가정의 주인이 될 청년기를 시점으로 하여 성장 발달 단계에 따라 필요한 건강 지식과 건강 관리, 흔하게 만나는 건강 문제를 기술하였다. 특히 여성은 오래 전부터 출산, 육아, 가족들의 건강 관리에 주도적인 역할을 담당하여 왔으므로 여성과 이를 둘러싸고 있는 가족을 중심으로 한 건강을 기술하였다.

본서는 건강에 관심이 있는 대학생에서 일반인에 이르기까지 누구나 읽고, 이해하고, 소화할 수 있도록 전문 용어를 쉽게 풀이하여 사용하였으며, 건강을 유지, 증진하는 데 도움이 될 건전한 생활 양식을 강조하였다.

본서를 통해 얻은 지식이 앞으로 경험하게 될 결혼, 임신, 분만, 육아, 노화 등 인생 발달상 사건을 당황함이 없이 받아들이고, 적절하게 대처해 나가며 더 나아가 건강 증진에 길잡이가 되었으면 한다.

본서는 총 9장으로 이루어졌다. 1장에서는 건강 개념 및 여성 건강의 현황에 대해 살펴보고, 2장에서는 여성과 남성의 생리에 대해 설명하였으며, 3장에서는 결혼과 가족 계획에 대해 기술하였고, 4장부터 8장까지는 출생에서부터 죽음에 이르기까지 생의 주기에 따라 임신 분만, 영유아 및 아동, 청년기, 성년기, 노년기로 나누어 각 기별 발달 특성과 그에 따른 건강 문제 및 건강 관리 방법을 다루고, 마지막 9장에서는 가족 건강 관리를 위한 보건 의료에 관해 기술하고, 실제 지역 사회에서 활용할 수 있는 자원을 소개하였다.

부족하나마 이 책을 읽는 사람들의 건강 생활에 많은 도움이 되기를 바라며, 또한 독자들께서 많은 조언과 평가로 채찍질해 주기를 기대하는 바이다. 끝으로 본 저자들은 바쁜 일정 속에서도 원고를 집필하여 얻은 결실을 기뻐하며, 한편으로 본서가 나오기까지 격려해 주신 단국대 출판부에 감사드린다.

2000년 8월 저자 일동

개정판을 내면서

건강에 관심있는 대학생 및 일반인들에게 정확하고 유용한 건강 지식을 제공하기 위해 2000년 처음 초판을 내었다. 그동안 대학에서 일반 교양으로 본서를 이용하여 가르치면서 이해가 어려웠다고 느껴진 부분과 시간의 흐름에 따라 변화된 부분에 대한 개정의 필요성을 느껴서 8년만에 개정판을 내게 되었다.

본서는 결혼과 더불어 시작되는 가족의 라이프 스타일을 따라 발생되는 건강 문제를 중심으로 내용을 구성하였다. 이는 대학의 교양 도서로서 청년기인 대학생을 염두에 두었기 때문이다. 그러나 일반인에게도 이러한 가족 발달사에 따른 건강 문제의 인식과 관리에 대한 지식은 유용할 것이라고 생각한다.

개정판에서는 초판의 인간 성장 발달 단계에 따른 건강 정보라는 기본틀은 유지하면서 일반인들이 가능한 부담없이 읽을 수 있도록 용어를 수정 보완하고 최근 건강 정보를 첨가하였으며 특히 정보화 시대에 발맞추어 인터넷 건강 정보 검색 사이트를 추가하였다.

이제 이 책이 더욱 많은 사람들에게 읽혀 책을 읽는 개인뿐 아니라 가족의 건강을 유지, 증진하는 데 길잡이가 되었으면 한다.

앞으로 더욱 좋은 건강 도서로 거듭날 수 있도록 독자 여러분의 끊임없는 비판과 충고와 함께 아낌없는 격려와 성원을 부탁드린다.

끝으로 본 개정판이 나오도록 도와준 단국대학교 출판부 여러분에게 감사의 뜻을 전한다.

2008년 2월 저자 일동

차 례

Ⅰ. 서 론

1. 건 강 / 13
(1) 건강 개념 / 13
(2) 건강 증진과 건강 관리 / 15

2. 여성과 가족 건강 / 20
(1) 여성 건강 / 20
(2) 가족 건강 / 23

3. 여성 건강의 현황 / 25
(1) 평균 수명과 기대 수명 / 25
(2) 사망률과 사망 원인 / 25

Ⅱ. 여성과 남성의 성생리

1. 남성 생식 기관 / 28
(1) 외생식기 / 28
(2) 내생식기 / 29

2. 여성 생식 기관 / 32
(1) 외생식기 / 32
(2) 내생식기 / 33
(3) 생식의 생리 / 36

Ⅲ. 결혼과 가족

1. 결　혼 / 43
   (1) 결혼과 기본 욕구 / 43
   (2) 배우자 선택 / 47
   (3) 결혼 예비학교 / 48
   (4) 이　혼 / 50

2. 가족의 생활 주기 / 51
   (1) 가족의 생활 주기 / 51
   (2) 건강한 가족 / 54

3. 가족 계획 / 56
   (1) 가족 계획의 의미 / 56
   (2) 피　임 / 58

4. 인공임신중절과 여성 건강 / 64

Ⅳ. 임신과 출산

1. 임신과 여성 건강 / 69
   (1) 수정 및 태아 발달 / 69
   (2) 임신으로 인한 신체적 변화 / 74
   (3) 임신부의 건강 관리 / 77
   (4) 임신부의 심리적 적응 / 91
   (5) 유전과 상담 / 95

2. 분만과 여성 건강 / 99
   (1) 조기 분만 증세 확인 / 99

(2) 분만 과정 / 99
(3) 분만중 동통 완화 방법 / 103

3. 산후 건강 관리 / 106
(1) 산욕기의 생리적 변화 / 106
(2) 산욕기의 건강 관리 / 109

Ⅴ. 육 아

1. 신생아 및 영아기 / 119
(1) 신생아의 성장 발달 / 119
(2) 영아의 성장 발달 / 124
(3) 신생아 및 영아의 건강 증진 / 129

2. 유아기 / 137
(1) 유아의 성장 발달 / 137
(2) 유아의 건강 유지와 증진 / 141

3. 학령 전기 / 145
(1) 학령 전기 아동의 성장 발달 / 145
(2) 학령 전기 아동의 건강 유지와 증진 / 148

4. 학령기 / 151
(1) 학령기 아동의 성장 발달 / 151
(2) 학령기 아동의 건강 유지와 증진 / 155

Ⅵ. 청년기 건강 관리

1. 청년기 발달 / 159
   (1) 발달 특징 / 159
   (2) 발달 과업 / 160
   (3) 성장과 발달 / 162

2. 청년기 건강 관리 / 174
   (1) 영 양 / 174
   (2) 운 동 / 175
   (3) 흡 연 / 176
   (4) 알코올 / 178
   (5) 청소년기 성윤리 / 184
   (6) 사고 예방 / 186

3. 청년기 건강 문제 / 187
   (1) 약물 남용 / 187
   (2) 섭식 장애 / 190
   (3) 우울과 자살 / 191
   (4) 간 염 / 192
   (5) 성폭력 / 195
   (6) 성 병 / 200
   (7) 후천성면역결핍증(AIDS) / 203

Ⅶ. 성년기 건강 관리

1. 성년기 발달 / 207
   (1) 성인 전기의 발달 / 207
   (2) 성인 중기의 발달 / 208

2. 성년기 건강 관리 / 214
(1) 영 양 / 214
(2) 운 동 / 215
(3) 체중 관리 / 218
(4) 스트레스 관리 / 219
(5) 암의 예방과 발견 / 220
(6) 정기 검진 / 223

3. 성년기 건강 문제 / 224
(1) 비만증 / 224
(2) 종 양 / 228
(3) 심혈관 질환 / 234
(4) 당뇨병 / 237
(5) 골다공증 / 239
(6) 요 통 / 241

Ⅷ. 노년기 건강 관리

1. 노인 인구의 현황 / 247
(1) 노인 인구의 증가 / 247
(2) 노인 인구의 성별 및 결혼 상태 / 247
(3) 가족 형태 / 248
(4) 사회 경제적 특성 / 248
(5) 노인의 건강 상태 / 248

2. 노년기 발달 / 249
(1) 노년기 신체 변화 / 249
(2) 노년기의 정서적 변화 / 255
(3) 노년기의 성격 특성 / 257

3. 노년기의 발달 과업 및 성공적 노화 / 260

4. 노년기 건강 관리 / 263
(1) 운 동 / 264
(2) 수 면 / 264
(3) 영 양 / 266
(4) 정신 건강 / 268

5. 노년기 건강 문제 / 269
(1) 백내장 / 269
(2) 뇌졸중 / 271
(3) 관절염 / 275
(4) 치 매 / 278
(5) 만성 폐쇄성 폐질환 / 280
(6) 낙 상 / 281
(7) 요실금 / 282
(8) 노인암 / 285

6. 우리나라 노인 복지 정책 / 288
(1) 소득 보장 대책 / 288
(2) 보건 의료 대책 / 289
(3) 노인 복지 시설 / 289
(4) 재가 노인 서비스 / 289
(5) 노인의료 및 요양제도 / 289

Ⅸ. 건강 자원의 활용

1. 의료와 사회 보장 / 293
(1) 사회 보장 / 293

(2) 의료 보장 / 294

2. 한국의 의료 보장 제도 / 295
(1) 발달 과정 / 295
(2) 통합 의료 보험 제도 / 296
(3) 의료 보험 진료 체계 / 299

3. 지역 사회 건강 자원 / 300
(1) 사고 및 안전 관련 서비스 / 300
(2) 영유아 관련 서비스 자원 / 301
(3) 청소년 관련 서비스 자원 / 302
(4) 여성 관련 서비스 자원 / 304
(5) 노인 건강 자원 / 306
(6) 지역 주민을 위한 사회 복지관 / 309

4. 의료 정보 사이트 / 311
(1) 보건복지부 / 311
(2) 국민건강보험공단 / 316
(3) 보건사회연구원에서 운영하는 건강길라잡이 / 320

부　록 / 323

참고 문헌 / 329

I

서 론

1. 건 강

1 건강 개념

건강은 학자마다, 그리고 역사적으로 다양하게 정의되어 왔으며 개인마다 다르게 이해될 수 있다. 오늘날 건강에 대한 관심은 사회 경제적 변화와 함께 증가되고 있으며 질병에 대한 예방뿐 아니라 건강의 유지 및 증진이 중시되고 있다. 건강 개념의 역사적 발달을 살펴보면, 원래 건강을 의미하는 영어의 'health' 는 신체 조건이 양호하다는 뜻의 고어 'hal' 에서 유래되어 '신체 상태가 완전하고 양호하며 굳세다' 는 어원적 의미를 가지고 있어 신체적인 건강을 주로 의미하였다.

정신 건강의 개념은 19세기 후반까지 나타나지 않았으며, 20세기 과학의 발전과 함께 의학의 진보는 질병에 대한 이해를 높혀 주었다. 질병은 미생물에 의해 생기는 것으로 여겼으며, 건강은 질병이 없는 상태로 인식되었다. 한편, 제2차 세계 대전은 정신 건강에 대한 관심을 증가시키는 계기가 되었으며, 개인이 환경에서 받는 스트레스로 인해 일상적인 생활의 기능을 수행하지 못할 때 정신 건강이 손상된 것으로 간주되었다. 세계보건기구(1947)는 건강을 "허약하지 않은 상태나 병에 걸리지 않은 상태뿐만 아니라 정신적, 신체적, 사회적으로 완전한 안녕 상태"로 정의하였다. 이러한 정의는 건강이 신체적으로 질병이 없는 상태뿐만 아니라 정신적, 정서 사회적으로 안녕한 상태를 포함하는 확대된 건강 정의로 볼 수 있다.

한편, Dunn(1959)은 건강을 "개인이 그의 환경 범위 내에서 그의 가능한 능력을 최고 수준으로 기능하는 것"으로 정의하였고, 건강과 질병이 확연히 나뉘어지는 것이 아니라 인간의 건강 상태는 건강-불건강의 연속선 상에서 계속 변화하는 것이라고 보았다. 즉, 인간의 건강 상태는 최고의 안녕 상태에서부터 최악의 건강 상태까지 갈 수 있는 가능성을 항상 지니고 있으며, 일상 생활에서 효과적으로 대처하고 기능할 때는 건강 스펙트럼 내에 있다고 고려되며, 적절히 대처하지 못하거나 재통합하는 능력이 부족할 때 질병을 일으킨다고 본다.

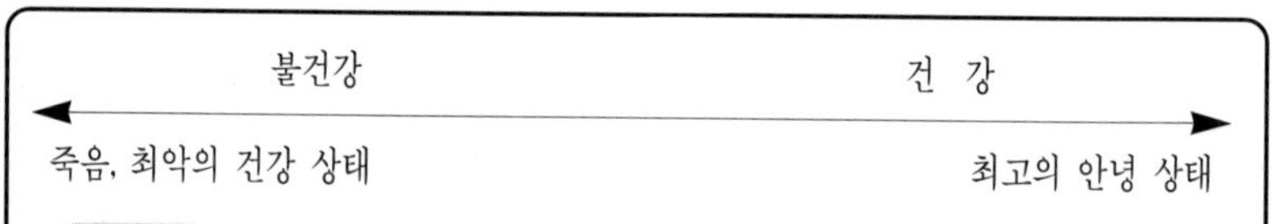

그림 1-1 Dunn의 건강-질병 연속선

세계보건기구(WHO)의 건강에 대한 정의는 건강을 다차원적인 특성을 가진 것으로 보았으며, 이 정의에 기초하여 Ware(1987)는 5가지 차원의 건강의 기준을 제시하였다. 즉, 신체적 건강, 정신적 건강, 사회적 기능 수행, 역할 기능 수행, 그리고 안녕에 대한 인식을 포함한다.

건강의 개념은 복잡하므로 건강과 질병을 설명하기 위한 모형들이 개발되었는데 Smith(1983)는 건강에 대해 4가지 모형을 제시하였다. 각 건강 모형은 건강-질병 연속선의 극단에 의해 정의된 것이다.

1) 임상 모형

건강은 의학으로 확인된 질병이나 장애의 증상, 징후가 없는 것으로 정의되며 질병은 이러한 증상의 존재가 의심될 때이다.

2) 역할 수행 모형

건강은 최대로 기대되는 성과로 사회 역할을 수행하는 것이고, 그렇지 못한 경우 건강하지 않은 것으로 간주한다.

3) 적응 모형

건강은 유기체가 환경에 대해 유연적인 적응을 유지하며 최대의 이익을 얻는 방향으로 환경과 상호 작용함을 의미하며, 불건강은 환경으로부터 고립되고 자기 교정 반응에 실패함을 뜻한다.

4) 행복 모형

건강은 넘치는 안녕감의 상태이고 불건강은 무기력, 침체, 그리고 쇠약함을 의미한다.

한편, 동양에서의 건강 개념을 살펴보면 '건강' 이라는 한자의 뜻은, '건' 은 굳셀 건(健)자로 몸이 튼튼함을 의미하며, '강' 은 편안할 강(康)으로 마음이 편안한 것을 의미한다. 즉, 건강이란 몸과 마음이 함께 건강해야 한다는 뜻이 포함되어 있다. 동양에서의 건강관은 천지인합일 사상을 근간으로 하여 인간은 소우주이고, 음양의 평형과 자연계와의 조화를 건강 유지의 기본 원리로 본다. 또한 '기(氣)' 개념이 건강을 설명하는 주요 변수인데 '기' 는 생명, 활동의 에너지로 기의 흐름이 생명을 유지한다고 보며, 기가 원활히 잘 통하는 것을 건강이라고 보고, '기' 가 적절히 순환하지 못하는 것을 병이라 본다.

2 건강 증진과 건강 관리

20세기에 들어와서 사회 경제적 변화 및 과학의 발달은 평균 수명의 증가를 가져왔으며, 이와 함께 건강한 삶에 대한 욕구가 커지게 되면서 건강 증진에 관한 개념이 대두되었다.

오늘날 사망 원인의 수위를 차지하는 뇌혈관 질환, 암을 포함하는 만성 질환은 의학적 치료로만 해결될 수 없으며 생활 양식 개선, 환경 변화로 예방될 수 있다. 건강 증진 방향으로 생활 양식을 변화시키는 것은 인간의 수명 연장 및 삶의 질을 향상시켜 궁극적으로 사회 전반적인 안녕 수준을 높혀줄 수 있다고 본다. 즉, 수면, 식이 습관, 운동 등이 개인의 건강 수준과 수명, 그리고 사회 생활의 수행 능력에 영향을 준다는 근거가 많아지고 있다.

건강 증진에 대한 개념이 공식적으로 제기된 것은 1974년 발표된 캐나다의 Lalonde 보고서에서 시작되었다고 볼 수 있다. 이 보고서는 건강, 질병, 사망을 결정하는 요인을 유전, 물리적 환경, 생활 양식, 그리고 의료의 네 가지로 분류하고 이러한 요인이 모두 중요함을 강조하였다(Lalonde, 1974).

1984년 세계보건기구는 건강 증진의 개념과 원칙을 정리하였고, 1986년 오타와에서 열린 건강 증진에 관한 제1차 국제 회의에서 오타와헌장을 채택하였다. 이 헌장에서는 건강 증진을 "사람들이 스스로의 건강을 관리하고 향상시키는 능력을 증진시키는 과정"이라고 정의하였다.

모든 사람의 평등한 건강을 실현하기 위해 세계보건기구는 건강한 생활 양식 격려, 건강에 지지적인 환경 창조, 지역 사회 활동 강화, 건강한 공공 정책 수립의 중요성을 강조하였다. Pender(1987)는 건강 증진은 안녕 상태를 유지 증진하기 위해 대상자의 자원을 개발하려는 방향으로 지시된 활동으로 개인, 가족, 지역 사회의 안녕의 정도를 증가하고 건강 잠재력을 활성화하는 활동으로 구성된다고 하였다.

건강 증진은 국가적인 차원에서 국민의 건강을 향상시키기 위한 전략의 하나로 볼 수 있으며, 우리나라에서는 건강에 관한 바른 지식을 보급하고, 스스로 건강 생활을 실천할 수 있는 여건 조성을 통한 국민의 건강을 증진하기 위해 1995년 '국민건강증진법'을 제정하여 시행하고 있다. 2002년에는 "국민건강목표 2010"을 설정하면서 중점적 건강 분야로 금연, 절주, 운동, 영양, 정신보건, 구강보건, 모자보건, 만성질환 관리, 그리고 암관리를 지정하였다(박영임외, 2006).

건강 증진 활동은 개인이 일상 경험과 활동 능력을 확대시켜 더욱 만족스러운 삶을 영위하도록 도와주는 건강 관리로 볼 수 있으며, 건강 증진은 예방적 활동을 포함한다고 볼 수 있다. 즉, 건강 증진은 질병을 앓고 있는 사람보다 일반인이 현재 건강 수준을 유지하고 강화하는 적극적인 과정으로 지속적인 행동을 통해 달성되는 일생 동안의 과정이라고 보겠다.

일상 생활에서 건강을 보호 증진하고자하는 건강 행위는 개인에 따라 다양한 양상을 보일 수 있다. 건강 행위는 "개인 또는 집단의 건강 유지, 증진을 위한 행동 또는 건강상 바람직한 행위"로 정의할 수 있다. 건강 행위는 두 형태로 분류할 수 있다.

첫째, 건강 보호 행위는 질병이나 손상을 피하려는 노력에 초점을 두는 것으로 질병 원인 요소로부터 적극적 보호나, 무증상 단계에서 건강 문제를 발견함으로써 건강 문제를 경험할 가능성을 줄이는 것이다. 건강 보호 또는 예방 행위는 질병의 발생을 예방하기 위한 예방접종, 공해 관리(일차 예방), 질병 조기 발견을 위한 자가 검진 증진(이차 예방), 질병 후 합병증 예방을 위한 재활 행동(삼차 예방)을 포함한다.

둘째, 건강 증진 행위는 개인이나 집단의 안녕과 자아 실현 수준을 높이기 위한 행위로 높은 수준의 건강과 안녕의 긍정적 상태로 접근해가려는 노력이 초점이 된다. 건강 증진 행위는 생활 양식의 변화를 통한 삶의 질 향상에 중점을 두며 영양, 체중 조절, 운동, 적절한 음주, 금연 그리고 스트레스 관리를 포함한다.

1) 영 양

적절하고 균형잡힌 영양소 섭취와 식습관은 건강한 삶을 영위하기 위해 매우 중요하다. 활동과 성장에 필요한 열량과 단백질, 탄수화물,

지방, 무기질, 비타민 등 기본 영양소의 적절한 섭취는 건강 유지 증진에 필수적이다. 한편 탄수화물이나 지방의 과다 섭취, 부적절한 다이어트에 의한 영양 부족 등은 질병 발생과도 연관이 높은 것으로 알려져 있다.

2) 체중 조절

우리나라도 식생활이 서구화 되면서 비만환자가 늘어나고 있다. 과체중은 관상동맥성 심장 질환이나 암을 유발할 수 있으므로 체중 조절은 모든 연령층에서 관심을 가져야 한다.

3) 운 동

적절한 운동은 노화 속도를 억제하고 인체의 각 기능을 증진하여 질병 예방과 건강 증진에 중요한 요소이다. 규칙적이고 체력에 맞는 적절한 운동은 심혈관 및 호흡기계의 건강을 증진시키고 고혈압, 당뇨병 등 성인병을 예방하는 데 효과적이며, 스트레스 감소 및 정신적 활력을 얻는 효과도 있다.

4) 적절한 음주

음주와 알코올 중독은 건강 증진에 중요한 측면으로 사망률과도 관련이 높은 것으로 보고 되고 있어 적절한 음주 습관을 갖는 것이 건강 증진에 중요하다.

5) 금 연

흡연은 관상동맥성 질환, 폐암 등 만성 질병과 사망의 가장 중요한 요인이며, 흡연으로 인한 의료비 지출 등 경제적 손실도 적지 않다. 또한 흡연은 사회 활동 참여나 삶의 질을 방해하는 것으로 나타나 금연은 개인뿐 아니라 사회적으로 중요한 문제로 볼 수 있다.

6) 스트레스 관리

적절한 스트레스는 생활의 활력소로 여겨질 수 있으나 과도한 스트레스는 심신의 병을 일으키는 원인이 될 수 있으므로 이에 대한 적절한 대처가 필요하다. 스트레스가 쌓이면 불안감, 긴장감, 두려움, 분노 등의 감정이 생기게 되고, 이러한 감정을 해결하지 못하거나 과도한 흡연이나 음주에 의존할 때 스트레스로 인한 심신의 질병을 초래하게 된다. 적절한 휴식, 명상, 이완 훈련, 규칙적 운동 등이 스트레스 완화에 도움이 될 수 있다. 그외에도 휴식과 적절한 약물의 사용 등이 주요 건강 관리 방법에 포함될 수 있다.

건강 증진에 대한 Belloc과 Breslow(1972)의 연구에 따르면 5년 반 동안 6,928명을 추적 조사하였을 때, <표 1-1>과 같은 7가지의 건강 관리의 실천이 수명의 연장과 관련이 있다고 보았다.

표 1-1 신체적 건강 증진과 관련된 건강 관리 실천 항목

1. 수면 시간 하루 7~8시간
2. 매일 아침 식사
3. 식사와 식사 사이에 간식을 안함
4. 정상 체중의 유지(남자의 경우 이상적 체중의 5%에서 19.9% 이내, 여자의 경우에는 5%에서 9.9%까지)
5. 규칙적인 운동
6. 적정 양의 술을 마시거나 안 마심
7. 담배를 피우지 않음

2. 여성과 가족 건강

1 여성 건강

여성 건강의 기본 철학은 여성을 위한 여성 중심의 건강 관리를 하는 것이다. 여성은 자신의 건강 요구나 건강에 대한 신념, 가치, 경험을 중시하고, 스스로 건강 관리에 참여하여 의사 결정할 수 있는 존재이다.

여성 건강은 삶의 맥락에서 총체적으로 이해되어야 한다. 여성 건강의 목적은 살아가는 삶의 과정에서 일어나는 요구와 변화에 적절히 대처하여 건강을 유지 증진할 수 있도록 하는 것이다. 또한 사회, 정치, 경제, 환경, 문화적으로 발생되는 여성 문제와 건강 문제에 대한 관심을 가지고, 대처 방안을 모색하여 삶의 질을 향상시키도록 하는 것이다. 즉, 여성 건강에 대한 개념의 변화는 생식기능과 관련된 여성 건강으로부터 다양한 사회 계층과 신체적, 정신적, 사회적, 영적 측면의 건강 문제까지 그 대상과 범위를 확대하여 삶의 질을 고려하게 되었다.

1) 평균 수명

여성의 평균 수명은 남성보다 길며, 이로써 배우자 죽음 후에 따르는 소외, 외로움, 경제적 문제와 치매, 노인성 골다공증, 관절염, 심혈관계 질환과 같은 질병 발생이 높다.

2) 건강 상태

여성은 남성보다 증상 호소, 질병 발생률과 건강 관리 기관 이용률, 약물 의존 비율이 높다. 그러나, 여성의 임신, 분만과 관련된 사망이 여성 사망률에 심각한 영향을 주지 않아 여성의 임신과 출산 행위가 여성의 삶에서 차지하는 비중이 약화되고 있음을 반영한다.

3) 결혼 상태

기혼 여성보다 미혼, 과부, 이혼한 여성의 사망률이 더 높은데, 이는 역할 과중에서 오는 정신적 문제와 안전의 위협, 영양, 위생, 환경 관리와 건강 관리 이용에 문제를 가져올 수 있기 때문이다.

4) 신체적 정형화

미인 대회 등을 통하여 정형화된 여성의 신체적 우월성이 강조되고 있다. 이러한 요인들은 특히 청소년기와 성인기 여성들에게 정형화된 유형 속에서만 자신을 비교하게 하고 신체에 대한 열등감과 부정적인 감정을 자극하여 불필요한 다이어트와 성형수술, 정신적인 문제들을 야기시키고 있다.

5) 취 업

증가하는 여성의 사회 진출은 여성의 사회적 위상 및 경제적 소득을 높인다는 긍정적인 측면과 함께 육아 및 가사 노동에 대한 부담, 근로에 따른 피로, 스트레스, 음주, 약물 복용, 작업 환경에 따른 직업병, 유해 물질에 노출되는 부정적인 측면도 있다. 취업 현장에서는 여성이 남성보다 납과 같은 중금속 물질에 감수성이 예민하여 태반통과와 임신, 분만, 수유에 관계된 생리작용과 여성의 철 결핍성 빈혈 등을 야기하고 악화시킨다.

6) 주거 지역

농촌 여성은 남성보다 만성 질환 유병률이 1.4배나 높은데, 이는 열악한 농촌 주거 환경, 과도한 노동, 농약 사용, 농기구 사용 미숙에 따른 건강 문제와 관련된다.

7) 건강 통제위

여성들은 건강에 대해 내적 통제위 성향을 나타내고, 남성들은 외적 통제위 성향을 나타낸다. 여성은 어떤 질병이나 건강 상태를 자신의 행위 결과로 보고, 남성은 자신이 아닌 외부에 원인이 있는 것으로 보는 경향이 있다.

8) 환자 역할

여성들은 가족 생활과 관련된 책임이나 역할을 벗어나는 것이 쉽지 않아서 질병이 발생되었을 때도 남성에 비해 즉각적으로 환자 역할로 받아들이기 어렵다. 또한 여성 자신이 여성 건강 문제에 대해 무지하거나 소홀하고 편견을 가지고 있다. 기혼 여성들은 일차적으로 가족의 건강을 유지할 책임이 있어 가족원의 질병 발생시에도 간호는 우선 여성이 담당해야 하는 일로 받아들이고 있다.

9) 질병 양상

남녀의 질병 양상의 차이를 호르몬의 영향과 같은 생리학적인 차이로 일부 설명할 수 있지만 남녀의 생활 방식의 차이도 중요 요인이다. 남녀의 삶을 조절하는 서로 다른 기준들로 인해 노출되는 위험의 종류가 다르다. 즉 환경 및 산업적인 위험 요소들이 남성의 높은 사망률, 상해와 관련된 불구, 사고율을 높이고 있으며, 공격적인 성향의 남성의 경우 그 가능성은 더욱 높아진다.

10) 의료 시설 이용

질병의 조기 발견과 치유를 위한 시설 이용의 기회와 재정 분배 측면에서 여성보다 남성에게 우선적인 기회가 주어진다. 치료에 대한 주된 결정도 여성 스스로보다는 남편이나 가족 또는 의료인에 의해 결정되는 면이 많다. 이러한 면들을 고려해 본다면 집단으로서 여성은 건강에 관한 취약 집단이라고 할 수 있다. 이는 의료 시설 이용수는 남자에 비해 여자가 많지만 집중적인 치료를 받는 연간 평균 재원 일수는 여성이 더 짧고 그중 여성의 임신, 분만, 산욕합병증으로 인한 입원을 제외한다면 그 일수와 횟수는 더욱 줄어든다.

11) 건강 증진

건강 증진을 위해 한 집단으로서의 여성을 파악하기보다 삶의 과정에 따른 각 연령별로 여성에게 많은 질병, 심각한 문제, 위험 인자를 확인해 본다. 특히 노인여성, 근로여성, 미혼모, 매춘여성, 농촌여성, 빈곤층여성 등과 같은 건강 문제 취약 집단과 여성의 비만, 폭행, 음주, 흡연, 약물 복용, 생활 양식, 건강 상태, 대처 방법, 자원 활용에 대한 실태를 확인해 본다.

여성은 자신의 몸과 기능에 대해 알고 몸과 마음과 건강에 대해 주인 의식을 갖고, 스스로 선택하고 조절하고 책임지며, 자신의 건강을 유지하고 증진하는 능력을 가져야 한다. 즉, 자가 간호와 자가 검진을 할 수 있어야 한다. 특히, 월경, 임신, 분만, 폐경과 같은 여성의 독특한 생리 과정을 이해하고 공통적인 경험을 서로 나누는 것이 필요하다. 건강에 관련된 의사 결정을 해야 할 경우 자신의 권리를 알아야 하고, 정확한 정보를 가지고 결정 과정을 하나하나 이해해 나가야만 한다. 또한, 스트레스 대처와 시간 관리, 합리적이지 않은 요구에 대한 침묵 등의 방법을 이용하여 건강을 지켜가야 한다.

2 가족 건강

가족을 나타내는 영어의 family의 어원은 라틴어 famulus에서 유래된 것인데, 이것은 가내 노예를 의미한다. 고대 로마의 familia라는 단어는 부부와 자녀 등 혈연의 관계를 의미하는 것이 아니라 논밭, 가옥, 금전, 노예 등 한 남자에 속한 생산 도구를 의미한다. 고대 희랍에서는 family 대신에 오이코스(oikos)라는 단어를 사용했는데, 이것 역시 재산 또는 주거를 의미한다. 실제로 오이코스는 경제(economy) 또는 경제적(economic)이라는 단어의 희랍 어원이다.

가족은 한 개인으로 하여금 건강한 삶을 살아가도록 하는 데 중요한 영향을 미치는 일차적인 집단이다. 가족은 각 가족 구성원의 삶을 영위하는 데 필요한 음식 및 주거지 등 물질적 · 경제적인 지원 외에 사랑과 안정 등 조화로운 정서에 필요한 것을 공급해 주고 영적 지원과 교육 및 훈육 지도, 모범적 삶의 제시 등 한 사람으로 성장하고 생활할 수 있도록 도와주는 다양한 역할을 한다. 즉 인간의 성격 형성과 성장 발달은 그 개인의 독특한 개성과 그가 속한 가족 및 사회를 포함한 환경간의 상호작용에 의해 이루어지며, 환경 중에서도 가족 환경이야말로 각 가족 구성원간의 역동적인 지지 원천인 공동체로서 가족 건강의 핵심을 이룬다.

1) 건강 관련 가족 기능

건강 형성의 기능, 건강 관리의 기능, 건강 교육의 기능, 건강 행위 수행 기능, 갈등 해소 및 조정 기능 등이 있으며, 가족 내에서 이루어지는 이러한 역할의 많은 부분을 여성들이 책임지고 있다.

① 건강 형성

가족의 성장 발달 단계를 통해 가족 구성원의 기본 욕구 충족과 건강을 튼튼하게 하는 것이다.

② 건강 관리

가족이 처한 상황이나 구성원에 따라서 건강을 유지, 증진, 회복시키기 위하여 적절하게 관리하는 것을 말한다.

③ 건강 교육

태아 때부터 시작되어, 자녀 출산 후에는 건강 행동의 유형과 규범을 가르치고 제시하여 건강 행위의 규범과 관심 및 가치 체계를 배우도록 한다.

④ 건강 활동

산전 · 산후 조리를 비롯한 섭생, 각종 예방 접종, 건강한 생활 습관 훈련, 조기 진단을 위한 검사 실시, 식이 · 운동 등 각종 건강 활동을 수행하게 하는 기능을 하게 된다. 또한 가족원간에 발생하는 갈등을 효과적으로 해소하도록 어려서부터 가족 생활을 통해 방법과 기술을 터득하게 된다.

3. 여성 건강의 현황

1 평균 수명과 기대 수명

한국인의 평균 수명은 78.5세이며, 미국 77.8세, 폴란드 75.1세보다는 높고, 일본 82.0세, 아이슬란드 81.2세, 호주 80.9세보다는 낮다. 또한 기대 수명의 경우 지역별로 살펴보면 서울이 80.39세, 제주가 79.30세로 높고, 경남이 77.50세, 강원 77.56세이다. 성별로 보면 남자는 서울이 77.15세, 여자는 제주가 83.30세로 가장 높았다. (보건복지부, 2007)

2 사망률과 사망 원인

1) 성 별

한국인의 연령 표준화 사망률은 서울이 가장 낮고, 경남이 가장 높다. 남녀 전체 사망 원인 1위는 악성신생물(암), 2위는 뇌혈관질환이며, 3위는 심장질환으로 나타났다. 성별에 따라서는 남자는 사망 원인

1위가 악성신생물(암), 2위는 뇌혈관질환이며, 3위는 13개 시도에서는 심장질환, 전남 및 충남은 운수사고, 충북은 자살로 나타났다. 여자는 모든 시도에서 사망 원인 1위가 악성신생물(암), 2위는 뇌혈관질환, 3위는 심장질환이었다(2007, 통계청).

2) 연령별

한국인의 전체 연령별 사망 원인으로 15~24세는 자살 · 운수사고, 25~44세는 암 · 자살, 45세 이상은 암이 시도별 사망 순위 1위로 나타났다. 남자의 경우 15~24세는 운수사고 · 자살, 25~44세는 자살 · 운수사고, 45세이상은 암이 시도별 사망 순위 1위로 나타났다. 여자의 경우 5~24세는 자살 · 운수사고, 25~64세는 암, 65세 이상은 암 · 뇌혈관질환이 사망 순위 1위로 나타났다(2007, 통계청).

Ⅱ

여성과 남성의 생리

사람은 22쌍의 상염색체와 1쌍의 성염색체로 총 23쌍의 염색체를 가지고 있는데, 그 중 23번째 염색체인 성염색체가 여성은 XX, 남성은 XY로 되어 있어 성이 구별된다. 그후 성장하는 과정에서 남성은 남성 호르몬인 테스토스테론에 의해 여성은 여성 호르몬인 에스트로젠과 프로게스테론의 작용에 의해 이차 성징이 발달하게 되어 남성다운 또는 여성다운 신체 특성을 만들어낸다.

남성은 태어날 때 여성보다 평균 체중이 100~300g 정도가 무겁지만 골격 성장은 여성보다 4~5주 늦다. 남성의 체형은 남성 호르몬에 의해서 이차 성징이 발달하면서 남성다운 체형을 이루게 되는데 어깨가 넓어지고, 목소리가 굵어지며, 목젖이 튀어나오고, 얼굴 가슴 및 다리에 체모가 생긴다. 여성의 신체적 특징은 풍만한 유방, 잘룩한 허리와 둥그런 엉덩이, 남성보다 보드랍고 높은 음성, 체중에 비해 높은 비율의 지방 등이다. 이런 이차 성징은 남성이 여성보다 1~2년 늦게 시작되지만 장기간에 걸친 변화 결과 남성은 대체적으로 여성보다 키가 크고 손발이 크며, 크고 강한 근육을 갖고 있다. 여성은 신체의 구조와 호르몬의 구성이 다르기 때문에 변화에 대한 감수성도 남성과는 다르다. 매달 있는 월경 때문에 남성보다 빈혈에 걸리기 쉬우며, 또 남성보다 체내 수분이 5~10% 정도 적기 때문에 술을 많이 마시면 체내 알코올 농도가 높아져서 남성보다 간 기능 장애를 일으키기 쉽다. 남성보다 유리한 점은 에스트로젠 호르몬으로 인해 폐경기까지 관상

동맥 질환에 대한 예방 효과를 지니고 있어 남성보다 이 질환의 발생률이 낮다.

인간 생식기의 발생은 수정란이 형성되면서 시작되며 염색체의 구성에 따라 성이 결정되고, 유전적 성 결정 인자가 성샘의 발육에 영향을 끼쳐 고환과 난소를 형성한다. 성샘이 발육된 이후에는 주로 호르몬에 의해 성 분화 과정을 거쳐 생식 기관이 발생하게 된다. 생식 기관은 남녀에 따라 그 형태 및 구조와 기능이 다르므로 남성 생식 기관과 여성 생식 기관으로 구분하여 설명한다.

1. 남성 생식 기관

남성 생식 기관들은 사춘기에 완전히 발달하며, 크게 외생식기와 내생식기로 나눌 수 있다. 외생식기에는 음낭과 음경이 있으며, 내생식기에는 정자를 생산하는 고환과 정자를 저장하고 운반 배출하는 생식 통로가 되는 부고환, 정관, 사정관 및 요도가 있으며, 부속샘으로 정낭, 전립선이 있다.

1 외생식기

1) 음 낭

음낭은 음경의 바로 뒤에 위치하는 주름이 많은 주머니로서 좌우 대칭이며, 좌우 음낭 사이에는 중격이 있어 막혀 있다. 음낭에는 고환 및 부고환 그리고 정관의 일부가 들어가 있다.

2) 음 경

음경은 음낭 앞에 있는 7~8cm 길이의 원기둥 모양의 구조로, 성적 욕구가 생기면 발기한다. 발기가 되면 음경은 단단하게 커져 성교를 가능하게 하며 이때 음경내 정자와 함께 정액을 체외로 배출하는 현상인 사정이 일어난다.

음경의 제일 앞부분에는 귀두라고 하는 아주 예민한 부분이 있는데, 귀두 전체를 덮고 있는 피부를 포피라고 한다. 미국에서는 현재 5명 중 3명의 소년이 종교적, 미용상, 건강상의 이유로 포피를 외과적으로 제거하는 포경 수술을 받고 있다.

2 내생식기

1) 성 샘

① 고 환

남자의 상징으로 남자 성기능의 중추를 차지하고 있는 고환은 음낭 속에 좌우 1개씩 있으며, 메추리알 크기로 타원형 모양이다. 태생기 때는 복강내에 있다가 출생과 함께 내려오며 사춘기인 15세경까지 성숙이 완성되어 간다.

고환에는 두 가지 기능이 있다. 한 가지는 정자를 만드는 것이고, 다른 한 가지는 남자의 2차 성징을 자극하는 남성 호르몬인 테스토스테론을 생산하는 것이다. 테스토스테론은 성기의 성숙, 얼굴과 몸의 발모 및 수염, 굵은 목소리의 변성 등을 조절하여 남자다운 특성을 갖게 한다.

2) 생식 통로

생식 통로는 생산된 정자가 체외로 배출될 때까지 거쳐 나가는 관으로 부고환, 정관, 사정관, 요도가 있다.

① 부고환

고환의 뒤에 붙어 있는 연필 굵기 정도의 관으로서 4mm의 직경에

총길이가 약 6m 가량 되지만 꼬불꼬불하게 뭉쳐져 있고 그 위치에 따라 머리, 몸통, 꼬리로 구분한다. 부고환은 정자들을 정관으로 내보내기까지 저장하며, 이들 정자의 이동 통로의 역할과, 형태적으로만 완성된 정자를 수정 능력을 갖도록 변화시키는 역할을 한다. 부고환의 두부와 체부는 정자의 성숙에 관여하며 미부는 저장 기능을 한다.

② 정 관

정관은 부고환의 아래끝에서 시작되어 사정관까지 정자를 운반하는 관으로 길이가 45cm 가량 되며 방광에 가까운 요도 입구에 열려 있다.

③ 사정관

정낭관과 정관이 합쳐져서 이루는 2cm 정도의 짧은 관으로서 좌우 2개이며, 그 끝이 요도의 전립선 부분에 열려 정관에서 온 정자와 정낭에서의 분비물을 합쳐 요도로 사출시키는 역할을 한다.

④ 요 도

길이가 20cm이며 소변 배설과 정액의 사출 경로로 작용한다.

3) 부속샘

남성 생식기에서 부속샘으로는 정낭, 전립선이 있으며 이 구조들은 정자의 수정 능력을 돕는 정액을 분비한다. 정액은 오르가즘시에 사정되는 액체로 전립선, 정낭에서 분비되는 분비물의 혼합액이며, 하얀색으로 PH는 7.35~7.5의 알칼리성이다. 정액 1cc당 1억 개의 정자가 들어 있으며 정액의 1회 분비양은 남성의 생식 능력을 결정하는 중요한 요소가 된다.

① 정 낭

방광의 후하방에 있는 좌우 두 개의 작은 주머니 모양의 샘이다. 부고환과 정관에 의해 운반되어 온 정자를 일시 보관해 두는 곳으로 정액의 일부인 노란색의 정낭액을 분비한다. 정낭액은 점성도가 높은 알칼리성 액체로 과당이 많아서 정자 대사의 에너지원이 된다. 정액의 30%를 이 샘에서 분비한다.

② 전립선

방광의 바로 밑에서 요도를 둘러싸고 있는 밤톨 크기의 분비샘으로서 아주 진한 밀크와 같은 액체를 분비하고 있는데, 이것과 정낭에서 분비되는 정낭액과 정자가 혼합된 것을 정액이라 한다. 정액의 60%가 전립선에서 분비되고, 분비물은 알칼리성 액체로, 온도와 질의 산성 환경으로부터 정자를 보호하고 정자의 운동성을 증진시키는 역할을 한다.

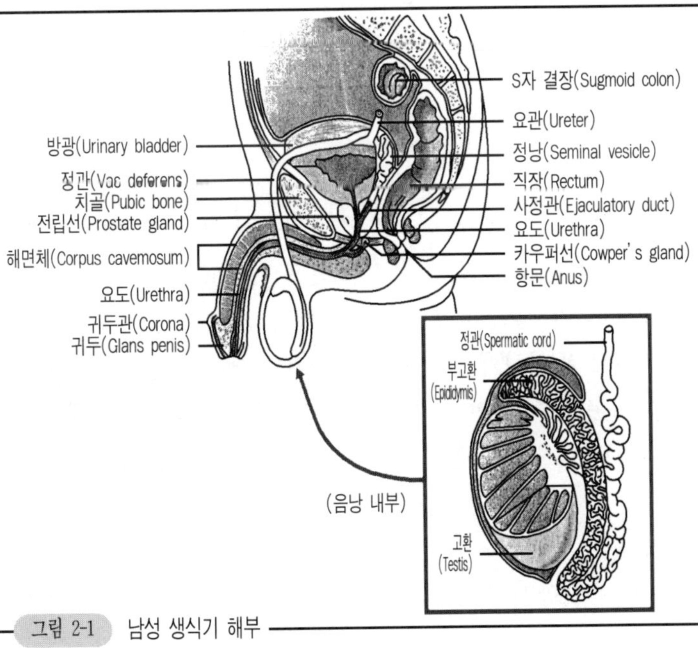

그림 2-1 남성 생식기 해부

2. 여성 생식 기관

여성의 생식기는 크게 3가지의 기능이 있는데, 첫째 난자를 생산하고 정자를 받아들여 수정란을 통과시키고 태아를 기르며, 둘째 생식 기능과 여성의 특징을 나타내는 호르몬을 생산하며, 세째는 성적인 만족감을 주는 기능을 한다. 여성의 생식기는 처녀막을 기준으로 외생식기와 내생식기로 구분할 수 있는데, 생식과 관련된 중요한 역할을 하는 것은 대부분 내생식기이다.

1 외생식기

외생식기는 신체의 외부에서 볼 수 있는 부분으로, 치골 밑에서 회음부(외음부)까지를 말하는데 내생식기에 비해서 생식에는 직접 관련이 없으나 성행위를 할 때 밀접한 관계가 있는 기관들이다. 이러한 외생식기로는 대음순, 소음순, 음핵이 있다.

1) 대음순

치구에서 항문 쪽으로 둥글게 뻗어있는 세로로 된 피부의 주름이다. 피부 바깥 쪽에는 갈색 색소가 침착되어 있고, 털과 땀샘 및 기름샘이 있어 항상 습하다. 또한 신경이 분포되어 있어 접촉이나 온도에 민감할 뿐 아니라 독특한 성감을 나타낸다. 대음순은 사춘기에 이차성징의 하나로 뚜렷하게 발육되나 사춘기 전에는 편평하며 소음순이 오히려 더 또렷하게 보여 구분이 명확하지 않다. 폐경기 후에는 지방조직의 감소로 돌출된 주름이 없어지고 늘어진 형태로 남는다.

2) 소음순

소음순은 음핵에서 회음에 이르는 길이의 대략 2/3부위까지 이르는 좌우로 긴 주름으로 검게 착색되어 있으며 요도와 질입구를 감싸고 보호한다. 소음순의 내면은 분홍색을 띠며 풍부한 신경과 혈관 그리고 기름샘이 분포되어 있다. 성적 흥분시에는 조직이 붉어지며 풍부한 신경 분포로 인해 고도의 민감성을 나타낸다. 그러나 많은 기름샘으로부터 낭종이 발생하거나 외음질염이 발생할 때는 심한 자극과 불쾌감이 초래되는 곳이기도 하다.

3) 음 핵

음핵은 소음순 사이에 길이 2cm 정도의 작은 돌기 모양이다. 음핵은 풍부한 혈관 분포와 지각 신경이 분포되어 있어 자극에 매우 민감하다.

2 내생식기

1) 질

외음부에서 사궁까지 통하는 길이 9~10cm 정도의 신축성이 강하고 탄력성이 있는 근육관이다. 질에는 환모양의 구멍이 있어 자궁의 분비물과 월경을 밖으로 배출시키는 배설관의 역할을 하며 또한 성교기관이고, 분만시에는 태아가 모체의 자궁 속에서 밖으로 나오는 산도의 역할을 한다. 질내는 항상 습하며 산성도(PH 4~5)를 유지함으로써 외부로부터의 감염을 방지한다. 또한 질의 주기적인 변화는 주로 질 내용물의 화학적 변화를 나타내는데 고도의 산성이던 것이 알칼리성으로 변화되어 정자의 운동을 활발하게 촉진하여 임신에 적합한 환경을 만든다.

처녀막은 질입구를 덮고 있는 탄력성 있는 얇은 막으로 첫번 성교시 약간의 출혈이 있으면서 쉽게 파열되며, 강한 신체적 활동이나 탐폰의 삽입 등에. 의해서도 파열될 수 있으므로 처녀임을 증명하는 객관적인 지표로 이용될 수는 없다.

2) 자 궁

자궁은 방광 뒤 직장 앞에 위치한 서양배 모양을 한 두꺼운 근육주머니이다. 크기는 평소에는 50~60g 정도의 무게를 가지며 자신의 주먹보다 약간 작은 크기를 보인다. 자궁은 수정란을 성장, 발육시키는 역할을 하여 체내의 보육기라 할 수 있다.

자궁은 상부 2/3 부분은 폭이 큰데 이를 자궁체부라 하고, 하부 1/3 부분은 좁고 원주상의 관으로 이를 자궁경부라 한다. 자궁체부는 임신되었을 때 태아가 발육하는 장소이며, 자궁경부는 분만할 때 비로소 입구가 열리며 신장되는 부분으로, 아기를 낳은 적이 없는 산모에서는 직경이 5mm 정도의 다소 둥글거나 횡으로 된 작은 틈새처럼 보이며, 입구는 굳게 닫혀 있으나 아기가 출산될 때 경부는 상당히 이완된다. 아기를 낳아본 경산부의 경우 자궁경부의 입구가 더 옆으로 벌어지며 벽의 굴곡이 보이기도 한다.

자궁의 벽은 3층으로 구성되는데 자궁내막, 근층, 복막층으로 되어 있다. 이들 중 자궁의 근층은 불수의근으로 탄력성을 유지하면서 임신시 커져 만삭까지 크게 확대된다.

자궁의 안쪽 점막을 자궁내막이라 하며 자궁내막의 두께는 개인에 따라 다르다. 자궁내막은 수정란이 자궁으로 내려와서 착상을 하게 되어 나중에 태반과 연결되는 부분이다. 바로 이 자궁내막에 수정란이 착상되어 성숙해 간다. 또한 자궁내막은 여성의 난소 주기, 월경 주기에 맞추어 주기적인 증식과 탈락을 반복적으로 나타내어 월경 동안에 출혈을 일으킨다.

3) 난 소

자궁의 좌우로 한 개씩 부착되어 있는 회백색 타원형 기관으로 무게가 3g 정도 된다. 남성의 고환과 마찬가지로 난소는 알을 포함하고 있는 한 쌍의 여성 생식 기관이며 그 알을 난자라고 부른다. 자궁 속에 있는 5개월 된 여자 태아의 경우 난소에는 약 700만 개의 난자를 가지고 있다. 출생 무렵에는 난자의 수가 200만 개로 줄어들고, 사춘기에 접어들면 30만~50만 개로 줄어든다. 나머지는 모두 퇴화해서 체내에 흡수된다. 출생 후에는 난자가 새로 생겨나지 않으며 이미 난소에 존재하던 난자들이 난포를 이루며 성숙하게 된다. 난소는 사춘기 이전에는 기능을 하지 않다가 사춘기 이후 여성의 성기능이 시작되면 뇌에서 분비되는 뇌하수체 호르몬의 영향을 받아 난자가 성숙을 하여 월경 주기중 배란기가 되면 복강내로 배출시키는 배란을 한다. 일반적으로 한쪽 난소가 한 개의 알 즉 난자를 배란하면 다른 난소는 그 다음달에 또 하나의 난자를 배란하여 대개 한 번의 월경 주기 동안에 단 한 개의 난자 만이 완전히 성숙한다. 몇 개의 난포들이 함께 성숙하지만 그 중에서 가장 빨리 가장 건강하게 성숙한 난자만이 배란되는데, 이 배란된 난자가 정자를 만나면 수정이 되어 임신이 이루어진다. 일생 동안 배란이 되는 난자의 수는 평균 400개 정도되며 사람에 따라 차이가 있다.

이렇게 난소는 생식 연령 기간 동안 주기적이고 일정한 간격으로 하나 또는 그 이상의 난자를 배출시키며, 에스트로젠과 프로게스테론이라는 호르몬을 분비하는 중요한 기능이 있다. 이 두 가지 호르몬은 이차 성징의 발달과 생리 주기에 중요하다.

4) 난 관

난관은 자궁의 좌우에 붙어있는 가늘고 긴 관으로써 길이는 약 12cm 정도의 깊고 굴곡된 관이다. 일반적으로 배란이 된 후 난자와 정자가 난관에서 만나 수정이 일어난다. 난관의 말단 부분은 나팔 모양으로 넓혀져 열려 있으며(팽대부), 그 끝은 손가락 모양으로 갈라져 있다(난관채). 난관의 내측은 점막으로 섬모가 있고 섬모의 운동과 난관근층의 수축 작용에 의하여 난소에서 나온 난자를 난관채에 넣어주고 자궁으로 보내는 수송의 역할을 한다.

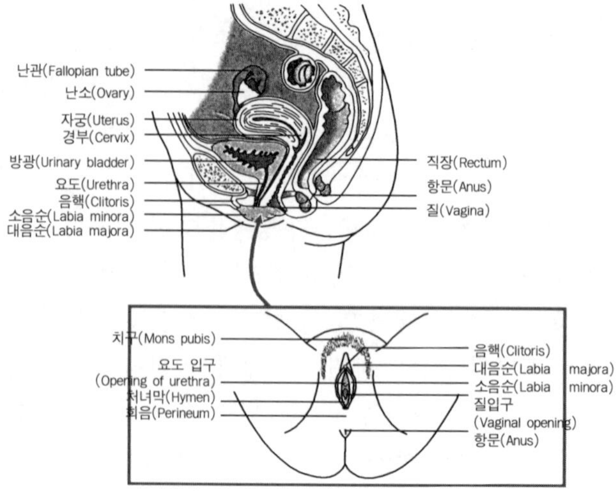

그림 2-2 여성 생식기 해부

3 생식의 생리

1) 월 경

월경이란 수정란 착상을 위해 증식 분화되었던 자궁 내막으로부터 분비물과 조직들이 탈락되어 주기적으로 체외로 배출되는 생리적 출혈 현상이다. 이 출혈은 사춘기가 되면서 시작되고 폐경기가 되면 점점 불규칙해지다가 그 후 없어지게 되며, 또한 임신과 출산시에도 잠시 멈추게 된다. 그러나 처음 월경이 시작되는 연령과 출혈이 일어나는 시간적 간격, 월경의 지속 일수, 또 월경과 수반되는 여러 가지 증상 등은 각 개인에 따라 다르며 신체의 조건, 정신적 영향, 환경 등에 의해 변화되기 쉽다.

① 월경의 기전

매달 자궁 내막은 난소 호르몬의 영향을 받아 수정란이 잘 착상할 수 있도록 임신 준비를 한다. 그런데 수정이 안되어 임신이 되지 않으면 자궁 내막이 떨어져 나가면서 혈관에서 피가 함께 나오는 것을 월경이라 한다. 다시 말해 월경은 임신이 되지 않아 일어나는 생리적인 현상이다.

월경이 일정하게 주기적으로 나온다는 것은 배란이 잘된다는 것을 의미하며, 배란이 잘 된다는 것은 난자가 잘 배출되므로 임신을 할 수 있다는 것을 의미한다. 유년 시절에는 여성 호르몬이 충분히 나오지 않으므로 자궁 내막이 자라지 않는다. 우리나라 여성의 경우 12세 쯤 되면 뇌하수체 호르몬이 증가하고, 난소에서 여성 호르몬 분비를 시작하면서 자궁 내막이 성장하여 월경을 하게 되는데, 이것이 초경이다. 초경은 대개 13~14세에 하는데 최근 우리나라 여자 아이들의 체격 발달과 영양 조건이 좋아지면서 빨라지는 추세이다.

② 월경의 주기

자궁은 정자와 난자가 만나 수정된 상태인 수정란이 잘 착상하여 자랄 수 있도록 매 주기마다 준비를 하고 있다. 그러나 배란된 난자가 정자를 만나지 못하면 수정이 이루어지지 않아 자궁 내막은 탈락해 버린다. 따라서 월경은 난자와 정자가 만나 수정란이 착상될 때까지 반복된 주기를 거치게 되는 것이다. 배란을 중심으로 난소에서 분비되는 호르몬의 작용에 따라 자궁 내막에서 일어나는 일련의 변화 주기를 자궁 내막 주기 또는 월경 주기라고 하며 월경 시작의 제1일에서 다음 월경 시작 전일까지의 일수를 말한다.

월경 주기는 크게 월경기, 증식기, 분비기, 월경 전기의 4단계로 구분할 수 있다. 월경기는 월경 1일에서 5일 사이에 약 3~5일간 지속되는데, 수정이 이루어지지 않은 경우에 불필요해진 자궁 내막이 탈락되어 혈액과 함께 배출되는 시기이다. 증식기는 월경 5일째부터 14일까지(배란 때까지) 약 10일 정도 지속되며, 월경기가 끝나고 배란되기까지의 시기이다. 이때 난소에서는 원시 난포가 성숙해지면서 에스트로젠을 분비하는데, 자궁 내막은 이 에스트로젠의 영향으로 빠르게 증식하여 월경 이전의 상태로 복귀된다. 배란 시기는 1주기의 중간인

제14일 즉 배란되는 날까지를 말하며, 증식기에 소요되는 기간에 따라 월경 주기가 약간씩 변화하기 때문에 정확한 배란일을 추측하기는 어렵다. 배란은 황체 호르몬이 상승되기 전에 에스트로젠의 분비가 갑자기 떨어짐으로써 일어나는 현상으로 이때 기초 체온이 상승하여 다음 월경기까지 지속된다.

분비기는 월경 15일에서 25일까지의 약 10일간 지속되는 시기로, 배란 후 다음 월경 시작 1~2일 전까지의 기간이다. 난소에서 배란되고 난 뒤에 난포가 황체로 바뀌면서 에스트로젠과 프로게스테론을 분비한다. 이의 영향으로 자궁 내막은 분비기가 되어 내막이 더 이상 증식하지 않고 분비선이 나사 모양으로 꼬이며 점액을 많이 분비하고 혈관이 확장된다. 이때의 자궁 상태는 수정란이 착상 하기에 가장 알맞은 환경이 된다. 월경 전기는 월경하기 전의 마지막 2~3일간이다. 임신이 되지 않으면 난소에 있는 황체가 퇴화되어 에스트로젠과 프로게스테론의 양이 줄어들어 자궁 내막에 허혈과 퇴축을 초래하고 이에 따라 내막이 탈락되어 월경이 시작된다.

이러한 월경 주기는 임신이 될 때까지 매월 반복 된다. 월경 주기에 따라 자궁과 난소를 위시하여 유방, 난관, 질 그리고 성샘 자극 호르몬의 분비와 체온, 정서 상태까지 변화가 반복된다. 정확한 월경 주기는 사람에 따라 다르나 대개 28~32일 정도가 대부분이다. 그러나 개인의 체질에 따라 주기가 늦어지거나 빨라질 수도 있으며 불규칙한 사람도 있다. 또한 월경의 주기를 변화시키는 질환이 있을 때도 주기가 바뀔 수 있으므로, 갑자기 주기가 불규칙해지거나 길어질 경우 산부인과 전문의의 진찰을 받아보는 것이 좋다.

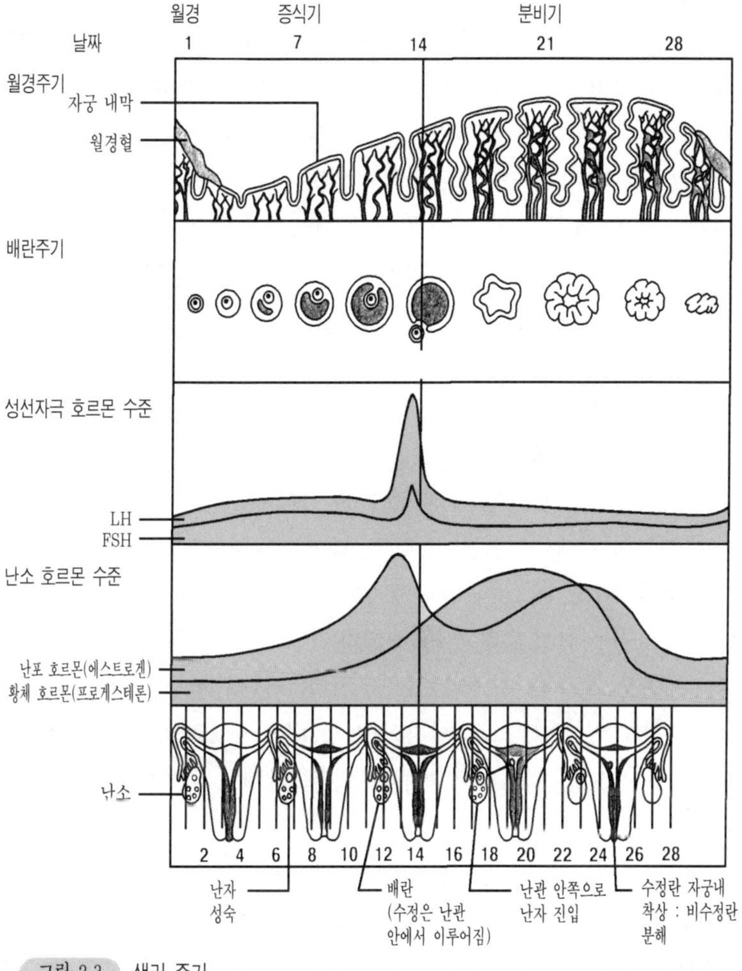

그림 2-3 생리 주기

③ 월경 기간

월경 지속 기간은 보통 4~6일간이 정상이다. 개인에 따라 짧게는 2일, 길게는 8일 동안 한다. 대개 첫날은 양이 적고 둘째날과 셋째날은 양이 많으며, 넷째 날부터는 양이 줄어들어 4~6일째에 끝난다.

④ 월경의 양

월경시 배출되는 월경의 양은 대체로 30~80cc인데, 월경 2~3일에 가장 양이 많고 점차 감소되어 끝난다. 월경의 색은 암적색으로 약한 알칼리성이고, 특유의 냄새가 있다. 여성은 일생 동안 약 400회에 달하는 월경을 하게 되는데, 월경으로 인한 철분 손실로 남성보다 빈혈이 많다. 즉 월경의 양이 너무 많아 음식에서 섭취하는 양보다 소실되는 철분의 양이 많든지, 소식이나 편식으로 철분 섭취가 적으면 빈혈이 생긴다.

⑤ 월경전 증후군

월경을 하기 전에 배가 아프고 신경이 날카로와지는 등 여러 가지 증상이 나타나는 것을 월경전 증후군이라고 한다. 월경이 나오기 보름 전 또는 며칠 전부터 불안, 두통, 불면증, 복부팽만 및 하복부 통증을 느낄 수 있고, 유방이 단단해지고 아프며, 신경이 매우 예민해져 자기도 모르게 신경질을 부리게 된다. 이러한 증세를 없애는 방법으로는 가벼운 운동을 하거나, 소금, 설탕, 카페인의 섭취량을 줄이고 술을 마시지 않으며, 하루 세끼의 식사 대신 5~6회로 나누어 조금씩 식사를 하고 도정하지 않은 곡물과 과일, 야채를 충분히 섭취하는 것이 좋다.

그리고 30대 이후에는 매달 분비되는 호르몬 특히 에스트로젠의 분비량이 큰 폭으로 변하면서 두통이 흔히 일어나는데, 이런 경우에는 에르고타민, 디하이드로-에르고타민을 복용하며, 월경시 두통은 피임약이나 소량의 에스트로젠 투여로 치유될 수 있다. 그러나 호르몬제를 복용할 때는 전문의와 상의하여 용량과 투여 방법에 대한 처방을 받도록 한다. 또한 여러 가지 정신적 증상을 보일 수 있는데, 주된 증세가 감정 변화로서 우울, 흥분, 쾌활 등 감정이 예민하게 되고 화를 낸다든가 하는 등의 증상을 보인다. 이러한 증상이 일상 생활이나 대인 관계에 장애를 준다면 정신과적 상담 및 치료가 요구된다.

⑥ 생리통

생리통은 월경 시작 수시간 이내 또는 월경 시작 즉시 나타나서 24~48시간 정도 지속되며, 대개는 하복부 중앙에 통증이 심하며 허리나 다리로도 퍼지게 된다. 이때 오심, 구토, 설사, 어지러움 등의 전신증세도 동반될 수 있다.

청년기에는 약 60% 정도가 생리통을 겪고 있으며, 그중 14%는 일상 생활을 할 수 없을 만큼 통증이 심해 결석까지 할 정도이다. 청년기에 나타나는 생리통은 그 기전은 완전히 밝혀지지 않았으나 월경을 하면 자궁에서 질 쪽으로 피를 밀어내게 된다. 특히 처녀 혹은 아기를 낳은 경험이 없는 여성의 경우 자궁이 심하게 앞쪽으로 휘어져 있어 월경혈이 쉽게 나오지 못한다. 따라서 자궁이 강하게 수축하여 밀어내야 하므로 월경통이 심해진다.

월경통은 사람에 따라 증상의 경중도의 차이가 있으며 완전한 치료법은 없다. 통증이 심해서 일상 생활을 못할 정도인 경우는 비스테로이드성 소염제나 진통제를 일시적으로 복용해도 된다. 그래도 증상이 심할 경우 산부인과 전문의를 찾아 다른 원인이 있는지 확인하는 것이 좋다.

Ⅲ 결혼과 가족

1. 결 혼

1 결혼과 기본 욕구

결혼은 선택할 수 있는 하나의 제도화된 삶의 방식, 문화라 할 수 있다. 사회적으로 승인된 한 남자와 한 여자의 사랑으로 결합된 형태로 정의된다. 또한 성년에 달한 한 쌍의 남녀가 새로운 가정을 꾸며 나가는 것을 목표로 하며, 가정에서의 사랑을 기반으로 한 일정한 공동 생활을 함께 하고 성생활을 영위하는 사회의 한 단위로서 생활하는 상태로 표현하기도 한다. 개인의 기본 욕구가 어떻게 작용하는가에 따라 행복한 결혼, 불행한 결혼으로 경험된다. 따라서 윌리엄 글라써의 선택 이론에서 제시하는 다섯 가지 기본 욕구를 중심으로 결혼을 살펴보고자 한다.

1) 생존의 욕구

생존의 욕구는 돈과 연결된다. 사람들의 유전자 속에는 생존의 욕구가 저마다 다른 강도로 입력되어 있고, 그 차이점은 대체로 돈 쓰는데 얼마나 조심스러운가 하는 측면에서 나타난다. 즉 부부의 생존 욕구의 차이점은 돈에 관련한 갈등으로 표현된다.

2) 사랑과 소속의 욕구

행복하고 좋은 결혼이란 아마도 부부로서 살아가면서 사랑과 소속의 욕구를 충족시켜주는 가장 좋은 방법이 된다. 이러한 행복감은 함께 나눌 사람이 필요하기 때문에 쉽지 않다. 우리는 다른 사람의 행동을 통제하기 어렵다. 즉 배우자가 자신을 사랑하도록 강요할 수 없다. 그리고 자신의 사랑을 상대방에게 강요하는 것도 효과가 크지 않다. 사랑에 빠진 사람들은 내가 상대방을 사랑한다고 해서 그 사람이 반드시 나를 사랑하게 되는 것은 아니라는 점 때문에 불행을 겪는다.

여성의 경우 어머니로서의 역할이 주어지기 때문에 남자들보다 더 강한 사랑과 소속의 욕구를 부여받은 것처럼 보인다. 여자들은 일반적으로 사랑을 주고 싶어 하지만 자신들이 얼마나 사랑을 받고 싶어 하는 점에는 개별적인 차이가 있다. 이런 차이점 때문에 여성은 자신이 원하는 만큼 사랑을 주지 않는 남자들과 결혼하는 성향이 있는데, 이런 경우 부부 양쪽이 모두 좌절을 경험한다. 왜냐하면 아내는 남편이 충분한 사랑을 주지 않는다고 여기며, 남편은 사랑과 소속의 욕구가 높지 않기 때문에 왜 아내가 그토록 사랑을 주고받으려는지 이해하기 어렵기 때문이다. 결혼 초기에 아내는 성적인 관계 때문에 남편의 사랑을 실제보다 더 크게 생각하는 경우가 있다. 여자들에게는 남자와 달리 성관계를 생존의 욕구보다는 사랑의 욕구와 연결하기 때문이다. 강한 생존의 욕구를 지닌 남자는 성관계를 더 많이 원하고 처음에는 그것을 얻기 위해 사랑하는 것처럼 행동한다. 그러나 결혼이 지속되면 남편이 자신보다 성관계를 더 좋아한다는 것을 여자들이 알게 되면서 사랑보다는 호르몬에 의한 이런 행동에 흥미가 줄어든다. 여자가 흥미를 잃으면 남자는 좌절해서 더 많이 성관계를 요구하고, 이렇게 되면 여자는 더 흥미를 잃게 된다. 결혼에서 상대방에게 무언가 강요하는 것은 기를 꺾는 것이고 성관계도 예외가 아니다.

사랑의 욕구 차이에 있어서 사랑의 욕구가 강한 여성은 배우자가 사랑의 욕구가 낮다는 사실을 인식하고 더욱 매력을 느낀다. 그러나 그 차이로 더 강한 의욕을 갖게 되지만 대부분의 경우에 여자가 너무 애를 쓰면 실패하고 만다. 사랑과 소속의 욕구에는 개인적으로 많은 다양성들이 존재하고 바로 이 점이 결혼에 상처를 준다.

3) 힘의 욕구

힘의 욕구는 인간에게만 독특하게 존재한다. 동물들은 자기 영역 때문에, 새끼를 보호하기 위해, 유전자를 전해줄 짝을 찾기 위해 싸우기도 하지만 인간들처럼 힘 그 자체를 위해 싸우지는 않는다. 우리는 더 많은 돈이나 지위를 가지기 원하지만 일반적으로 스스로 존중할 수 있을 때 힘의 욕구가 충족된다.

자기 존중감을 얻기 위해 필요한 것은 관심 있는 누군가가, 이상적으로는 배우자가 자신의 이야기를 들어주는 것이다. 상대방이 이야기를 들어주지 않으면, 처음에는 이야기를 듣게 하려고 노력하거나 싸우지만 어느 정도 시간이 흐르면 포기하게 되어 의사소통을 해볼 시도조차 안 하게 된다. 그러면 두 사람의 관계는 심각하게 손상을 입는다. 결혼을 유지할 때 힘을 얻는 방법은 적극적으로나 소극적으로 배우자와 싸우는 것이다.

힘의 욕구 때문에 어떤 관계에서 낮은 위치를 받아들이기 어렵게 만든다. 행복한 결혼에 커다란 장애가 되는 것은 한쪽이나 양쪽 배우자가 상대방을 통해 그 힘의 욕구를 채우려고 하는 점이다. 평등한 힘은 진정으로 관심을 기울이면서 귀 기울여 듣는 것이다. 힘의 욕구 충족을 위해 외부 통제를 사용하면 할수록 결혼의 행복은 줄어든다. 자신이 통제할 수 있는 사람은 자신뿐이라는 내부 통제를 실천하게 될 때 행복한 결혼 생활을 영위할 수 있다.

4) 자유의 욕구

자유는 보통 우리가 원하는 대로 하고 싶은 욕망을 가리킨다. 결혼에서 이 의미는 배우자의 통제에서 벗어나고 싶은 것이다. 다른 사람들을 통제하려는 힘과는 대조적으로, 자유의 문제는 유전자가 자신에게 포기하지 말라고 요구하는 것을 포기해야 하는 데 있다. 결혼의 속성은 개인적인 자유를 잃는 데 있다. 일반적으로 자유의 욕구가 낮은 사람이 혼자 있고자 하는 욕구가 높은 사람보다 결혼 생활에서 더 행복하다. 자유에 문제가 생길 때 효과 있는 방법은 타협뿐이다. 결혼 생활 동안 자유에 대해 타협하는 것이 가장 어려운 일일 것이다. 따라서 결혼 전에 상대방의 자유의 욕구가 얼마나 강한가를 아는 것은 큰 도움이 된다. 사랑과 소속의 욕구가 자유의 욕구를 넘어서는 경우에 희망이 있다. 정서적 의존은 외부 통제 행동이다. 따라서 깊이 사랑하는 사람들은 서로에게 자유를 주고 상대방이 원하는 공간을 비워놓는 일을 기꺼이 받아들여야 한다.

5) 즐거움의 욕구

즐거움은 혼자서도 충족시킬 수 있고 다른 사람들과 함께 충족시킬 수도 있으며, 결혼에서 가장 쉽게 충족되는 욕구이다. 힘과는 다르지만 생존, 사랑, 자유처럼 즐거움도 거의 모든 동물들의 유전자 속에 입력되어 있다. 어린 동물들은 어렸을 때는 잘 놀지만 성장하면 대체로 성을 포함한 생존의 과업에 몰두한다. 성장하면 놀기를 멈추는 이유는 놀면서 알아야 만 할 것을 다 배웠기 때문이다. 진화한 동물일수록 더 오래 놀고 더 오래 배운다. 우리 인간들은 일생 동안 배우고, 일생 동안 논다. 인간은 즐거움의 욕구를 충족시키기 위해 다른 어떤 하등동물이 하는 영역보다 훨씬 더 벗어난 곳까지 가는 것이다. 우리는 스포츠나 게임 등 경쟁에서 이기기 위해 하는 것과 함께 경쟁하거나 이기는 것과는 관계가 없는 즐거움에도 몰두한다. 독서, 음악감상, 그리고 취미와 관련된 것들은 다 즐거운 활동들이다.

즐거움은 성, 돈, 대단한 노력, 훌륭한 건강들이 요구되는 것이 아니다. 요구되는 것은 결혼하기 전이나 갓 결혼했을 때 그들이 했던 일들을 다시 시작해 보는 것이다. 그리고 아직도 많은 즐거움을 느낄 수 있는 일을 찾아보는 것이다. 즐거움은 대단히 지속적인 힘이 있다. 성과 사랑조차도 오래된 결혼에서 시들 수 있지만 즐거움은 신선하게 남아 있다. 그 이유는 성과 달리 항상 새로운 방향으로 갈 수 있기 때문이다.

6) 기본 욕구 충족과 배려 습관

우리가 통제할 수 있는 인간은 자기 자신뿐이다. 관계에서 불만을 느낀다면, 관계를 향상시키기 위해 우리가 무엇을 할 수 있는가에 초점을 맞춰야지 다른 사람들을 변화시키려고 시도하는데 초점을 맞춰서는 어렵다. 배우자는 자신이 외부 통제를 적용하지만 않으면 언제나 변화한다. 배우자의 욕구를 충족시키도록 하기 위해 할 수 있는 배려 습관이 있다. 경청하기, 지지하기, 격려하기, 존중하기, 신뢰하기, 수용하기, 타협하기이다. 배우자간에 서로 다른 차이점이 나타날 때 일곱 가지 배려하는 행동을 실행하는 것이다. 그러나 이것은 아주 단순해 보이지만 사용하기는 어렵다. 일단 말이 입 밖으로 나오거나 어떤 표정이 얼굴을 스치고 지나가면 다시 주워 담을 수는 없다. 그리고 이런 습관이 배우자를 당장 떼어놓지는 않지만 관계가 더 멀어지는 쪽으로 나아가게 된다.

2 배우자 선택

1) 성격의 유전적인 근거

성격의 많은 부분은 자신의 부모들이 행동한 역할 모델의 영향을 받을 수 있다. 또한 인간의 다섯 가지 기본욕구가 유전자 속에 각인되어 있는 것이다. 배우자의 선택 시에 이러한 유전자의 성격적 일치를 확인하는 것은 매우 중요하다.

부모님에 대해 생각해보자. 부모님의 성격이나 인생에 접근하는 방식에는 뚜렷한 특징이 있어서 짧고 명료하게 묘사할 수 있다. 예를 들어 따뜻하고 즐거움을 아는 사람, 남성적이고 근육질인 고독한 사람, 충동적인 낭비가 심한 사람, 신중한 절약가, 모험가, 플레이보이, 독립적인 자유사상가라고 말하는 것처럼 말이다.

이런 성격의 특성들은 유형이 있는데 에고그램, 에니어그램, MBTI 등의 성격 검사로 확인할 수 있다.

결혼할 배우자를 선택하는 일은 결혼 생활을 잘 영위하기 위해서 들이는 기타 모든 노력들보다도 한층 더 그리고 결정적으로 중요하다. 평생의 반려자를 선택하는데 서투르고 경솔한 것은 배우자를 잘 선택하는 방법에 대해 무지하기 때문이다. 우리의 문화, 그 중에서도 특별히 텔레비전과 영화가 사람들이 배우자를 선택할 때 거의 본능이나 직감에 의존하도록 가르치고 있다. 그러나 배우자 선택을 단지 우연이나 행운, 혹은 열정이나 낭만적인 감정에만 맡겨버린다면 결혼 생활은 생각했던 것보다 실망스럽고, 후회스러울 것이다. 미국에서는 매년 20만 쌍의 부부가 결혼한 지 2년이 못되어 이혼하며, 한국에서도 이혼하는 부부 가운데 결혼한 지 5년 미만인 경우가 33.3%에 이른다. 이러한 결혼 파경의 고통은 아직 자녀가 없는 부부라면 최소한의 것이라 할 수 있지만 자녀 문제가 있으면 문제가 커지고 고통이 배가되는 것이다. 따라서 배우자의 선택은 신중히 고려되어야 할 부분이다.

결혼은 누구보다도 서로를 사랑하며, 서로 성장하게 하고 자아 존중감을 높여주는 상대방과의 동반자적 관계이다. 이러한 동반자를 찾을 수 있다면 더할 수 없는 행복과 만족감을 느낄 수 있는데 이러한 결혼은 사려 깊은 결정에서 시작된다.

3 결혼 예비학교

결혼 생활에도 공부와 노력이 필요하며, 결혼 전 꼭 알아야 할 내용들이 있다. 남자와 여자는 신체 구조도 다르고 몸에서 분비되는 호르몬도 다르다. 이처럼 다른 점이 있는 배우자가 자신과 똑같이 생각하고 행동하기를 바라는 건 욕심이다. 또한 행복한 가정을 꾸미기 위해서는 어떤 노력을 할 것인지, 가정 경제는 누가 관리하고 가사는 어떻게 분담할 것인지, 부부간의 성장을 위해 어떤 노력을 할 것인지 등을 정해야 한다. 그리고 그 규칙을 문서로 남겨둔다.

결혼식에 있어서는 남들의 결혼식과 자신의 경우를 절대 비교하지 마라. 타인의 시선을 의식해 준비하다 보면 자신들의 결혼식이 아니라 남의 결혼식이 될 가능성이 크다. 또한 평소 습관 중에 가지고 가야 할 것과 가져 가지 말아야 할 것에 대한 목록을 만들어라. 자신의 꿈 중에서도 결혼 후 그대로 가지고 있어야 할 것과 버려야 할 것에 대한 목록을 작성하라. 무언가 포기하지 않는다면 새로운 행복을 얻는다 해도 정작 그것을 보관할 공간이 부족해진다. 마지막으로 중요한 것은 새로운 가족의 탄생으로 시댁과 친정 사이의 균형을 유지하는 것이다. 새로 얻은 가족, 즉 시댁이나 처가를 사랑의 대상, 섬김의 대상으로 인정해야 한다. 그것이 결혼 후 갈등을 줄이는 지름길이다.

준비없이 결혼에 임하는 것처럼 위험한 일은 없다. 결혼은 어떤 의미에서 모험이라 할 수 있다. 하지만 준비가 잘된 사람은 결혼 후에 다가오는 온갖 어려움들을 능히 감당할 수 있다. 결혼 전에 준비할 것을 살펴보자.

표 3-1 결혼 전에 준비할 사항

1. 기대보다 어떻게 배려할 것인가를 진지하게 생각해 본다.
2. 모난 성격을 바르게 고치도록 많이 노력하며 기원한다.
3. 감정을 아름답게 마음껏 표현하도록 노력한다.
4. 결혼 후 어떤 일을 할 것인지 구체적인 계획을 세운다.
5. 결혼 전부터 절제의 습관을 기른다.
6. 영적인 능력을 갖추도록 노력한다.
7. 경제관, 즉 돈을 어떠한 방향으로 사용할 것인지 정립한다.
8. 기본적인 생활 능력을 갖추도록 한다.

최근 종교, 시민단체 등에서 운영하는 예비부부학교, 혼전 교육이 소개되고 있다. 결혼 생활의 다양한 갈등을 풀어 보는 지혜를 제공하는 프로그램이다. 남녀의 차이, 부부의 성, 가정경제, 대화법, 가사·육아 분담 등의 내용 등으로 구성되어 있다. 또한, 이미 결혼 생활을 하고 있는 부부를 위해서는 아버지 교육 프로그램, 부모 교육 훈련과 함께 혼자된 부모를 위한 한 부모 교육 등이 제공되고 있다. 또한 중앙건강가정지원센터에서 해당 지역민에게 제공하는 프로그램 들이 있다.

표 3-2 예비 부부를 위한 결혼 정보

두란노 결혼 예비학교 (www. tbc. or.kr)
약혼자 주말학교 (www.ihome.or.kr)
결혼예비학교 (www.familyculture.net)
결혼면허교실 (www.jigawon.com)
찾아가는 교육서비스 (www.paju.familynet.or.kr)

4 이 혼

1994년 이후 10년 동안의 자료를 보면 혼인건수는 비슷한 수치를 유지하고 있는데 반해, 이혼건수는 1994년 6만5천 여건에서 2003년 16만 7천 여건으로 3배 가까이 증가했다. 이렇게 해체된 가정의 경우, 부부 및 자녀의 정서적인 불안정, 부부 재산권의 문제, 친권 및 양육, 양육비의 문제, 이혼 자녀의 교육 문제와 같은 다양한 문제점이 발생한다.

1) 이혼 증가 원인

여성의 경제 활동 참여 증가에 따라 남편에 대한 경제적, 정서적 종속성이 줄어들고, 출산율 감소에 따른 결혼의 안정성 후퇴하였다. 또한 핵가족화에 따른 가족가치관의 변화가 나타났고, 이혼에 대한 사회적 인식의 변화로 인해 더 쉽게 이혼을 결정하는 사회적 분위기를 보인다.

2) 이혼 위기에 처하는 성격적 특징

Norman Wright(1998)는 정서적으로 허약하고, 신체적으로 허약하며 현실을 부정하거나 분노를 회피하려 성격을 가진 부부가 이혼하기 쉽다고 하였다.

또한, 유아기적 형태로 퇴행하여 입으로 행동을 대신하고, 시간에 대해 비현실적으로 접근한다.

지나친 죄책감에 사로잡혀 있고, 다른 사람을 비난한다. 그리고 무조건적으로 의존적이거나 지나치게 독립적 성격의 소유자들이다.

2. 가족의 생활 주기

모든 가족은 예측 가능한 단계를 통해 발달한다. 개인의 성장과 발달의 연속적인 단계를 거치듯이, 가족도 하나의 사회적인 기본 단위로서 발달의 연속적 단계를 거쳐 간다. 가족의 발달 단계로서 넓게 사용된 생활 주기에 관한 견해는 Duvall과 Hill에 의해 소개되었다. 다음은 듀발이 첫 자녀의 연령과 취학 상태를 기준으로 분류한 생활 주기를 소개한다.

1 가족의 생활 주기

1) 가족 형성기 (신혼 부부기)

이 시기는 자녀가 없는 부부만의 가족으로 만족한 결혼 생활을 통해 새로운 삶을 누릴 수 있도록 준비해야 한다. 또한 남편과 아내 두 사람의 자원을 혼합하고 역할 변화에 적응하면서 원만한 친족 관계를 유지할 수 있어야 한다. 특히, 이 시기의 가족에게 중요한 것은 가족 계획의 실천으로 부모로서의 책임을 감당할 수 있는 능력에 알맞게 계획하고 출산함으로써 우수하고 건강한 자녀를 갖도록 한다는 점이다.

2) 초기 출산기 가족 (첫 자녀가 30개월인 유아)

첫 자녀의 출생은 가족 전체의 큰 일이다. 산모는 적응이 중요하고 위기의 기간이 될 수 있다. 부모는 자녀와 좋은 관계를 형성할 수 있어야 하고, 또한 다른 가족 구성원들과의 관계에 대해서도 적절히 변화·적응할 수 있어야 한다.

안전 분만을 위해 임부는 산전 건강 관리를 받아야 하는데, 이는 임신 중에 행하는 의학적 관리 및 간호로써 임부와 태아의 건강을 유지하고 스스로 심리적 안정을 도모함으로써 안전 분만을 준비하도록 하는 데 그 목적이 있다. 분만 후 자궁을 포함한 산모의 모든 생식기가 임신 전의 상태로 회복되는 6주간을 산욕기라고 하며, 이 시기에 산모는 어머니로서의 새로운 역할을 습득하게 된다.

3) 학령전기 가족 (첫 자녀가 2세 반~6세)

부모는 이전보다 더 많은 시간을 자녀의 양육 활동에 할애함으로써 아동의 요구를 충족시키고 또한 다른 아동의 욕구를 충족시키는 데에도 지장이 없도록 해야 한다. 특히, 아동이 부모를 떠나 유아원에 갈 때 경험하는 불안 반응을 극복하도록 하고 감염이나 사고로부터 아동을 보호할 수 있어야 한다. 또한 부부만의 사생활도 보장하도록 하여 원만한 부부 관계를 유지하여야 한다.

4) 학령기 가족 (첫 자녀가 6세~13세)

이 시기에는 아동의 사회화 문제가 가장 중요시되며, 부모는 가족에 대한 책임을 다해야 하고, 더욱 많은 시간을 아동을 위해 할애할 수 있어야 한다. 아동은 스스로 많은 것을 배우게 되며, 여러 면에서

부모의 도움없이 자신을 돌볼 수 있도록 충분한 자율성을 발휘하고 그에 따른 만족감을 성취하여야 한다.

5) 청소년기 가족 (첫 자녀가 13세~20세)

자녀들은 이 시기에 자유롭게 결정하고 스스로의 신념과 가치를 정립하며 가족의 사랑과 지지를 추구하는 개인으로 변화된다. 특히, 이 시기의 자녀들은 성에 대한 정확한 지식을 통하여 성의 본질을 분명히 인식하고 이해하는 성교육의 기회를 가져야 한다. 또한 성교육은 인생 교육의 한 부분으로 받아들여져야 하며, 이를 통하여 남녀간의 상호 이해, 협력, 평등, 인간다운 애정이 갖는 중요성을 인식하도록 해야 한다.

6) 진수기 가족 (첫 자녀가 결혼한 후 마지막 자녀가 결혼할 때까지)

자녀가 부모의 가정을 떠나고 빈 보금자리가 되는 시기이다. 여성에게 더욱 어려운 시기인 이 때에는 새로운 생활의 구축을 위해 부부관계의 강화가 중요시된다. 또한 자녀와 부모간의 의사 소통이 단절되는 문제가 발생할 수 있으며 역할 전환, 건강 문제 등의 문제에 부딪히게 된다.

7) 중년기 가족 (자녀의 결혼 후 은퇴까지)

자신의 하던 일에서 은퇴하거나 한쪽의 배우자가 사망함으로써 끝나는 이 시기는 생의 전환을 맞는 시기이기도 하다. 이 때에는 여가의 선용과 건전한 환경의 조성에 힘써야 하며, 노화하는 부모와 자기 가정을 지닌 자녀와의 의미 있는 관계를 유지하는 한편 부부 관계를 강화시키기 위해 노력해야 한다.

8) 노년기 가족 (은퇴로부터 죽음까지)

개인에 따라서 이 시기를 비참하게 지각하기도 하고 또는 생애 최고의 생활로 이끌기도 한다. 하지만 흔히 이 시기는 가족에게 고통스럽고 어려운 생의 과정으로 다가오게 된다. 은퇴는 새로운 생활 양식을 선택하고 역할 전환을 꾀하도록 계기를 마련해 주는데, 이 시기에 해당하는 사람은 수입 및 건강의 약화에도 적절히 적응해야 한다.

2 건강한 가족

1) 건강 가족을 위한 지침

건강 가족은 단지 가족 구성원들이 서로 사랑한다거나 서로에 대해 성의를 가지고 있다고 해서 이루어질 수는 없다. 또한 가족원들이 나쁘거나 잘못돼 있기 때문에 이루어지지 않는 것도 아니다. 그보다도 건강 가족의 실현 정도는 가족원들이 자신들의 성장과 발달에 있어서 어느 단계에 있는지 그리고 가족 체계가 성장의 어느 단계에 있는지에 의해 결정된다.

건강 가족은 가족 구성원 개개인의 자아 존중감이 발달되면서 촉진된다. 가족원들이 자신의 잠재적 능력과 다른 구성원의 잠재적 능력에 대해 확신을 느낄 때 그리고 서로의 인격을 존중할 때 발전된다. 또한 가족 구성원들이 자신의 욕구와 가족 체계 욕구의 다른 점을 기꺼이 받아들여 적응해 나가려 하고, 이에 따라 각자 인생의 에너지를 자신 및 가족 전체의 발달을 위해 기꺼이 투자하는 가족만이 경험할 수 있다.

가족 구조의 성격이 가족원들로 하여금 개인적인 성장의 한계에 부딪치면서까지 가족 체계 유지를 위해 계속적으로 봉사하도록 해서는 안 된다. 오히려, 건강 가족에 있어서는 가족 체계가 가족원들을 위해 봉사하게 된다. 이는 개인이 변화를 필요로 할 때 가족 체계가 변화하여야 된다는 의미이기도 하다.

2) 가족의 역기능

가족은 심리적으로 깊이 개입되면서 함께 생활하는 사람들의 집단으로 그 구성원들에 의해 쉽게 역기능을 할 수 있는데 다음의 경우이다.

① 가족 구성원 각 개인이 자기 발전을 통하여 각자의 주체성을 찾기 위해 노력하기보다는 가족 역할 기대에 따르는 경우
② 가족 구성원이 자신의 문제를 다른 구성원들의 탓으로 돌리는 경우
③ 가족 구성원 중 한 사람이 가족 내의 특별한 위치를 유지하기 위해 에너지를 소비할 때 가장, 피지배자나 회유자, 가족 내에서 다른 구성원들에 대한 구원자, 가족이나 사회 규범의 파수꾼, 교란시키는 사람이나 이탈자 등

이러한 역기능의 결과로 나타나는 가족 체계는 엄격한 행동이 특징적이며, 이와 같은 분위기가 고쳐지지 않는다면 개인의 성장을 제한하기 쉽다. 이러한 상황에서 가족은 개인의 잠재력을 발전시키는 개인의 원래의 성향과 정반대로 움직이게 되는 것이다.

건강 가족이 되기 위한 과정은 쉽지 않다. 사실상 그 과정은 흔히 긴장되고, 안정되지 않은 생활 환경을 조성한다. 각각의 사건이 전에 없던 행동으로 발생될 때 개인은 다음에 무슨 일이 일어날 것인가를 알 수 없다. 건강 가족을 위해서는 가족원들이 서로를 통제하지 않고, 생활 속에서 가족원 각각의 변화와 발전에 개방되어 있어야 한다. 그러므로 각 개인은 환경 변화에 민감하고, 적응하며, 신속한 결정을 내려야 한다. 이러한 과정에서 오는 긴장과 고통은 엄격한 가족 구조의 결과로 오는 것과는 그 성격이 다르게 자극과 기대감을 가져다 준다. 이 경험은 "행복의 상처"라고 말할 수 있는 것이다. 엄격한 가족 체계에서는 희망이 없고 실망감과 패배감이 일어나게 된다.

가족이 건강하지 못한 정도에 따라 가족원들은 부정적이며, 비효과적으로 상호작용을 하게 된다. 이러한 과정은 흔히 비효과적인 의사소통에 의해 노출된다. 역기능적인 가족 구성원은 지역 사회, 학교, 가정에서 제대로 기능을 발휘하지 못함으로써 가족 안에서 문제를 나타낸다. 한편, 이런 문제를 해결하기 위한 방법이 가족으로 하여금 성장과 발전으로 전환하도록 도움을 주기도 한다. 어떤 경우에는 이러한 노력이 문제를 더욱 더 복잡하게 만들고, 더 많은 증상을 발전시키거나 상태를 더욱 악화시키기도 한다. 이런 경우에는 개인과 가족의 성장을 방해하는 장애물이 제거되도록 돕기 위한 가족 외부로부터의 교육이나 상담 형태의 도움이 필요하므로 그러한 도움을 요청할 수 있어야 한다.

3. 가족 계획

1 가족 계획의 의미

가족 계획은 부모의 건강, 경제적 능력, 자녀에 대한 부모로서의 책임 감당 능력에 알맞게 계획을 세워서 출산하자는 것으로, 불임증 부부에 대한 임신을 도모하며, 임신 가능한 부부에 대하여는 미리 계획을 세워 임신하는 것을 말한다. 즉 부부 각각은 개별 사정이나 생활능력을 감안하여 이에 알맞도록 초산의 시기, 적정 자녀수, 적당한 터울, 출산의 시기, 단산하는 연령 등을 고려하여 임신과 출산의 계획을 세우고 이 계획이 가능하도록 그 수태의 시기를 조절하고 실천하여야 한다. 또한 먼저 출산한 자녀는 출생의 기득권을 즐길 수 있도록 충분히 돌보아 주어야 한다. 가족 계획(family planning)과 피임(contraception)을 같은 뜻으로 사용하는 경우가 많은데 피임이란 가족 계획을 실천하기 위한 여러 가지 효과적인 방법을 뜻한다.

가족 계획을 할 때 고려 사항을 살펴본다면 출산 연령, 출산 시기와 가족 발달 주기, 출산 간격, 출산 횟수, 출산 계절, 임신 섭생을 들 수 있다.

이상적인 출산 연령은 20~25세로 보는데 20세 이전은 생식기의 미성숙, 정서적 미성숙 및 어머니 역할 획득에 어려움이 있으며, 35세 이상은 태아의 유전 형질 변화, 모체의 출산시 합병증이 많이 나타나므로, 초산은 30세 이전에 이루어지는 것이 좋다.

출산 시기는 결혼 후 적어도 6개월~1년 이후에 임신할 것을 권한다. 그 이유는 부부로서 애정을 깨닫고 자기들의 사랑의 결정을 기대하는 마음을 가졌을 때가 이상적이고, 결혼 후 반년 내지 1년의 결혼생활에의 적응 기간을 거치면서 부모라는 새로운 감정이 싹터야 하기 때문이다. 또한 결혼 초기에 아내와 남편은 좋은 인간 관계를 조성해야 하는데, 임신을 하게 되면 임신에 따르는 입덧과 그 밖의 육체적, 정서적 변화와 불편감으로 인해 관계가 어려워질 수 있기 때문이다.

그리고, 출산 간격은 자녀 터울로서 2~5년 사이가 바람직하다. 그 이유는 어머니가 분만 후 정상적인 신체 조건을 갖기까지 휴식과 준비가 필요하고, 정신적인 부담을 덜어야 하며, 경제적으로도 불합리한 혼란을 초래하지 않기 위해서이다. 연년생이거나 5년 이상이 되면 정서 발육에 지장을 초래함은 물론 성격 형성, 역할 습득 등 형제간의 정서 관계뿐만 아니라 사회적 관계 능력에도 문제를 초래할 수 있다.

출산 횟수에 있어서는 가족 계획의 원래 의미가 부모의 건강, 경제 능력, 가정 환경 등에 따라 결정되는 문제이므로 이에 따라 결정되어야 한다. 현재 잠재적인 우리 사회의 자녀 기대수는 1~2명이며, 요즘 한 명만을 낳는 부부가 점차 늘어나고 있는 추세이다. 출산계절은 따뜻한 봄에 낳는 것이 가장 좋다. 봄에 출산하면 영아 초기에 태양열을 많이 받게 되고, 산모도 신선한 채소 등 영양가를 충분히 섭치할 수 있으며, 학교에 입학해서도 가을이나 겨울에 낳은 아이보다는 성장이

다소 빠르므로 학업에도 유리하기 때문이다. 봄에 출산하려면 여름에 임신하도록 계획하여야 한다.

건강한 아이를 낳기 위해서는 임신 중 섭생 과정에 주의를 기울여야 한다. 불구아, 기형아, 저능아의 출산 원인은 유전적인 요인보다 임신 중의 부주의나 질병에 의해 기인되기도 하는데, 그 요인을 보면 다음과 같다.

- 성병(특히 선천 매독, 임질): 불구 혹은 기형아 분만
- 바이러스 감염 (특히 풍진): 기형아 혹은 조산아 분만
- 수면제, 마취제, 흡연, 음주 남용: 신경세포에 결함, 정신 발육에 직접적인 장애 요인
- 호르몬 제재의 남용: 생리적 기능 저하, 생식기 형성에 부정적 영향
- 빈혈, 영양 부족 : 육체적 결함, 정신 발육에 직접적인 저해 요인
- 임신 초기 과도한 방사선 노출: 불구, 기형아 분만율 증가
- 과로, 슬픔, 지나친 근심 : 태아에 간접적인 영향

2 피 임

부부는 생명에 대한 책임을 느끼고, 생명에 대한 철학으로 생명 존중과 사랑하는 관점이 있어야 한다. 따라서 피임을 계획할 때는 법칙을 활용하는 것이 바람직하다.

- 인위적이지 않은 자연스러운 피임법이 가장 최선
- 몸에는 법칙이 있으므로 체온과 점액 등으로 배란기를 체크
- 기분대로가 아니라 법칙을 이용하는 것이 인간적인 피임

또한, 남자와 여자가 함께 하는 피임이어야 한다. 여자에게만 피임 책임을 미루는 것은 비인간적이며, 성관계도 함께 하므로 피임도 함

께해야 한다. 따라서, 피임법을 선택할 때는 임신에 대한 기대, 성행위, 과거 및 현재의 건강 상태, 피임 방법을 정확하고도 계속적으로 사용할 수 있는 능력과 사용하고자 하는 마음, 사회 문화적 신념 및 피임법의 위험성과 안전성 등을 고려한다. 여러 가지 피임 방법이 있으나 한 가지로 완벽한 것은 없고 각각 장단점을 가지고 있다. 가장 좋은 피임 방법이란 부부가 가장 자연스럽고 편안하게 느끼며 정확하게 그리고 계속적으로 사용할 수 있는 방법이다.

1) 잘못 알고 있는 피임법

① 질외 사정

- 질밖에서 사정하여 정자의 유입을 막는 방법.
- 남자도 흥분을 하면 엄청난 양의 정자가 들어있는 쿠퍼시액이라는 분비물이 나옴.
- 쿠퍼시 액만으로도 충분히 임신 가능.
- 따라서 질외 사정은 절대 안전한 피임 방법이 아님.

② 생리 중에 관계를 하면 임신이 안된다

- 임신 확률은 높지 않으나 100%는 아님. 생리 중 성관계에도 임신 사례 있음.
- 돌발적인 상황(ex.강간)의 경우에는 호르몬 분비 이상으로 임신될 수 있음. 생리 중의 성관계는 생리혈의 배출을 방해하고 염증을 유발시킬 수 있으므로 바람직하지 않음.

2) 자연 피임법

① 주기법

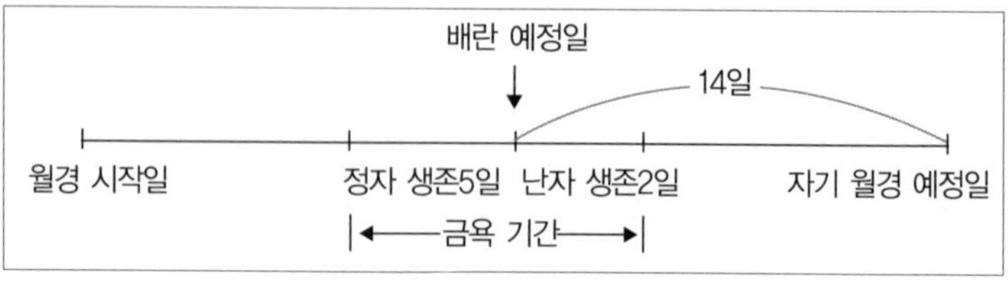

- 생리일이 불규칙한 사람은 사용할 수 없는 방법.
- 콘돔도 실수가 있을 수 있으므로 배란기에는 성행위를 하면 안됨.

② 콘돔

- 라텍스라는 고무로 만든 콘돔을 발기된 음경에 끼워서 정액의 질내 유입을 원천 봉쇄하는 방법.
- 유통 기간 확인.
- 공기를 빼서 끼운다.
  콘돔의 끝부분(정액받이)을 비틀어 공기가 안 들어가게 한 다음 끼운다.
  콘돔의 마지막 부분은 좀 여유분을 두고 끼운다.
- 쿠퍼시액 때문에 사정 직전에 끼우면 실패 확률이 높으므로 발기 되자마자 끼울 것.
- 손톱이나 반지 등에 의한 훼손 조심.
- 사정한 뒤에는 정액이 흐르지 않도록 잘 붙들고 뺀 다음 훼손 여부를 확인해야 함.

③ 경구 피임약

- 1주일에 2-3번 이상 성관계를 하는 사람들일 경우에 사용.

- 하루라도 빼먹으면 피임에 실패할 확률은 높아짐.
- 생리 시작일부터 먹으면 99% 피임 효과.
- 생리 시작일부터 먹지 않았으면 적어도 1주일-10일 동안은 다른 피임 방법 병용.

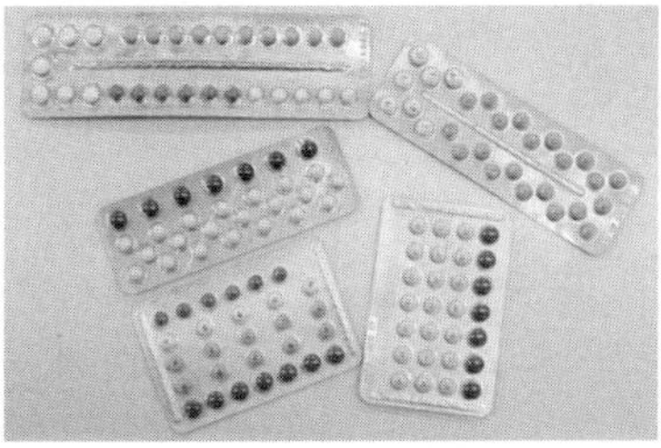

경구 피임약을 피해야 하는 사람은

- 유방과 관련 된 병(유방암)이 있거나 가족력이 있는 여성.
- 심장병, 동맥류, 혈관 이상이 있는 여성.
- 담배를 하루에 한 갑 이상 피우는 여성. 특히 고령(35세 이후) 일 경우.

④ 살정제(좌약, 크림)

- 화학적으로 정자를 죽이는 방법.
- 정제 혹은 크림을 질에 삽입한 뒤 체온에 의해 약이 녹아야 하므로 일정 시간이 지난 뒤 성관계를 가질 것.
- 질안의 균형을 깨뜨리므로 자주 사용하면 염증을 유발할 수 있음.

⑤ 응급피임약(노레보정)

- 배란기에 피임없이 성관계를 했을 경우에 사용.
- 총 2알 복용.
- 한 알은 24시간 내에, 12시간 이후 다시 한 알을 먹음.
- 24시간 안에 먹으면 90% 이상의 피임 효과가 있지만 시간이 지날수록 성공률 낮음.

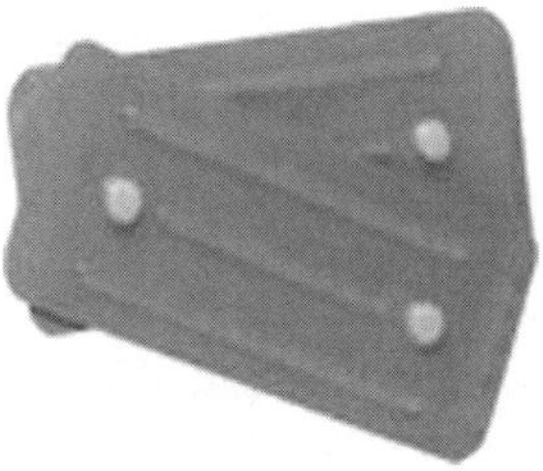

• 먹는 피임약으로도 응급 피임의 효과를 낼 수 있지만 호르몬제의 복용은 신중해야 함.

⑥ 루프

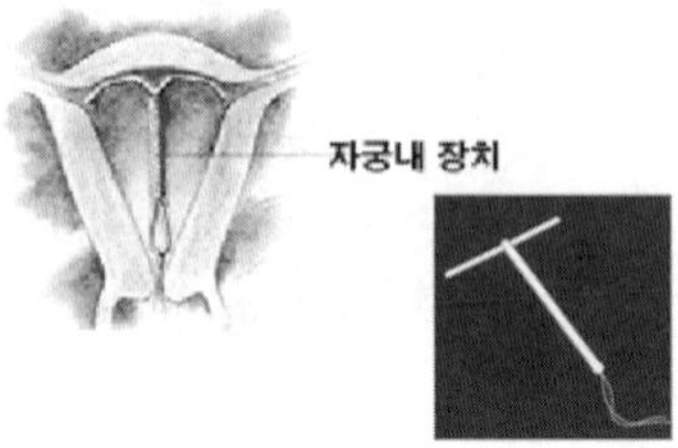

• 수정란의 착상을 막기 위해 자궁에 넣는 장치.
• 출산의 경험이 없는 경우에는 바람직하지 않음.

3) 영구 피임

불임수술은 난소나 고환을 변화시키는 수술이 아니며, 수정할 수 있는 통로를 차단하는 방법이다. 불임수술을 받으면 부부 생활이 불편해 진다는 말은 신체적으로 전혀 근거 없는 낭설이다. 호르몬의 분비에 이상이 없을 뿐만 아니라 체질도 바뀌지 않으며 수술 후의 일상생활에 아무런 변화가 없다. 오히려 과거 성생활 때마다 겪어온 임신에 대한 불안감에서 해방되어 부부 생활을 느긋하게 즐길 수 있으며 더욱 친밀해진다.

원하는 수만큼의 자녀를 둔 가정에서는 고려할 만하며 이에 대한 확실한 지식을 갖는 것이 바람직하므로, 남편이 할 수 있는 정관수술과 아내가 하는 난관수술을 서로 비교 검토한 다음에 각각의 형편을 고려하여 최종적인 선택을 하는 것이 바람직하다.

① 난관수술

여성의 불임수술은 난관을 막아줌으로써 정자가 난자를 만나지 못하도록 처치하는 방법이다. 난관을 막는다고 해서 우리 몸에 해를 끼치지는 않는다. 난관불임수술은 복벽을 열고 난관을 찾아 묶어 막히게 하는 수술로, 제왕절개 수술이나 다른 질병으로 개복할 시기에 곁들여 간단하게 시술을 받을 수 있다. 이전까지는 출산 뒤에 바로 복벽을 조금 열고 수술하는 방법을 사용하여왔는데 최근에는 전신 마취를 할 필요없이 진정제를 투여하고 국소 마취로 복벽을 뚫고 복강경이란 광학기기를 뱃속에 넣어 난관을 묶는 더욱 간단하고 안전한 방법으로 개선되었다.

복강경에 의한 난관수술은 숙달된 의사가 시술을 하면 20분이 채 못되어 끝나는 간단한 시술이다. 그러나 과거에 개복수술을 받은 사람이나 복벽이 너무 두꺼운 사람은 복강경 수술이 적합하지 못하다. 불임수술은 남녀 어느 쪽이나 간단하고 안전하기 때문에 적당한 자녀를 둔 다음에 부부가 서로 의논하여 어느 한 사람이 받는 것이 바람직하다.

② 정관수술

남자가 단산할 목적으로 정관을 막는 수술이다. 고환에서 생성된 정자는 부고환을 거쳐 정관이라는 긴 관을 통하여 남성 정액 분비 기관인 정낭으로 운반된다. 정자는 정낭 속에서 분비된 정액 속에서 활발한 상태로 머물렀다가 요도를 통하여 사정이 된다. 고환에는 정자를 만드는 세포와 남성 호르몬을 생성하는 세포가 있다. 정자는 정관을 통하여 정낭으로 들어가지만 남성호르몬은 고환에서 바로 혈액 속으로 들어가 몸 속을 돌면서 남성의 구실을 하게 한다. 정관이 막히게 하는 수술을 받으면 정자를 생산하는 세포는 다소 쇠퇴하지만 남성호르몬을 생성하는 세포는 아무런 변화를 일으키지 않는다. 따라서 성생활이나 건강에는 아무런 지장을 주지 않게 된다.

정관수술 방법은 음낭의 피부를 국소 마취로 절개하고 정관을 밖으로 나오게 하여 묶은 다음에 잘라주는 수술이다. 시간은 약 10분 정도 걸리는 간단한 수술이다. 수술을 받을 때 아프지 않고, 수술 후 바로 서서 움직일 수 있으며 1~2일만 경과하면 일을 할 수 있다. 수술한 후 3~4개월 이내에는 사정시 정자가 계속 나오는 수가 있기 때문에 이 시기 동안에는 다른 피임법을 사용해야 하며 4개월이 지나면 정액검사를 받아 정자가 나오지 않음을 확인 받는 것이 좋다.

4. 인공임신중절과 여성 건강

여성의 인공임신중절 경험률은 1991년까지는 증가되었으나, 1997년부터 점차 낮아지고 있다. 연령별로는 연령이 높을수록 경험률이 높은데 이것은 고연령의 부인일수록 가임력이 길기 때문에 나타나는 현상이라 볼 수 있다. 따라서 15~44세의 배우자가 있는 여성의 1인당 평균 임신중절 횟수는 1991년 1.1회, 1994년 0.8회, 1997년 0.7회로 거의 대부분의 기혼 여성이 적어도 1회 이상의 인공임신중절을 경험하고 있음을 알 수 있다. 이러한 숫자는 통계에 나타난 유배우자에 한한 것이며 배우자가 없는 여성이나 미혼의 여성 등 신고 되지 않은 여성의 인공임신중절률을 더하면 그 수치는 이를 훨씬 상회할 것으로 예상된다.

인공임신중절을 하는 이유로는 자녀를 원치 않기 때문이 가장 많으며, 터울 조절, 임부의 건강, 태아 이상, 혼전 임신 등으로 전체적으로 의학적인 이유로 인한 인공임신중절은 15%에 지나지 않고 대부분 원치 않는 임신으로 인한 개인적 사유에 의한 임신중절임을 알 수 있다.

인공임신중절을 하는 장소는 의원과 병원에서 90% 이상 시행되며, 임신 2개월 이내에 이루어지고 있다. 그러나 모체의 건강에 위험한 임신 3개월(22.8%), 4개월(4.6%), 5개월(1.9%)에서의 경험도 30% 수준에 이르고 있어, 여성 건강에 심각한 위험을 부과하고 있다. 뿐만 아니라 교육 수준이 낮을수록 3개월 이후에 중절하는 비율이 높은데 이는 경제 수준과도 관련이 있어 임신 사실을 알고 수술을 원하나 비용 부담으로 적절한 시기를 놓치는 경우가 있기 때문인 것으로 보고 있다. 한편 인공임신중절 후 경과는 83.2%가 아무 이상이 없거나 비교적 좋은 편이라고 하였으나, 16.8%는 경과가 나쁜 편이거나 아주 나빴다고 하였다. 불편을 호소한 경우는 하혈, 염증, 부종 등과 같은 의학적인 부작용과 몸이 허약해졌다, 냉이 많아졌다, 요통, 복통 등 심인성 증상을 호소하는 경우가 많았고, 심한 상실감과 죄책감, 양가 감정 등 인공임신중절에 따른 손상감을 경험하였다. 그러나 이러한 부작용이 있음에도 불구하고 27.7%가 치료를 받지 않고 있다고 보고하여 여성 건강을 위협한다.

결혼 전 성관계 후 임신이 확인되면, 3가지 선택을 하게 된다. 첫째, 결혼해서 아기를 낳아 잘 기르는 것, 둘째 결혼하지 않고 수술하지 않고 아기를 낳는 것, 셋째 인공임신중절수술 하는 것인데 일찍 하는가, 늦게 하는가의 선택 문제가 있다. 이러한 과정에서 혼전이라 하더라도, 임신이 확인되면 아이의 아빠에게 반드시 알려서 함께 책임지는 상황을 만들어야 한다. 대부분 인공임신중절수술을 결정한 경우 부모에게 알리지 않고 둘이서 또는 혼자서 해결하고 있다. 그러나 수술과 관계된 것은 부모님이나 어머니에게 알려 도움을 청하는 것이 현명하고 진정한 용기이다. 싫은 소리를 듣기 싫고 또한 부모님께 걱정을 끼쳐 드릴 수 없다는 마음은 이해가 가는 일이지만 더 중요한 것은 몸이 건강해져야 한다는 것이다. 그러나, 결혼 전 인공임신중절수술은 법적으로 허용되지 않은 사항임을 기억해야 한다.

결혼 후 산모의 건강상의 이유와 법적으로 허용된 범주 안에서 인공임신중절을 결정한 경우에 가능한 빠른 시기에 수술을 하는 것과 몸조리를 잘하는 것이 무엇보다 중요하기에 다음부터 다시 이런 일이 없도록 다짐하면서 도움을 청하는 것이 현명하다.

1) 임신 주수 계산

임신 주수는 마지막 생리를 시작한 날로부터 현재까지 그 기간을 따진다. 성관계는 생리 후 대략 2주 후에 해서 그로 인해 임신되는 실제 임신된 기간은 3주 정도 된 것인데 임신 주수는 마지막 생리 시작일로

따지기 때문에 2주 정도 더 증가하여 임신 5주가 된다.

2) 임신 5-6주의 낙태

질을 벌려 고정시킨 후 자궁 경관을 늘인 다음 아기를 흡착기로 흡인해 낸다. 아기의 크기가 1cm도 안되기 때문에 아기 부속물을 부수거나 긁어내지 않고 흡착기로 흡인해 낼 수 있다.

3) 임신 8-12주의 낙태

아기가 6~9cm 정도로 컸기 때문에 수술 방법이 좀 더 복잡하다. 자궁문(경관)을 금속 막대기로 늘여 흡착기를 넣고 아기의 몸체와 부속물을 흡인해 낸다. 잔재물이 자궁에 남아있거나 자궁벽에 붙어 있을 수 있으므로 자궁벽을 긁어내는 작업을 하게 된다. 마취를 했기 때문에 아프지는 않지만 마지막 자궁벽을 긁어내는 단계에서는 고통이 있기도 하다.

4) 임신 20주 이상의 낙태

아기가 아주 커버렸기 때문에 이전의 방식으로는 안된다. 자궁문이 열려야 아기를 꺼낼 수 있는데 자궁문이 열리려면 진통이 있어야 하므로 억지로 진통을 유도하기 위해 촉진제를 맞거나 약을 쓰고 고무풍선 같은 기구를 넣게 된다. 수술 방법도 힘들고 거칠다.

5) 인공임신중절수술의 후유증

① 자연 유산

자궁경관 무력증으로 이후 임신되었을 때 자연 유산이 될 수 있고, 세 번이상 연속해서 자연 유산이 되었을 경우, 이를 습관성 유산이라고 한다.

② **자궁 천공**

가장 심한 것은 수술을 하면서 자궁에 구멍이 나는 것이다. 수술 방법 자체가 눈으로 보면서 하는 것이 아니기 때문에 위험성이 따른다.

③ **불임과 출혈**

염증이 생겨 난관이 막힐 수 있고 자궁 유착이 일어나며 골반염도 될 수 있는데 이럴 경우 불임으로까지 이어질 수 있다. 수술을 여러 번 했을 경우 출산 과정에서 아기가 나온 후 태반 배출이 잘되지 않고, 태반이 자궁벽에 들러붙어 잘나오지 않아 출혈이 심할 수 있다.

④ **일반적 후유증**

일반적인 후유증으로는 몸이 전신적으로 허약해지고 심리적으로 자신을 비하하는 마음이 되어 심리적 상처가 남고 남성관과 애정관이 부정적으로 변하기도 한다.

6) 몸 조리법

산후조리나 인공임신중절 수술 후의 몸조리는 기후나 풍토에 따라 체질이 다르기 때문에 민족마다 다르다. 우선 임신 2~3개월 된 태아를 수술했을 경우를 기준으로 한다면 보통 1주일 정도 잘 쉬어야하고, 가능한 밖의 출입을 하지 말고 마음 편하게 몸조리를 해야 한다. 수술을 한 상처는 2주 후면 아물지만 문제는 배란기와 겹칠 수 있다. 수술 후에는 생리 주기가 빨라지거나 늦어지는 등 주기가 변할 수 있는데 대부분 수술한 지 한 달 정도 되었을 때 생리를 하는 경우가 많다. 수술을 하게 되면 자궁내막이 긁어져서 깨끗한 상태이기 때문에 임신이 더 잘되는 경향이 있어서 연이어 임신과 수술을 반복하게 되는 사례가 발생한다. 따라서 수술하고 나서 다음 생리가 나올 때까지는 성관계를 피하고 자궁을 잘 보존하는 것이 좋으며, 생리가 나온 후에는 피임 대책을 세워서 신중하게 성관계를 해야 한다.

Ⅳ 임신과 출산

1. 임신과 여성 건강

1 수정 및 태아 발달

1) 생식 세포

가. 난 자

난자는 여성의 난소 내에 있는 난포에서 형성되어 매달 배란시 난자는 난포로부터 터져 나온다. 이때 고농도로 분비된 에스트로겐은 나팔관의 섬모의 움직임을 증가시켜 나팔관으로 난자를 받아들여 자궁강으로 옮겨간다. 난자는 배란 후 24시간 내에만 수정될 수 있으며, 정자에 의해 수정이 일어나지 않는다면 난자는 변성되어 재흡수된다.

나. 정 자

성숙된 정자는 머리, 중간 부분, 꼬리 부분으로 이루워져 있고, 성교시 약 3억~5억 개의 정자가 포함된 정액의 사정을 통하여 질내로 배출된다. 정자는 꼬리에 의한 추진력으로 분당 2~3mm의 속도로 자궁강으로 움직이며, 산성 환경의 질에서는 속도가 늦고 알카리성의 자궁강에서는 속도가 빨라진다. 정자가 수정 장소까지 도달되는 시간은 평균 4~6시간이며, 여성의 생식기 내에서 정자가 살 수 있는 기간은 2~3일간이다.

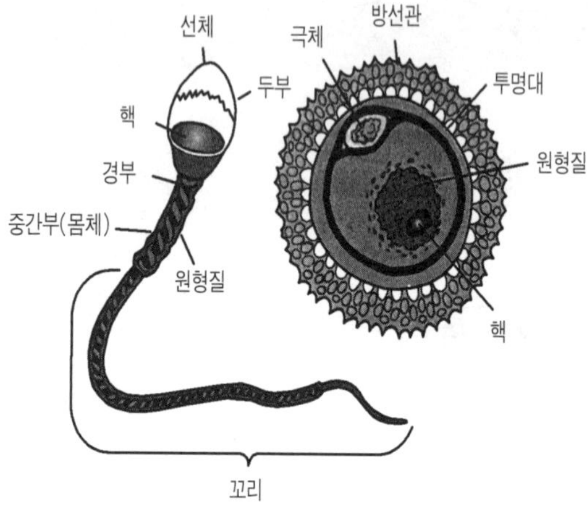

그림 4-1 정자와 난자

2) 태아의 발달

가. 배아와 태아의 발달

자궁내 태아의 발달은 3단계로 나누는데 즉, 수정란기, 배아기, 태아기이다. 수정란기란 수정 후부터 14일까지로 세포 분열, 배포 형성, 배아막의 형성이 이루어지는 시기이다. 배아기는 수정 후 15일부터 약 8주까지로 길이가 3cm으로 모든 기관과 외모가 형성되는 시기이다. 이 시기에는 빠른 세포 분열이 일어나므로 부적절한 환경 요인은 기형을 초래한다. 임신 9주부터 말기까지를 태아기라고 하며, 이 시기에는 태아의 구조와 기능이 정립되는 시기로서 중추 신경계 기형을 제외하고는 기형을 초래하지는 않는다.

나. 수정과 착상

수정은 나팔관의 팽대부에서 일어난다. 정자가 성공적으로 난자의 벽을 뚫었을 때 정자와 난자는 막으로 둘러싸이게 되며, 이러한 막은 다른 정자가 들어오는 것을 막아준다. 수정란이 나팔관에서 자궁으로 옮겨가는 동안 세포 분열이 일어나는데, 이 과정에 3~4일 정도가 소요된다. 그후 1~2일 동안은 자궁강에서 자유롭게 부유하면서 착상을 위한 준비를 하게 되며, 수정 후 7일이 될 즈음에는 자궁내막에 매몰되기 시작해서, 수정란이 온전히 자리를 잡는데에는 7일 정도가 걸린다. 이와같이 자궁 내막은 모체에서 프로게스테론을 풍부하게 분비한 결과 착상하기 좋은 상태로 준비되어 있으며, 에스트로겐과 프로게스테론은 임신 기간 동안 배란과 월경이 일어나는 것을 막아준다.

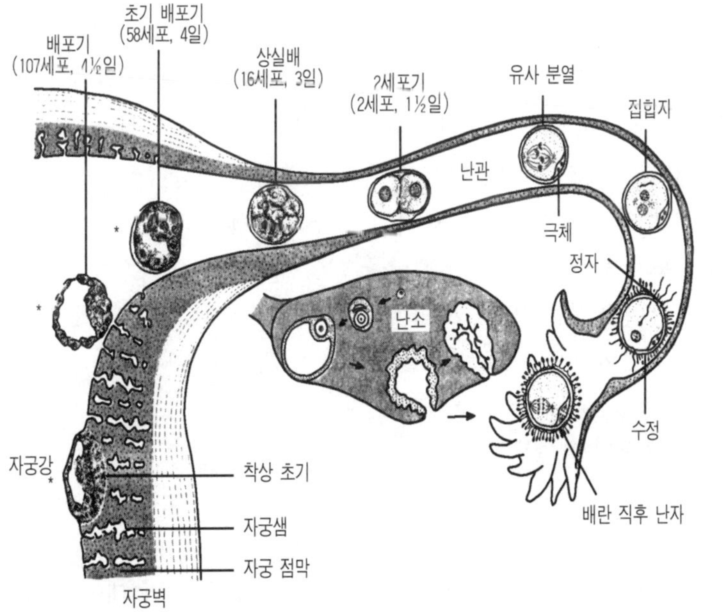

그림 4-2 수정란의 변화와 자궁강으로의 운반

다. 양막과 양수

수정란이 착상이 된 후 2개의 막이 커져가는 배아를 둘러싸는데 안쪽을 양막, 바깥쪽을 융모막이라 한다. 배아 주위에 형성된 양막 내는 액체로 채워지는데 이를 양수라 하며 태아는 양수 속에 떠 있다. 양수는 물과 비슷하며 PH는 7.0~7.25로 중성이거나 약 알카리성이다. 양수의 양은 임신의 지속과 함께 매주 증가되며 임신 말기에는 800~1200ml 정도로 색은 투명하며 연 노랑색이다. 양수는 배아-태아를 보호하는 기능이 있다. 외부의 충격을 흡수하여 외상으로부터 태아를 보호하고, 태아의 자유로운 움직임을 보장함으로써 근골격계 발달을 가져오고 태아에게 일정한 체온을 유지하게 한다.

라. 태 반

태반은 임신 12주에 완성되며 자궁 표면의 약 반 정도를 덮고 있으며, 이는 모체와 태아의 신진 대사성 교환 기능을 담당한다. 산소는 모체 혈액에서 태반의 막을 통하여 태아에게 확산되며, 이산화탄소는 반대 방향으로 확산된다. 물, 무기질, 탄수화물, 단백질, 지방, 비타민은 태반의 막을 통하여 태아 혈액으로 영양을 공급하며, 태아의 대사성 노폐물은 태반의 막을 통하여 태아 혈액에서 모체 혈액으로 전달되어 모체 측 신장이 그 노폐물을 배설시킨다. 바이러스가 태반의 막을 통과할 경우, 태아는 바이러스에 의해 감염될 수 있으며 알콜, 니코틴, 일산화탄소, 담배 연기는 태반을 쉽게 통과한다.

마. 태아의 성숙

① 임신 1기

임신 1기는 임신 후 13주까지를 뜻한다. 임신 4주에 태아의 몸무게는 0.4g이고 심장이 완성되어 심박동이 시작된다. 임신 8주에는 꼬리가 사라지고 손가락이 형성되며 뼈가 형성되기 시작한다. 임신 12주에는 사람 모습과 비슷해지고, 폐가 완성되며 뇌의 형태가 대략 형성되고 생식기가 형성된다.

② 임신 2기

임신 2기는 임신 후 14~26주까지를 뜻한다. 임신 16주에는 얼굴 모습이 사람의 형태를 나타내며, 머리카락이 나타나고, 뼈가 신체에 뚜렷하게 나타난다. 임신 20주에 호흡이 시작되고 임신 24주부터는 외부의 소리를 들을 수 있고 뇌가 완성된다.

③ 임신 3기

임신 3기는 임신 27주부터 40주까지를 뜻한다. 임신 28주에는 눈의 망막이 완성되어 빛에 동공이 반응하며 점차 피하 지방이 축적되어 둥근 자세를 취하게 된다. 36주에는 뚜렷한 움직임이 나타나고, 40주에는 편안하지 못할 때 울음이 나타나고 강한 흡착 반사가 있다.

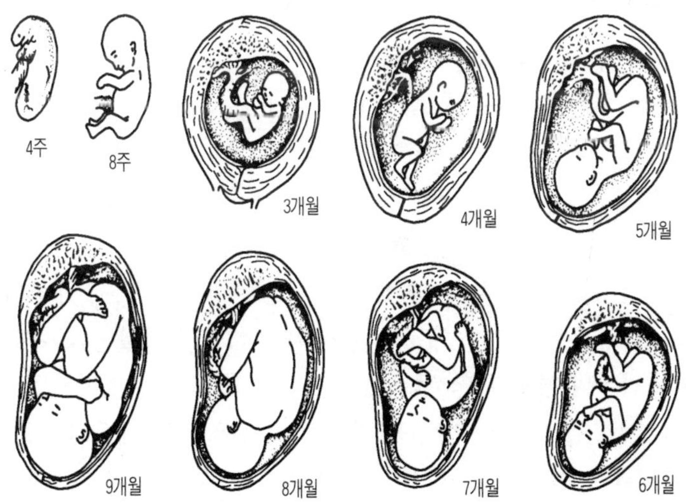

그림 4-3 월별 태아의 발달

2 임신으로 인한 신체적 변화

1) 생식기계와 유방의 변화

가. 임신 진단 검사

현재 사용되고 있는 임신 진단 검사는 소변에서의 융모 성선 자극 호르몬(HCG: human chorionic gonadotrophin)의 검출에 원리를 두고 있다. HCG는 최종 월경일 후 20일에 검출될 수 있고 Latex agglutination inhibition(LAI) 시험의 경우 예정 월경일 후 4~10일 사이에 정확한 검사를 할 수 있다. 최근에는 약국에서 시판되는 임신 진단 시약을 이용하여 가정에서도 간단히 임신 여부를 확인할 수 있다.

나. 자 궁

임신 초기에 자궁은 에스트로겐과 프로게스테론의 증가에 의하여 점차 커지게 되고 임신 3개월부터는 태아의 물리적인 힘에 의해 커지게 된다. 비임신시 자궁강은 서양배 모양이며, 약 10cc의 혈액을 채울 수 있고 임신 시에는 자궁강의 용적은 5~10L 이상으로 증가된다.

자궁이 커짐에 따라 임신 12~14주의 자궁은 골반 위로 올라가 치골 결합 위에서 만져진다. 이로 인해 증대된 자궁이 방광을 눌러 임부는 소변이 자주 마려운 증상인 빈뇨를 경험하게 된다. 임신 22~24주에 자궁은 배꼽 부위에 이르고 점차 상승하여 검상돌기 가까이에 이르게 된다. 38~40주에 자궁저부는 분만을 준비하기 위해 태아의 머리가 골반강내로 진입 하게됨에 따라 자궁 하강이 나타난다. 자궁 하강은 초임부의 경우 분만 2주 전, 경임부의 경우 분만 시작시 일어난다. 임신 6주에 자궁의 입구인 경관이 부드러워지는데 이는 혈관의 증가, 근육과 콜라겐이 풍부한 결체 조직의 증가에 의해 유발된다(Goodell' s sign).

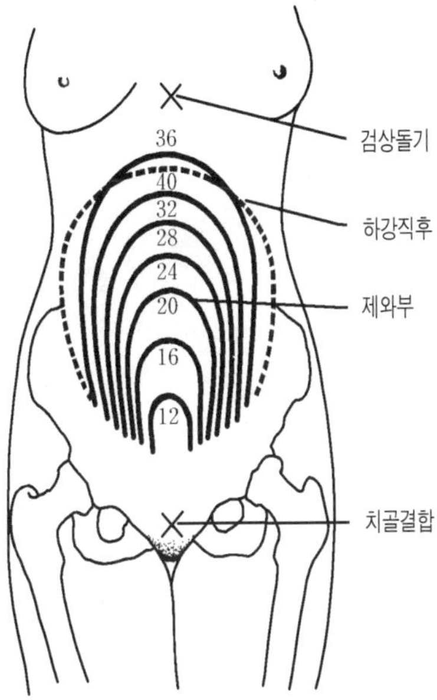

그림 4-4 임신 주수에 따른 자궁 높이

다. 질과 외음부

질의 pH는 비임신시에는 산도(PH)가 4.0~5.0인데 임신중에는 5.5~6.5인 약 산성으로 변한다. 이로 인해 임신부는 질 감염이 잘 되며, 임신시 곰팡이균 감염이 흔하다. 당분이 많은 식사는 곰팡이균 감염의 좋은 서식처를 만들 수 있다.

라. 유 방

유방의 풍만함, 예민함, 바늘로 찌르는 듯한 자극과 육중함은 임신 6주에 시작된다. 유두와 유륜은 착색되어 분홍빛 유륜 부위가 넓어지고, 유두는 더욱 직립하게 된다. 임신 2기와 3기 동안 유선의 성장으로 유방은 점점 커진다. 임신중에는 유관과 소엽이 증식되기 때문에 결절이 만져질 수 있으며, 임신 16주 후 유두를 짜면 초유가 나올 수 있다.

2) 신체 조직의 변화

가. 심맥 관계

혈액량은 비임신시에 비해 1,500ml 증가하는데, 이것은 자궁의 혈관계 증식과 태아와 모체의 수분 공급, 분만 후 혈액 손실의 보충을 위해 필요하다. 임신 중기에 생리적인 빈혈이 나타날 수 있는데 이는 혈량에 비해 적혈구의 생산이 부족하기 때문이며, 특히 철분 공급이 부족한 경우 악화될 수 있다.

나. 호흡기계

임신중 횡격막의 높이는 4cm 정도 상승되며, 임신이 진행됨에 따라 흉식 호흡은 복식 호흡으로 대치되며, 태아의 성장으로 인하여 흡기시 횡격막의 하강이 어렵다. 폐기능이 임신에 의해 손상받지 않아도 호흡기 질환이 임신 기간 중 더 심각해질 수 있는데 이는 산소 요구량이 임신시 더 증가되기 때문이다. 신진 대사율도 비임신시에 비해 임신 말기에 15~20% 정도 증가되는데 이로 인해 신체가 필요로하는 산소 요구량이 많아지기 때문에 피로와 권태를 느낄 수 있다.

다. 신장 기능의 변화

야뇨증, 빈뇨와 긴박뇨는 흔히 임신 초기에 나타날 수 있고, 증대된 자궁의 압박으로 인한 소변의 정체는 미생물 성장의 좋은 매개체가 될 수 있다. 임신중 소변에는 영양 물질과 과당이 포함되어 임부들에게 비뇨기 감염이 잘 발생된다.

라. 피부 문제

피부의 착색은 뇌하수체 전엽에서 분비되는 멜라노트로핀(melanotropin)에 의해 야기된다. 얼굴의 기미는 임부의 50~70%에서 나타나며, 임신 16주에 시작하여 분만까지 점차 증가된다. 정상 임신으로 인해 발생된 기미는 분만 후에 사라지며 유두, 유륜, 액와, 회음부의 색깔은 검은색으로 착색된다. 임신선은 임신 후반기 동안 임부의 50~90%에서 나타나며, 이는 피부 아래의 결합 조직이 갈라진 것으로 복부, 허벅지, 유방 부위에서 잘 발생하며 원인은 부신 피질 자극 호르몬의 작용인 것으로 알려져 있다. 가려움증이 동반되기도 하고 가족적인 경향이 있으며, 분만 후 희미해지지만 완전히 사라지지는 않는다.

마. 근골격계 문제

복부 증대는 복벽 근육의 긴장력을 저하시키고 임신 말기에 증가된 체중은 척추 만곡증을 초래하며, 임부의 무게 중심이 앞으로 옮겨지게 한다. 임부는 어그적 거리는 걸음을 걷게 되며 이로 인해 척추의 인대와 근육 구조는 심하게 압박될 수 있고, 나이든 임부의 경우 심한 요통을 호소하기도 한다.

바. 위장계

임신 초기에 증가되어진 HCG 호르몬 때문에 대부분의 임부들은 입덧을 경험하게 된다. 이는 약 4~6주에 발생하여 3개월 말에 사라진다. 입덧의 정도는 심한 구토에서부터 음식에 대한 맛의 변화가 나타나는 정도까지 다양하다. 만약 구토가 임신 1기를 벗어나도 계속 심하거나 열, 통증, 체중 감소가 동반되면 의학적인 중재가 필요하다. 또한 프로게스테론의 증가로 인한 위와 장의 운동성 저하, 임신된 자궁에 의한 복부 팽만, 내장의 위치 이동에 의해 변비가 생길 수 있다.

3 임신부의 건강 관리

1) 분만 예정일

임신의 진단이 확실해지면 분만 예정일을 계산하게 되는데 보통 네겔레의 법칙에 근거해 산출한다.

표 4-1 네겔레의 법칙

최종 월경 시작 일에서 7일을 더하고 달에서 3개월을 뺀 후 1년을 더해준다.
〈(최종 월경 시작일 + 7일) - 3개월〉 + 1년

예를 들어 최종 월경 시작 일이 2007년 8월 10일이었다면 분만 예정일은 2008년 5월 17일이 된다.

네겔레의 법칙은 임부의 월경 주기가 28일형일 때 배란이 14번째 날에 된다는 가정에서 성립된다. 임부의 약 4~10%가 분만 예정일에 분만을 하고 대부분의 임부는 분만 예정일에서 7일을 전후해서 분만한다.

2) 산전 간호

여성의 삶에서 임신 상황은 건강한 여성일지라도 지속적으로 건강 관리를 받아야 하는 중요한 시기이다. 산전 방문은 첫 번 무월경 후 바로 시작하는 것이 이상적이며, 정기적인 산전 관리는 임부와 태아의 건강을 지켜주는 기회가 된다. 산전 건강 관리는 이미 갖고 있는 질병이나 임신중 발생될 수 있는 모체의 질병을 진단, 치료하고 태아의 성장과 발달을 도모하며 비정상을 확인하기 위해 계획되며, 임부와 가족은 스트레스에 대한 지지를 받을 수 있고 부모 역할에 대한 기술을 배울 수 있다. 임신 28주까지는 4주에 1회, 36주까지는 2주 1회, 37주부터 분만할 때까지는 매주 방문하며, 건강상의 다른 문제를 가지고 있는 고위험 임부의 경우는 더 자주 방문해야 한다.

산전 간호를 받기 위해 병원에 가면 의사나 간호사는 진단과 간호를 위해 임부에게 여러 가지 질문을 한다. 현재 건강에 대한 임부의 호소와 임신 횟수, 분만 횟수, 과거 임신 상태, 최종 월경일, 유산, 사산의 유무, 월경력, 결혼력, 과거에 앓은 질환, 가족 중에 앓고 있는 유전적 가족적 질환 등 여러 가지 사항에 대한 질문을 받는다.

또한 임부는 일반적 진찰과 산과적 진찰을 받게 된다. 일반 진찰은 전체적인 신체 검진을 포함하여 체중 측정과 혈압 측정을 한다. 체중은 일주일에 450gm, 임신 전기간을 통해 10~15Kg 정도가 증가하는 것이 정상이다.

혈압이 140/90mmHg 이상이면 특별한 주의를 요한다.

산과적 진찰로 내진을 받게 된다. 내진 전 소변을 보아 방광을 비워야 하며 내진으로는 경관과 질의 변화(임신시 경관은 부드러워지며 질은 암자색을 띤다)를 관찰하고 두 손으로 복부를 촉진하여 자궁의 크기와 골반내의 종양의 크기를 파악하는 검사를 받게 된다. 또한 질 분비물을 검사하여 경관이나 질 질환의 유무를 파악하고 pap smear (Papanicoleou 도말 검사)를 통하여 암의 조기 검진을 받게 된다.

그 외 혈액 검사를 통해 혈액형, 혈구수, Rh, 혈색소, 성병 유무 파악을 위한 검사를 받는다.

정기적인 검진을 받는 중에도 다음과 같은 이상 증상이 나타나면 즉시 의사에게 보고하고 조기 치료와 간호를 받아야 한다.

표 4-2 임신시 즉시 의사에게 보고하여야 할 증상

질출혈(소량일지라도)	태동 중지	복 통
다량의 질 분비물	요량 감소	양수 파열
시력 장애	음부 동통	요도 질환
졸 도	경 련	
오 한	호흡 곤란	

3) 임신중 영양

임신중의 영양은 임부뿐만 아니라 태아를 위해 대단히 중요하다. 특히 단백질, 철분, 칼슘, 인 등은 임부 건강은 물론 태아 발육에 절대로 필요한 요소이다. 임신 중에 영양이 부족하거나 균형 식이를 취하지 못하면 임신 중독증, 빈혈, 유산, 조산, 태아 발육 부전 등 모아에게 나쁜 영향을 미친다. 특히 태아의 영양 결핍은 저 체중아의 원인이 되며, 이는 출생 후에도 회복하기 어렵다.

임신 초기에는 태아가 작고 분화 과정이므로 모체의 영양 요구를 양적으로 많이 증가시킬 필요는 없으나 질적인 영양 섭취는 중요하다. 임신중 열량의 초과 공급은 불필요한 체중 증가를 초래하므로 임신 초반기에는 임신전 상태와 같이 1일 2,100~2,300Cal을 유지하고, 특별한 활동을 하거나 별도 영양이 필요할 때 간호사와 영양에 대한 상담을 하여 계획을 하는 것이 좋다. 특히 염분은 신체에 수분을 축적하여 부종을 유발시키고 임신 중독증을 일으킬 가능성이 크므로 제한하여야 한다. 또한 고열량의 후식이나 군것질은 체중을 증가시키고, 필수 영양소의 섭취를 방해하므로 피하는 것이 좋다.

가. 임신 초기

입덧으로 인해 음식을 잘 섭취할 수 없을 경우, 자칫하면 영양 부족이나 빈혈에 빠질 수가 있다. 그러므로 무엇이든지 먹고 싶은 음식을 소량씩 자주 먹어야 한다. 입덧을 완화하기 위해 위의 공복 상태나 과식을 피하는 것이 중요하다. 일어나기 직전 마른 탄수화물(크랙커, 기름기 적은 토스트 등)을 뜨거운 차나 우유, 맑은 커피와 함께 마시는 것이 도움이 된다.

하루에 5~6회로 나누어 식사하는 것이 좋고, 냄새가 강하고 기름지며 가스를 형성하는 음식은 피하는 것이 좋다. 치아 건강 유지를 위해 충분한 단백질과 신선한 과일, 야채가 포함된 균형잡힌 식이를 계획해야 한다.

우리나라에서 전통적으로 금기 식품이라고 알려져 있는 닭고기, 오리고기, 게, 뼈없는 생선, 비늘 없는 생선 등은 과학적으로 금기시 할 필요는 없으며, 고단백질, 비티민 등 필수 영양소가 들어 있으므로 심리적인 거부감이 없는 한 섭취해도 무방하다.

나. 임신 중기

식욕이 왕성하여 무엇이든지 잘 먹을 때이다. 그러므로 너무 과식해서 비만해져서는 안 된다. 임신중의 과도한 체중 증가는 다음과 같은 이유에서 피해야 한다.

첫째, 허리나 하지 근육에 지나친 중량을 주어 요통, 하지통을 유발시키고 쉽게 피로하게 된다.

둘째, 임신 중독증의 발생률을 높인다.

셋째, 임신중의 과도한 체중 증가는 영구적으로 축적되어 분만 후에도 계속 비만 상태로 남을 수가 있다.

규칙적인 배변 습관을 가진 임부는 별 문제가 없으나 배변 습관이 불규칙하고 변비 경향이 있는 임부는 임신시 변비가 더 심해지고 나아가 치질이 발생할 가능성이 있다. 왜냐하면 임신중에는 운동량이 적어지고, 장운동이 느려지며, 커지는 자궁이 장을 압박하기 때문이다. 특히 임신 말기에는 태아의 선진부가 직장을 압박하여 치질이 발생할 수 있다. 변비를 방지하기 위해서는 매일의 생활 습관이 중요하다.

적당한 운동을 하고 규칙적인 배변 습관을 유지하여 충분한 양의 수분과 과일 및 섬유질이 많은 음식을 섭취한다. 의사의 처방이 없는 한 강한 하제나 관장을 해서는 안 된다.

임부에 따라서는 음식에 대한 열망으로 비정상적인 식이를 갈망하는 경우가 있는데(녹말분, 진흙, 생쌀) 이는 의사의 도움을 받아야 하나 균형 식이에 방해가 되지 않는 경우에는 별 문제는 없다. 임신 전 정상 체중인 부인의 임신 전 기간 동안의 체중 증가는 11.5~16kg이며, 임신 중기와 말기 동안 주당 체중 증가는 0.4kg이 적당하다.

다. 임신 말기

태아의 발육이 급속도로 빨라지며 체내에 영양을 저장하는 때이므로 칼슘, 철분, 인을 많이 섭취해야 한다. 특히 단백질을 충분히 섭취하여 임신 중독증을 예방해야 한다.

임신 동안 필요한 영양 요소를 살펴보면 다음과 같다.

① 물

체액의 주요 물질이며 체온 유지에 도움을 주므로 하루 6잔 이상의 수분 섭취가 필요하다.

② 단백질

태아의 성장, 자궁, 유방과 태반의 증대, 모체의 혈액량 증가를 위해 양질의 단백질 섭취가 요구되는데 우유, 계란, 치즈와 같은 완전단백 식품이 권장되며 1일 80~90gm이 필요하다. 이중 2/3는 동물성 단백질에서 섭취하며 나머지는 콩류, 곡류, 견과류에서 보충한다.

③ 탄수화물

에너지원으로 주로 곡류에 많이 포함되어 있다. 총 칼로리의 2/3를 곡류에서 섭취한다.

④ 광물질

임신시 요구되는 칼슘의 대부분은 태아에게 이용되며 비임신시에 비해 하루 칼슘 권장량은 400mg 이상 증가되는 것이 바람직하다. 이러한 요구량은 다른 음식물로써 충족하기가 사실상 불가능하기 때문에 우유의 섭취(하루 500cc)는 임신 동안 필수적이다. 그 외 철분 및 무기질, 비타민의 섭취를 위해 신선한 녹황색 야채와 과일의 충분한 섭취가 필요하다.

⑤ 비타민

비타민 A는 감염에 대한 저항력을 길러주며 임신 말기에는 5,000~10,000IU를 섭취해야 한다. 우유, 간, 버터, 계란 노른자, 녹황색 야채와 과일에 많이 함유되어 있다. 비타민 B는 돼지고기, 효소,

보리, 현미 등에 많이 포함되어 있으며 부족하면 각기, 심장병, 다발성 신경염 등이 발생한다. 비타민 B복합체는 부족하면 산후 출혈과 빈혈 경향을 증가시킨다. 비타민 C는 염증을 치유하고 감염을 예방하는 작용을 하며 신맛이 나는 과일에 많고 부족하면 사산 또는 조산이 될 수 있다. 비타민 D는 태아의 구루병 예방에 필요하다. 1일 4,000IU를 섭취해야 한다.

4) 운 동

임신시 운동 방법에 대한 각별한 주의가 필요하다. 임신이 확실하면 건강 관리 제공자와 상담을 하고 과거에 규칙적인 운동을 안 했던 경우에는 운동을 갑자기 무리해서 하지 않는 것이 좋다. 또한 체중에 영향을 미치는 운동인 조깅, 달리기와 같은 운동은 피하는 것이 좋고 위험한 운동으로 분류되는 서핑, 등산, 스카이 다이빙은 금한다.

임신시의 운동은 과다하게 피로를 유발하지 않고 자궁의 혈액 순환, 태반의 산화 작용이 잘되는 범위에서 지속할 수 있다. 건강한 경우 1주일에 3번 정도 규칙적 운동으로 근육의 힘을 증진시키고 기력을 유지한다. 오히려 불규칙한 운동은 근육에 긴장을 초래할 수 있다. 10~15분 정도 운동을 하면 2~3분간 쉬고, 다시 10~15분 정도 운동을 한다. 운동 중에는 혈액의 흐름이 내부 장기에서 근골격계로 재분배되므로 자궁내의 혈액량 감소가 오래 지속될 수록 태아에게 위험하므로 중간에 휴식을 취해야 한다.

임신이 진행되면 운동량을 감소시킨다. 오랜 시간 격렬한 운동은 신체적 긴장감을 유발시키고 임신중 증가된 체중은 더 많은 에너지를 요구하게 되어 더욱 피곤해진다. 운동중에 매 10분~15분마다 맥박을 재어본다. 1분에 140회 이상이면 90회가 될 때까지 운동을 천천히 한다. 운동 전에 준비 운동을 하고 운동 후에는 가볍게 몸을 풀어 호흡, 맥박, 신진 대사율이 정상으로 돌아오게 돕는다. 운동 후 10분 정도 왼쪽으로 누워서 휴식을 취한다. 또한 운동 중과 운동 후에는 물을 충분히 마셔 땀으로 손실된 체액을 보충하도록 한다. 운동중 소모되는 칼로리 보충을 위해 칼로리 섭취를 증가시키되 단백 식이를 취한다.

유방의 증대는 자세에 변화를 가져올 수 있고 척골 신경에 압박을 주므로 운동시 지지가 잘되는 브래지어를 착용하고 편안한 신발을 신는다. 자궁이 증대되면 몸의 중심이 앞쪽으로 향하며, 이에 대한 보상으로 척추는 뒤로 젖혀진다. 또한, 임신중에는 골반 근육과 인대는 부드러워지고 이동성이 생기며, 이런 변화는 균형을 잃게 해서 넘어지기 쉬우므로 조심해야 한다. 운동중 호흡이 가빠지고 현기증, 무감각, 찌르는 듯한 자극감, 복통, 질출혈이 있으면 즉시 운동을 중지하고 건강 관리 제공자와 상담한다.

다음은 골반과 회음부를 강하게 해주고, 분만대에서의 안위를 위해 대퇴 근육을 강하게 해주며, 피곤을 완화시켜 주기 위해 필요한 산전 운동이다.

① 쭈그리고 앉기

앞으로 구부리는 자세보다는 무릎을 구부리고 웅크려 앉는 것이 좋다. 물건을 올리거나 마루바닥 닦을 때 적용될 수 있다.

② 책상다리하기

마루바닥에 책상다리(다리를 포개어 앉기)를 하고 앉는 것으로 TV를 보거나 집에서 휴식할 때 할 수 있다.

③ 골반 흔들기

서고, 앉고, 눕고, 손, 무릎을 사용하는 동안 할 수 있다. 복부 근육을 강하게 하고 배와 엉덩이를 이완시킨다. 매일 천천히 5~6회식 운동을 계속하도록 한다. 이 운동은 임신시 복부의 압력을 이완시켜주고 진통이 올 때 하부 요통을 감소시킨다. 서서 일 하거나 무릎을 굽히고 마루닦을 때 할 수 있다.

④ **어깨 돌리기**

양팔을 옆으로 내린 상태에서 어깨를 회전시킨다. 등의 윗 근육을 강하게 함으로써 등의 윗부분 통증을 감소시키고 또한 손가락의 저림과 쿡쿡 쑤시는 것을 감소시킨다.

⑤ **흉곽 들어올리기**

왼쪽팔을 머리 위로 올리면서 오른쪽으로 상체를 최대한 구부리는 것으로 좌우 교대로 해서 한다. 임신 7개월 이후 숨쉬기를 편하게 해주며 어디서든지 할 수 있다.

⑥ **슬흉위**

무릎을 벌리고 무릎을 꿇고 앉아 팔과 머리를 마루 위에 놓는다. 골반은 몸의 위치보다 높게 하고 등을 똑바로 한다. 이 자세는 골반의 압력과 치질로 인한 하부 요통을 감소시킨다. 일정한 간격으로 1~2분 동안 한다.

⑦ **다리 올리기**

하지의 혈액 순환을 돕고 다리의 피로를 감소시킨다. 누워서 다리를 베개에 올려놓고 무릎을 약간 구부린 것으로, 엉덩이를 베개로 받쳐주면 골반과 배가 편안해 진다. 하루에 수시로 여러 번 행한다.

⑧ **골반근육에 힘주기**

서거나 앉은 자세에서 질과, 항문 주위의 근육을 강하게 수축한다. 이 운동은 질, 요도, 방광 주위 근육의 조절 능력을 강하게 하여 임신기간과 산욕 기간 동안 골반 근육을 강하게 해준다.

⑨ **복부근육에 힘주기**

편안한 자세에서 복부 근육에 의식적으로 힘을 준다. 몇 초 동안

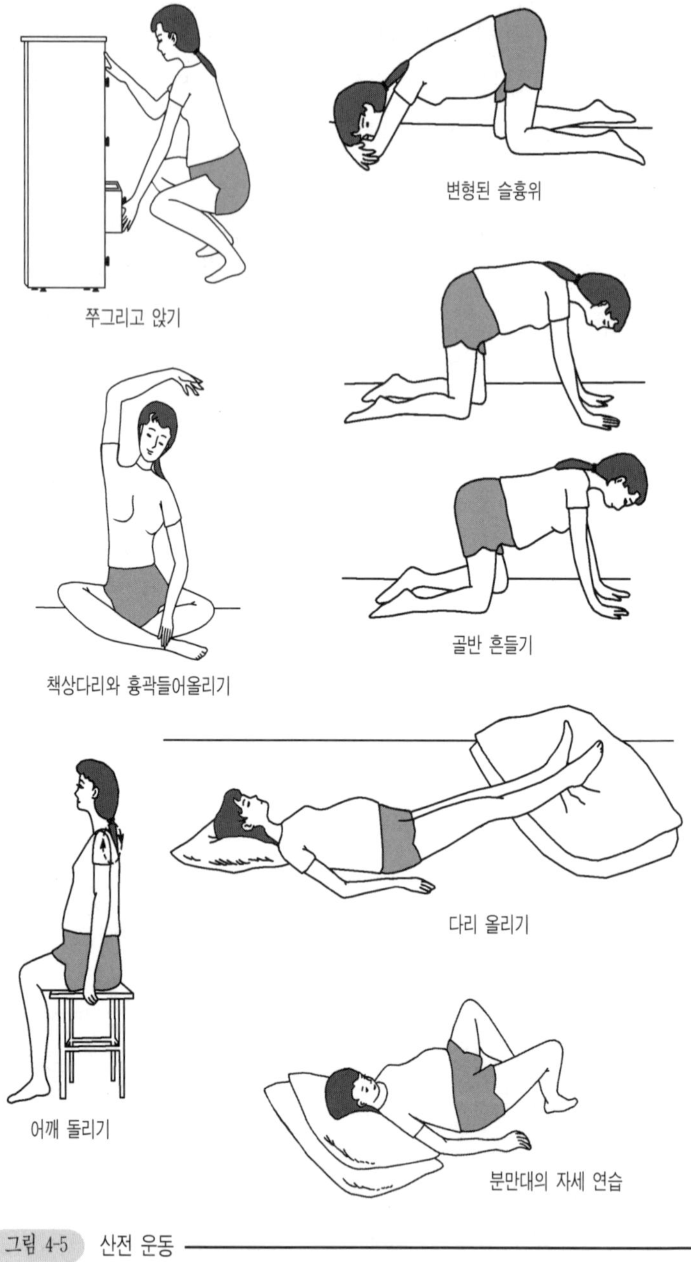

그림 4-5 산전 운동

하고 쉬면서 하루에 여러 번 하도록 한다. 이 운동은 임신과 산후에 복벽 근육의 탄력성을 회복하는 데 도움을 준다.

⑩ 분만대의 자세 연습

똑바로 누워서 무릎을 올리고 발을 바닥에 놓음으로써 대퇴 안쪽의 근육과 골반강 근육을 강하게 해준다. 그 다음에는 쉬고 무릎을 천천히 떨어뜨린 후 몇 분간 이 자세로 있도록 한다. 이것은 분만대 위에서 다리를 벌리고 있는 것을 연습하는 것으로 아기가 머리를 내밀 때 골반 근육과 대퇴 안쪽 근육의 힘을 강하게 한다.

5) 휴식과 개인 위생

임신중에는 흔히 생각하듯이 밤에만 충분히 자면 되는 것이 아니다. 밤 동안의 충분한 수면과 오전과 오후에 30분간의 휴식을 가지거나, 낮잠을 자는 것이 좋다. 임신초에는 권태와 불쾌감이 생길 수 있으므로 충분히 휴식을 취하는 것이 좋고, 특히 임신이 진행될수록 휴식을 위한 계획이 필요하다. 옆으로 눕는 체위는 자궁의 혈액 순환을 돕고 태아와 태반의 산소 교환 작용을 증진시키므로 권장된다. 임신 2기후에는 휴식을 취할 때 다리를 높여주는 자세를 취해 다리의 부종을 완화하고 정맥 순환을 증진시키는 자세가 도움이 된다.

임신 말기에는 자세 변화로 오는 저혈압을 줄이기 위해 천천히 일어나는 것이 좋다. 요통을 예방하기 위해 딱딱한 매트리스를 사용하는 것이 도움이 되고, 꼭 조이는 의복이나 양말의 착용을 피해야 한다.

여성은 임신중 더욱 민감해지며 여러 가지 면에서 정서적으로 민감하게 반응한다. 시끄러운 소리와 냄새에 민감해지고 때로는 구역질이 난다. 특히 임신초 3개월은 소화 기관이 거북하고 종종 잦은 소변으로 불면증이 올 수 있으며, 악몽이나 공포를 경험할 수 있다. 튀어나온 하복부는 항상 불안감을 일으키는 원인이다. 사실상 해로운 수면 자세는 없으나 가장 안락한 자세는 무릎을 높이 굴곡하고 베개를 베고 옆으로 누워 자는 것이다. 베개는 편하다면 복부를 지지해주는 데 사용된다.

임신중에는 땀샘과 기름샘의 활성화로 발한이 증가되고 자극이나 불쾌한 냄새가 동반될 수 있다. 그러므로 자주 피부를 씻어 피부를 보호한다. 임신 전 기간을 통하여 몸을 청결히 해야 하지만 임신 말기에는 더욱 깨끗하고 마음을 편히 가져야 하며, 피로하지 않게 충분한 휴식과 수면을 취한다.

만삭 임부는 출산을 위한 깨끗한 환경에 있어야 산욕열을 예방할 수 있고 세균에 약한 신생아도 세균 감염으로부터 보호할 수 있다. 따라서 목욕을 자주 하고 옷과 침구도 깨끗한 것으로 바꾸며, 산후에 조리할 방도 일광이나 통풍이 잘되게 준비한다.

통목욕의 경우 임신 말기에도 허용되나 양수가 터진 후에는 금하며, 안전을 위해 임신 말기에는 가급적 통목욕을 삼가고 샤워로 대체한다. 통목욕을 할 때는 시간을 제한하고 사우나는 가급적 피한다. 통목욕은 물의 온도 39도에서 15분 이내로 마쳐야 한다. 임신중 질 세척은 피하도록 한다.

유방은 통증을 완화하기 위해 따뜻한 물로 씻고 건조하게 유지하며, 유두 분비물의 흡수를 위해 임부 브래지어에 작은 패드를 댄다. 임신중에는 잇몸이 붓고 피가 나는 경향이 있는데 이것은 에스트로겐의 영향으로 일어난다. 이러한 증상은 8개월이 지나면 없어지나 치은염이나 충치가 있으면 치료해야 한다. 임신중 치아 관리는 대단히 중요한데 임신중 오심증으로 인한 불결한 구강 위생으로 충치가 발생될 수 있다. 적절한 구강 위생으로 충치를 예방하는 노력이 요구된다. 임신 초기와 임신 말기에는 치과 치료를 가능한 피하는 것이 좋다. 적절한 치아의 치료 시기는 임신 중기이다. 치아 X-ray검사와 진단 절차는 임신 후반기 이전에는 피한다.

6) 직업과 여행

직장 생활이 피로와 긴장의 원인이 될 수 있어 임신 중반기에 내향적인 성격이 되면서 직장 일에 흥미를 잃게 될 수 있다. 이는 임신 전 독립적이고 유능했던 임부들이 수용하기에는 어려운 문제이다. 앉아서 장기간 일하는 직업의 경우 주기적으로 걷고 오랜 기간 동안 같은 자세를 취하지 않는다. 직업상 태아에게 해로운 환경(화학 물질이나 가스 취급자)이라든지 임신 말기에 균형감이 요구되는 활동을 금해야 하며 지나친 피로감을 느낄 때 직장을 쉬는 것이 바람직하다. 심한 노동에 종사하는 사람, 방사선 물질, 화학 물질에 장시간 노출되는 직업을 가진 사람은 집에서 쉬어야 하며, 가벼운 사무직 종사자도 분만 예정일 6주 전에는 쉬는 것이 좋다.

임신 4개월 이후와 분만 예정일 1개월 전까지 여행은 무해하다. 무리한 여행은 유산, 조산 등의 위험이 있으므로 편안하게 여행하도록 해야 한다. 멀미를 하는 경우 기차나 비행기가 가장 좋다. 기차는 침내자 이용이 좋고, 비행기 여행의 경우 임신 초기에는 위험스런 태아저산소증의 가능성이 있어 피한다.

장거리 여행 시에는 활동과 휴식 시간을 계획한다. 앉아 있는 동안 심호흡과 발목 돌리기를 교대로 해서 근육을 수축, 이완시키는 운동을 하여 피곤을 예방한다. 여행 자체로 유산이나 조산이 초래되지는 않으나 주의는 해야 한다. 자동차 안전 벨트 착용시 곧게 앉고 어깨벨트는 자궁 위쪽으로 매고, 복부 벨트는 골반 아래쪽을 지나도록 편안히 매는 것이 좋다. 임신 말기 3개월 동안에는 밤에 혼자 운전하는 것을 피한다. 임신 초기는 운전하기에는 부적합한 시기인데 그 이유는 임신 초기의 입덧이 차를 탈 때 악화되기 때문이다.

7) 성생활

많은 부부들이 임신중 성생활 변화에 대해 알기를 원하고 성과 임신에 대한 많은 잘못된 견해나 정보를 가지고 있다. 건강한 임부의 경우 임신중 어느 때나 성교를 금기시 할 필요는 없다. 그러나 임신 초기나 임신 중기에 유산을 한 번 이상 경험했거나 임신 말기에 조기파수, 출혈, 복통이 있으면 성교를 금하고, 산과력이 좋지 않거나 골반 검진시 경관이 약간 열려 있을 경우 성교를 금한다. 임신 초기의 성교는 자궁의 수축이나 출혈을 유발시킬 수 있어 수정란과 자궁벽의 결합이 불충분한 상태에서 유산의 원인이 되며, 임신 말기의 성교는 조산의 위험을 초래할 수 있다.

성교를 위한 체위로 측방위나 여성이 상위인 체위가 있는데, 이는 임부의 가슴과 복부를 보호할 수 있는 장점이 있고, 측방위는 임신 후반기의 적당한 체위로 에너지 소모가 적고 복부 압력을 덜어준다. 임신 초기와 말기의 성생활은 임부의 건강 상태에 따라 좌우되고 산전 진찰시 의사와 상담한다.

8) 약물과 물질 남용

약물에 의해 태아에게 발육 결함이 나타나는 가장 위험한 시기는 착상시기로부터 임신 초기까지이다. 그러므로 자가 약물 치료는 금지하며 아스피린을 포함한 모든 약물의 사용을 제한해야 한다. 또한 흡연이나 담배 연기가 가득 찬 환경에 지속적으로 노출되면 태아의 성장 부전과 신생아 사망률과 이환율을 증가시킨다. 흡연은 태반 순환의 감소로 조산, 조기파수와 같은 임신 합병증을 초래할 수 있고, 임부와 태아의 산소 농도 감소와 수유시 유즙 분비 감소 및 유해 물질이 유즙을 통한 전달 등으로 해로운 영향을 줄 수 있다. 규칙적인 음주나 심한 폭주를 하는 부인은 알코올 증후를 가진 태아를 분만할 수 있으므로 임신부는 금연, 금주하며 임신 후 첫 한 달 동안 특히 중요하다.

9) 의 복

다른 때보다도 임신 동안은 의복에 좀 더 관심을 둔다. 임부의 옷은 실용적이고 아름다우며, 넉넉해야 한다. 대부분의 부인들은 복부가 증대될 때까지 임신 전의 옷을 입을 수 있다. 임신으로 인해 골반 관절이 부드러워지고 복부의 체중 증가로 인한 자세의 변형으로 요통이 생길 수 있는데, 이때 복부를 지지해주고 감싸주는 복대는 도움이 될 수 있다. 그리고 잘 맞는 브래지어를 착용함으로써 정상적으로 들어 올리는 자세로 유방을 지지하여 좋은 자세를 취하고 요통과 견갑통을 예방한다.

다리를 압박하는 밴드는 정맥의 흐름을 악화시키고 하지에 부종을 초래하므로 피하며, 만약 팬티 스타킹이 질의 분비물 문제를 악화시키지 않는다면 사용할 수 있다. 임부의 복부가 커짐에 따라 자세의 변화가 초래되는데, 굽이 높은 구두와 신발은 상태를 악화시키고 요통과 피로를 야기시킨다. 따라서 바쁘게 활동을 하거나 일하는 시간에는 굽이 낮은 신발을 신는다. 그러나 굽의 높이뿐 아니라 신발이 발을 잘 지지해주는 것으로 선택하도록 한다.

10) 임신 합병증을 나타내는 위험 증상

임신 동안 임부들은 임신 합병증의 가능성을 나타내는 증상과 징후를 살피고 위험 증상이 나타났을 때는 병원을 즉시 방문한다.

표 4-2 임신 합병증의 가능성을 나타내는 증상과 징후

- 출혈-질출혈 : 심한 복통
- 고혈압성 장애 : 시력 장애, 얼굴 · 손가락 · 천골의 부종, 두통
- 감염 : 오한, 발열, 배뇨시 작열감, 빈뇨, 요통, 설사
- 질로부터 갑작스러운 수분 유출 : 양수 파열
- 조기 분만의 증후

4 임신부의 심리적 적응

임신은 질병이 아니고 여성의 성장, 발달상의 한 과정이다. 자신이 원한 임신이든 아니든 간에 하나의 발달 과정상의 과업으로써 달성되

어야 한다. 건강한 사람에게서는 성장 발달상의 어느 과정에서와 마찬가지로 이 시기의 발달 과업도 무난히 달성된다. 그러나 개인에 따라서는 임신이 하나의 스트레스나 위기가 될 수 있으므로 이 스트레스나 위기를 어떻게 완화하고 극복하느냐에 따라 임부는 물론 한 가족의 행복이 좌우된다.

임신 초기에는 임신을 원했던 원하지 않았던 간에 어느 정도의 기쁨과 불안, 거부 반응 등 양가 감정이 있을 수 있다. 임신에 대해 준비가 잘 된 사람은 임신한 사실에 대해 기뻐하고, 새로운 생명을 창조했다는 데 대해 만족을 느끼며, 여러 사람에게 임신한 사실을 알린다. 반대로 임신에 대해 준비가 되어 있지 않고 거부하는 임부는 의식적, 무의식적으로 임신을 거부하고 숨긴다. 어느 경우이든 초기의 이러한 감정 변화에 대해 임부는 잘 적응하고 임신한 사실을 받아들이는 것이 중요하다.

임신 과정은 "새로운 단계의 양육과 책임을 준비함에 있어서 여성 자신의 자아와 신체가 변화되는 발달적 변화"로 표현할 수 있다. 부모가 될 준비를 할 때에 정신적 과정과 생리적 과정 간의 역동적 상호 작용이 여성의 자아 개념을 변화시킨다.

모성의 역할에 적응한 어머니는 자기 중심적이고 독립된 인간에서 다른 사람에게 관심을 두는 인간으로 전환된다. 즉 자신만을 생각하는 개인의 입장에서 어머니와 아기를 동시에 생각하는 어머니의 사고방식으로 점차 전환된다.

대부분의 여성은 임신 기간 중 성공적으로 임신에 적응한다. 임부는 자신의 변화를 성취하기 위해 모성으로서의 발달 과업을 수행한다. 즉 어머니로서의 역할 인식, 임신의 수용, 어머니와 딸, 남편과 아내 관계의 재정립, 태어날 자녀와의 관계 형성, 출산 경험을 준비하는 것이다. 어머니의 역할에 적응하는 첫 단계는 임신을 수용하고 인생 행로에 임신 상태를 통합하는 것이다. 많은 임부들은 임신을 함으로써 새로운 임부의 책임이 부과된다는 것에 스트레스를 받는다. 임신에 대해 행복해하고 기뻐하는 임부는 임신을 생물학적인 성취와 인생 계획의 일부분으로 간주하며 자부심을 나타내나, 때로는 급속한 기분 변화를 나타내는 감정적 불안정에 직면할 수 있다. 또한 많은 임부는 임신 중에 반대 감정이 양립하는 느낌을 가질 수 있는데, 임신하는 것을 기뻐하는 여성조차도 임신이나 태아에 대한 적대감과 임신이나 태아로부터 벗어나려는 느낌이 교차된다.

양가 감정은 새로운 역할을 준비하는 사람에 의해 경험되는 정상적인 반응이다. 양가 감정의 강한 느낌은 임신 말기까지 지속될 수 있으며, 건강한 아이가 태어남으로써 양가 감정의 느낌에 대한 기억은 없어진다. 그러나 만약 결함이 있는 아이가 태어난다면 아이를 원하지 않았던 때를 회상하고 강한 죄책감을 느낀다.

모아 관계는 임신을 통해 발달 과정으로 진행하는데 이는 세 가지 발달 과업으로 나뉘어진다.

① 임신이라는 생리학적 사실을 인정하는 것
② 자신과 커나가는 태아를 인정하는 것
③ 아기의 출산과 부모가 되는 것에 대해 현실적으로 준비하는 것

임신 초기에 임부는 그들의 아기를 '자신의 부분'으로 간주하는 경향이 있고, 임신 2기에 아기를 하나의 분리된 존재로써 깨닫게 된다. 임신 중기가 되면 임부는 태동을 느낌으로써 태어나지 않은 아기를 독립된 개체로 알아보기 시작하며, 돌보는 것뿐 아니라 책임감을 갖게 된다. 임신 3기에는 부모 역할과 아기를 향한 어머니의 실제적 역할을 강하게 인지하게 되고 출산 과정을 준비하게 된다.

임부들은 자신의 신체상(body image)에 대해서도 관심이 많으며, 이로 인해 남편이나 다른 사람으로부터 칭찬이나 사랑을 잃어버리지는 않을까 걱정하고 자신의 모습에 실망하며, 심지어는 결혼한 사실을 후회하기도 한다. 이것은 나이가 어릴수록, 사회적 지지가 낮을수

록, 교육 수준이 낮을수록 자신의 몸매에 대해 나쁜 감정을 가진다.

임신 말기에 많은 임부들은 분만 진통에 대해 두려움을 표현한다. 또한 출산 시간에 맞추어 병원에 도착할지 여부에 대한 불안, 집에 있는 아이들에 대한 실제적 걱정, 외부의 도움에 대한 불확실성 등이 복합되어 마지막 몇 주간은 긴장의 시간으로 보내게 된다. 9개월쯤 대부분의 임부들은 분만이 기쁘든지 두렵든지간에 몹시 지루해 한다. 그들은 임신 상태의 끝이 오기를 강하게 원하고, 분만과 양육의 어머니 역할로 옮겨갈 준비를 한다.

이 시기의 임부의 과업은 새로 태어날 신생아에 대한 준비를 하고 이에 대해 환상적인 것과 현실적인 것을 구분하는 것이다. 분만에 대한 불안이나 공포, 긴장 등을 완화하기 위해 분만 과정에 대한 교육을 받고 분만할 장소를 미리 방문해서 익혀둔다. 장차 어머니로서의 역할을 감당하기 위해 아기 양육에 대한 기술을 익히고, 아기의 요구를 파악하는 방법을 배워둔다. 또한 아내의 역할에서 새로 부과되는 어머니의 역할을 동시에 감당하기 위해서 남편과의 역할 분담이 필요하며, 남편은 아버지의 역할에 대한 이해가 필요하다. 남편은 부모로서의 자신을 인식하고 아이의 양육과 아내의 정서적 요구를 충족시켜야 하는 책임이 있다. 따라서 남편도 아기의 성장, 발달과 양육에 대한 기본적인 지식이 필요하다.

임신, 분만, 그리고 새로운 가족의 탄생은 가족적인 사건이므로 남편의 협조와 참여는 절대적이다. 남편이 임부 교실에 함께 참여하고, 육아용품을 구입하는 데 동반하거나, 이미 부모가 된 사람과 이야기하는 기회를 갖는 것은 앞으로 부모 역할을 완수하는 데 도움이 되고 임신과 육아로 인한 남편과 아내 사이의 긴장이나 위기를 완화하도록 돕는다.

5 유전과 상담

임신 기간 동안의 환경적, 유전적 요인은 임신 시뿐 아니라 산후 모성 및 태아에게도 영향을 줄 수 있다. 부모에게서 아이에게 전해지는 유전적인 정보 및 태아에게 손상을 줄 수 있는 시기, 정상적인 태아 발달에 관한 이해는 부부의 임신으로 인한 위험을 규명하게 하고, 그를 예방하기 위한 생활 양식의 변화 및 중재를 가능하게 해주므로 필요시 된다. 또한 갓 태어난 신생아에서 선천적 기형이나 유전적 결함을 발견할 수 있는 경우는 신생아 중 3% 정도이고, 아이가 성장함에 따라 선천성 기능 장애는 더 많이 발견되어지고, 유년기 후반에 이르렀을 때 발견율이 67%에 달하므로 유전적 결함에 대한 부모의 지식이 필요하다.

1) 유전 상담의 목적

유전 상담의 목적은 유전성 질환을 가진 태아를 출산 전에 미리 진단하고 예방하는 데 있다. 유전 상담은 먼저 태어난 아이에게 선천성 결함이 발견되었거나, 가족 중 유전적으로 문제가 있는 경우 다음 임신에서 재발의 위험성을 예측하여 미리 예방하기 위해 한다. 이는 유전성으로 인한 심한 장애아의 출생을 예방하고 모체와 태아의 위험 요인을 최대한 줄여 준다.

유전 상담이 필요한 사람은 아래와 같다.

① 부부 중에 한 사람이라도 유전 질환을 가지고 있거나 보유자일 경우
② 가족 중에 염색체 이상의 보유자가 있는 경우
③ 35세 이상의 고령 임산부
④ 유전 질환아를 낳은 과거력이 있는 경우
⑤ 공여자에 의해 인공 수정을 한 경우

⑥ 가족 중에 선천성 기형자가 있는 경우
⑦ 약물 복용이나 돌연 변이성 물질에 장기간 노출이 된 경우
⑧ 조기 신생아 사망, 습관성 유산, 불임증의 과거력이 있는 경우

2) 선천성 기형의 위험 요소

기형 유발원은 배아형 시기 동안 정상 발달의 변화를 가져오는 선천성 이상을 초래하는 물질, 물리적인 힘, 혹은 기타 요인을 뜻하며 결과적으로 형태와 기능에 영구적인 변형을 일으킨다. 이러한 요인은 약물 및 기타 화합물, 이온화 방사선과 같은 물리적인 힘, 당뇨병과 같은 모체의 질병이다.

기형 유발원이 영향을 미친 태아 및 배아 발달의 시기와 양, 기간이 기형 유발 가능성과 관련이 되고 특히 임신 2주에서 8주까지의 배아 시기는 특히 위험하다. 배아 시기에 어머니가 풍진을 앓게 되면 선천성 기형의 가능성이 커지나 임신 후반기에 퐁진을 앓을 경우에는 별 영향을 받지 않는다. 배아가 형성된 후에도 태아가 손상을 받을 수도 있는데, 임신 후반기에 어머니가 항생제의 일종인 테트라사이클린을 복용하면 신생아는 선천성 갈색 치아를 가지게 된다.

알코올은 가장 주된 기형 유발 인자의 하나로 인식되고 있다. 알콜로 인해 정신 지체, 저체중아, 안면 이상, 관절 이상, 심장 이상을 초래할 수 있는데 이를 '태아 알코올 증후군'이라 한다. 심한 알코올 중독 여성은 완치될 때까지 임신을 피해야 하며, 이런 산모의 아기는 30~40%의 경우 기형이 생길 수 있으므로 임신 초기에 치료적 유산을 고려한다.

경련성 장애나 불면증의 치료에 사용하는 약물들은 임신시 사용이 금지되며, 마약 중독 산모는 초기에 유산을 고려한다. 임신된 사실을 모르고 사용한 경구 피임약도 위험이 크며, 아스피린은 태아에게 위험성은 없으나 지속적으로 복용하는 경우 빈혈, 출혈의 빈도를 증가시킨다. 임신중에는 타이레놀이 진통 해열제로 안전하나 모체의 간과

기능 부전뿐 아니라 태아 사망의 사례도 보고된 바 있다.

이와 같이 어떠한 약물도 불완전하며, 태아에게 전혀 위험이 없다고 입증된 약물은 없으므로 전 임신 기간 동안 가능한 한 불필요한 약물 복용을 피하고, 반드시 의사의 처방하에 약물을 복용하도록 한다. 그러나 위험성은 노출된 상태 즉 약물의 용량, 투여 방법, 노출 시간, 노출된 여러 약물의 종류에 의해 결정되므로 섣불리 유산을 결정하지 말고 전문 의료인과 상담한다.

임신중 방사선 노출은 염색체의 손상을 가져와 세포를 파괴시켜 그 노출과 양에 따라 기형, 발육 부전, 태아 사망을 유발한다. 그러나 진단 목적의 X-선의 양은 태아에게 영향을 주지 않는 것으로 나타났다. 영향을 받는 가장 결정적인 시기는 임신 8주에서 15주 사이이며 방사선 효과를 나타낼 수 있는 방사선의 양은 자궁내에 5rad 이하 노출시 기형 발생의 위험이 없다. 진단 목적으로 사용되는 X-선 촬영, 유방 조영술과 전산화 단층 촬영술에 의한 태아 노출 방사선 양은 100mrad 미만인 것으로 조사 되었다.

3) 선천성 기형을 예방하기 위한 진단적 검사

선천성 기형과 유전 질환들을 사정하기 위해 흔히 사용되는 진단 검사법은 초음파, 양수천자, 융모막 융모 생검 등이 있다.

가. 초음파 검사

1단계로 행해지는 검사는 초음파 검사로 이는 양수 천자에 선행되며 해부학적 기형을 확인한다. 그 예로 심장 기형, 다운(Down) 증후군시 생길 수 있는 짧은 대퇴골 등을 들 수 있다.

나. 양수 천자

복부를 통해 양수를 채취하여 양수 내 태아 세포를 검사함으로써 세포 유전학적 특성을 알아내는 방법이다. 양수 천자의 적절한 시기는 임신 13주~18주이며, 양수내 태아 단백(alpha feto protein) 농도를 측정함으로써 태아의 이상 특히 신경관 결손을 진단한다. 양수 천자 후 감염 및 유산(1.7%)의 위험이 있어 태아 성감별을 위한 불필요한 양수 검사는 피한다.

양수 천자를 하는 경우 일반적으로 산모의 연령이 35세 이상일 때, 본인과 가족 중에 염색체 이상 질환이 있을 때, 먼저 태어난 자녀에게 유전 질환이나 선천성 기형이 있는 경우, 모체 혈청의 alpha-fetoprotein치가 비정상적으로 높거나 낮을 때, 초음파 검사상 비정상 태아가 발견된 경우, 성별에 따라 심각한 유전 질환의 위험이 있는 임신에서 행해진다.

다. 융모막 융모 생검

임신 8~12주의 임신 초기에 실시하여 염색체나 분자 유전학적 검사를 하여 결과가 나쁠 경우 임신 중절을 고려하며, 양수 천자보다 비침습적인 방법이다. 임신 1기에 양수 천자 대신 이용할 수 있으며 태아에서 기인한 융모막을 채취하여 검사한다. 주된 이점은 임신 초기에 검사가 가능하여 태아 세포를 보다 일찍 얻고 융모막 세포가 빨리 분열하므로 배양 과정이 길지 않다. 초음파로 질이나 복부를 통해 소량의 융모 돌기를 채취한다.

드물지만 양수 과소증, 융모막염 등이 올 수 있으나 비교적 안전하고 신뢰할 수 있는 방법이다.

라. 모체 태아 혈청 단백 검사

혈청 태아 단백(alphafetoprotein : AFP)은 태아 기형을 나타내는 지표로 임신 15~20주에 측정치가 정상치의 2.5배를 넘으면 신경관 결손(무뇌아, 이분척추), 식도 및 장폐쇄, 복벽 결손, 요로 폐쇄, 신장 기형 및 골형성 부전증을 의심한다. 반대로 정상치의 0.4배 이하로 낮을 경우 염색체 이상(특히 다운 증후군)을 의심한다.

2. 분만과 여성 건강

1 조기 분만 증세 확인

조기 분만은 임신 20주부터 37주 이전에 분만이 발생하는 것을 뜻한다. 조산시 자궁 수축은 정상보다 더 빨리 경관이 개대되어 조산아가 분만되는데, 조산을 알리는 증상을 알고 조기에 관리를 해서 조산을 예방할 수 있다.

조산의 경고 증상은 다음과 같다.

표 4-3 조산의 경고 증상

- 다른 증상 없이 또는 다른 증상과 함께 10분 또는 그 이상 발생되는 자궁 수축
- 하복부에서 지속적으로 또는 간헐적으로 느껴지는 월경통과 비슷한 경련
- 태아가 지속적 혹은 간헐적으로 밀고 내려오는 것과 같은 골반 압력
- 허리 아래 부분에서 지속적 혹은 간헐적으로 느껴지는 둔한 요통
- 설사를 동반하거나 동반하지 않은 복부 경련
- 질 분비물의 변화나 증가

2 분만 과정

1) 분만의 전구 증상

분만은 태아, 태반 및 양수가 산도를 통하여 자궁 밖으로 배출되는 과정이며, 자궁 수축과 복압에 의해서 태아가 모체의 자궁으로부터 외부로 만출되는 것으로서, 출산 또는 해산과 같은 말로 쓰인다. 임신 말기에 이르면 태반측 자궁근층의 프로게스테론의 억제 작용이 소실되고, 뇌하수체 후엽에서 분비되는 자궁 수축 촉진 호르몬에 의해 진통이 유발된다. 조화롭고 연속적인 자궁 수축과 자궁경관의 개대, 수의적으로 밀어내는 노력 등에 의해 분만이 일어난다.

가. 출산의 전구 증상

출산이 준비되었음을 미리 알리는 전구 증상과 증후는 다음과 같다.

초산의 경우 만삭 2주 전에 태아의 머리가(선진부) 골반속으로 하강되며, 경산부는 분만이 시작될 때 태아 하강이 나타난다. 태아 하강으로 호흡이 수월해지고 방광이 압박되어 빈뇨 현상이 나타나며, 강하고 빈도가 잦은 불규칙한 자궁 수축(가진통)이 나타난다. 질 점액이 증가되어 갈색 혹은 혈액이 섞인 경관 점액이(이슬) 나오고 양막이 파열될 경우 양수가 나온다. 초산의 경우 이슬이 보이고 규칙적인 자궁 수축(진진통)이 5분 간격으로 나타나거나 양수가 파열될 때 즉시 분만을 위해 병원을 방문해야 한다.

나. 가진통

가진통은 임신 38주부터 경험할 수 있는 불규칙적인 진통이며, 임부는 진진통이 나타날 때까지 집에서 기다린다. 가진통은 임신 중에 나타나는 무통성 자궁 수축으로서, 자궁의 입구인 경관의 개대와는 관련이 없다. 임신이 진행되면 이런 수축은 더 자주 생기고 복부가 조이는 것 같은 느낌이 든다. 임부가 걷거나 옆으로 누워 있으면 완화되며, 주로 하복부에 국한되고 진통의 강도, 간격, 지속 기간에 변화가 없다.

다. 진진통

자궁 수축이 규칙적으로 생기고 강도도 증가되고 간격도 짧아진다. 요통이 있거나 위장 장애, 설사가 있을 수 있고 자세의 변화에 의해 완화되지 않는다. 진진통시 경관의 점액질이 섞인 혈성 이슬이 나타난다. 피 섞인 이슬은 출혈과 다르며 분홍색이고 포함된 점액 때문에 끈적끈적하다.

2) 분만의 단계

가. 분만 1기

분만 1기는 규칙적인 자궁 수축이 시작되어 자궁 입구인 경관이 완전히 열리는 시기이다. 분만 시작 시간은 정확하게 설정하기는 어려우나 규칙적인 자궁 수축을 분만 시작 시간으로 정한다. 분만 1기의 소요 시간은 개별적인 차이가 있으나 과거에 분만 경험이 있는 경산부의 경우 완전한 경관 개대가 1시간 내로 이루어지는가 하면 어떤 초산부는 24시간 소요된다.

자궁 수축은 불수의적이고 간헐적인 수축 작용을 한다. 분만 초기에는 평균 10분 간격으로 20~30초간 수축되다가 점점 간격은 빨라지고 지속 시간은 길어진다. 이와 같이 자궁 수축이 간헐적으로 오는 것은 태아의 혈액내 산소량의 감소를 방지하고 산부의 체력 소모도 적게 한다.

분만 1기 동안 규칙적인 자궁 수축은 자궁 경관을 서서히 열리게 하는데 자궁의 입구인 경관이 10cm 열리면 완전히 개대된 것으로 본다. 이로 인한 분만 진통은 하복부, 위, 요추 부위로 방사되며 대퇴 아래로 퍼진다. 보통 수축 동안에만 동통을 경험하고 이완시에는 동통을 느끼지 않는다. 모든 임부의 25%에서 양수가 터지는 자연 파막이 있으며, 보통 파막된 지 24시간 이내에는 분만이 이루어져야 한다. 분만 1기 동안에는 자궁 수축기와 이완기에 효과적으로 에너지를 보존하여야 하며, 자궁 수축이 있을 때 서 있는 자세를 취하면 자궁 수축을 돕고, 진통 기간이 짧아지며 산부의 안위를 증진시킬 수 있다.

나. 분만 2기

분만 2기는 경관의 완전 개대에서부터 태아 만출까지로 정상 소요 시간은 2시간이다.

자궁 수축은 1~2분 간격으로 60~70초간 수축이 지속된다. 태아 만출기에는 골반 구조를 누르는 동통이 국소적이며 경련 같은 동통, 찢어지거나 파열되는 것 같은 감각을 느낀다. 보통 산부는 경관이 완전 개대되기 전까지는 분만 대기실에 거하다가 경관이 완전 개대되고 회음부가 불룩해지면 분만실로 이동한다. 이 시기는 자궁 수축과 함께 복압이 가해지는 시기이므로 진통이 올 때 같이 아래로 힘을 준다. 양쪽 발걸이에 발을 걸고 손으로 쇠걸이를 잡고 자궁 수축과 동시에 아래로 강하고 긴 힘을 준다. 상체를 약간 올리는 것이 똑바로 누운 자세보다 힘주기에 편안하다.

태아는 머리부터 서서히 만출하며 후두, 이마, 코, 입의 순서로 만출되고, 다음 어깨와 몸, 다리의 순서로 만출 된다. 분만 즉시 신생아의 코와 입에서 점액을 제거하게 되며 신생아는 첫 울음과 함께 호흡이 시작된다. 분만 2기에는 회음 열상을 예방하고 분만 시간을 단축시키며, 방광이나 직장의 근육을 보호하기 위해 회음 절개술(Episiotomy)을 시행하는데 이는 질입구를 확장시키기 위한 절개이다.

다. 분만 3기

분만 3기는 태아 만출에서부터 태반 만출까지를 말한다. 태반은 정상적으로 태아가 만출된 후 3~4번의 강한 수축으로 자궁벽에서 박리되어 만출된다. 이때 태반이 완전히 만출되지 않으면 산후 출혈의 원인이 된다. 정상 태반 만출 기간은 5~30분 이내이다. 산부는 태반의 만출을 돕기 위해 자궁 수축을 느낄 때마다 아래로 힘을 주어야하며 보통 자궁 수축제인 옥시토신(oxitocin)을 투약 받는다.

라. 분만 4기

태반 만출 후 약 1~4시간까지이다. 이 시기에는 비정상 출혈과 같은 합병증을 잘 관찰해야하는 중요한 시기이다.

분만이 끝나면 산모는 발걸이로부터 발을 동시에 내려놓고 회음패드를 착용하고 담요를 덮어서 오한을 방지하도록 하며, 활력 징후가 안정될 때 병실로 옮겨진다. 출산 후 1~4시간 동안 모체는 임신 전 상태로 돌아가려는 재 적응이 시작되며 신체 기관들은 안정되기 시작한다. 산모는 분만으로 육체적으로나 정신적으로 지쳐 정서적인 격변이 있을 수 있다. 그러므로 깨끗하고 조용한 분위기에 있도록 하고, 홑이불과 가운을 새 것으로 갈아입고, 따뜻한 음료를 마심으로써 수분과 영양분을 섭취한다.

분만 후 적어도 1~2시간 동안은 침대에 누워있는다. 분만 후에 산모가 일어설 때 현기증을 느낄 수 있으므로 주위 사람의 도움을 받는다. 자연 분만 후에는 즉시 식사를 시작할 수 있다. 분만 후에 방광이 이완되어 소변이 정체될 가능성이 있으므로 배뇨하도록 노력한다. 분만 후 자궁 근육이 수축하므로 산모는 산후통을 느낀다.

산후통은 경산모에게 더욱 심하며 산후통으로 인한 불편감을 예방하기 위해 방광을 자주 비우도록 하며 복부를 따뜻하게 하고 처방된 진통제를 복용한다. 회음 절개 부위와 치질 부위에 분만 후 1~2시간 내에 얼음찜질을 하면 부종과 불편감이 완화될 수 있다. 또한 분만 후 오한과 비슷한 산후 떨림을 경험하는데, 흔히 나타나는 반응이므로 보온하고 안정을 취한다.

분만 과정에 너무 지친 산모는 아기에게 관심을 보이지 않는 경우가 있을 수 있고, 아기를 원하지 않았던 산모는 아기를 계속 거절할 수 있다. 남편의 태도가 산모의 반응에 자주 영향을 미쳐 남편이 즐거워하면 산모도 즐거워하고, 실망하면 같이 실망하는 경향이 있다. 특히 첫 아이의 경우 어떤 산모는 수동적, 무관심한 태도를 나타낼 수 있는데 바람직한 모성애가 분만 즉시 나타나는 것이 아니므로 산모와 가족은 이를 이해하고, 가족은 산모를 정서적으로 지지한다.

3 분만중 동통 완화 방법

분만 준비 기술에는 3가지 요소 즉 신체적, 심리적 그리고 지적 요소가 있다. 분만 전 산전 분만 교육을 받음으로써 임부는 확신과 자신감을 가질 수 있어 분만과 출산에 적응하는 데 도움이 되고, 동통과 조절감 상실에 대처하는 능력이 증가된다.

분만 동안 대부분의 여성들은 극심한 통증을 경험하므로, 이에 효과적으로 적응할 수 있도록 산부를 돕는 것은 매우 중요하다.

분만 통증을 완화하는 방법에는 크게 약물적 요법과 비약물적 요법이 있다. 약물적 요법이란 진통제나 산과적 마취 등을 통해서 통증을 완화시키는 방법이고, 비약물적 요법이란 호흡, 이완, 연상이란 마사지 등의 다양한 약물 이외의 방법을 통해 통증을 완화시키는 방법이다. 분만 진통 동안 약물적, 비약물적 진통 완화 방법을 사용하는 것은 산부의 안위와 긍정적인 분만 경험 및 안전한 분만을 도모하기 위해 중요하며, 특히 이중에서도 적절한 비약물적 진통 완화 방법을 통해 산부를 지지하고 돕는 것은 간호사의 매우 중요한 역할이다.

이중에서도 호흡법은 다양한 비약물적 진통 완화 방법 중 가장 대표적인 진통 완화 방법이다. 분만 진통 완화를 위해서는 다양한 호흡법을 적응할 수 있으며, 이 중 상당수의 병원에서 격려되는 라마즈 호흡법(Lamaze method)은 조절된 근육 이완과 호흡, 연상의 방법을 함께 사용하는 방법이다. 산부는 이 과정에서 자궁 근육이 수축하는 동안 관련되지 않는 다른 근육을 이완시키도록 격려되며, 분만이 진행됨에 따라 다음과 같은 흉식 호흡을 하도록 격려된다.

1) 분만 1기 동안의 호흡법

가. 심호흡

자궁 수축이 시작되면 긴장을 풀고 천천히 코로 들여 마시고 입으로 소리내며 내쉰다. 심호흡으로 몸 안의 가스를 뱉어내어 깨끗이 한다. 수축의 시작과 끝에 사용한다.

나. 느린 흉식 호흡

자궁 수축의 진행 즉, 진통이 서서히 진행될 때로 1~3cm 정도로 자궁 입구가 열리는 시기이다. 자궁 수축 정도가 서서히 진행될 때 분당 호흡수 6~8회의 속도로 즉, 자신의 평소 호흡수의 1/2 정도로 잠을 잘 때처럼 깊이 느리게 호흡하되 코로 들어 마시고 입으로 내쉰다.

심호흡 → 느린 흉식 호흡 → 심호흡의 순서로 반복하며, 수축이 올 때 고정된 한 점에 집중하거나 눈을 지그시 감아서 진통을 경감시킨다.

다. 빠른 흉식 호흡

자궁 수축이 강해져 경관이 4~7cm 정도 열리는 시기이다. 분만 1기 중 자궁 경관의 개대가 활발하여 산모의 동통이 심한 상태에 도움이 되는 호흡법인데 이때 산부는 당황하여 호흡 조절이 어려워지고, 분당 호흡수를 32~42회로 빠르게 하게 되는데 과다 호흡을 방지하기 위헤 16회/분 정도로 반복한다.

진통 시작시(느린 흉식 호흡) → 진통이 절정일 때(얕고 가벼운 흉식 호흡) → 진통의 끝(느린 흉식 호흡)의 순서로 반복한다.

라. 4:1 패턴 호흡

8~10cm 정도로 자궁 입구가 열렸을 때는 진통에 대해 충분히 준비한 산부도 호흡법에 집중하기가 어렵다. 그러므로 태아의 머리가 하강하기 시작할 때 안절부절하고 호흡 조절이 어려워지는데 이때 가족이 옆에서 호흡을 유도해 주는 것이 좋다. 분당 호흡수는 32~40회 정도로 마시고-내쉬고 / 마시고-내쉬고 / 마시고-내쉬고 / 마시고-내쉬고 / 마시고-푸우(호흡, 호흡, 호흡, 호흡, 푸우)의 호흡 패턴을 반복한다.

진통이 계속 진행될 때 4:1에서 6:1이나 8:1로 점차 증가시킨다. 이런 호흡법에서 바람직하지 않은 부작용은 과다 호흡이다. 가벼운 두통, 어지러움, 손가락이 저리거나 무감각해진다면 지나치게 과도 호흡한 결과이므로 호흡 횟수를 줄이고 얕게 호흡한다.

태아의 머리가 골반 입구에 도달되면 산모는 밀어내고자 하는 충동을 느끼며 복부 근육이 수축되므로 자연히 아래로 힘을 주게 된다. 경관이 완전히 열리기 전에 힘을 주면 태아 부종이나 경관 부종을 가져올 수 있고 경관 개대를 지연시킬 수 있다.

2) 분만 2기 동안의 호흡법

힘을 줄 때 천천히 숨을 내쉬는 것은 산모와 태아의 스트레스 감소에 도움이 되나 너무 오래 호흡을 참으면 산부가 쉽게 피곤하고 태아에게 산소 결핍의 가능성이 생긴다. 몸 형태를 둥글게 하고 다리와 회음부를 이완하는 자세를 취하고 5초 동안 호흡을 들여 마시고 5초 동안 숨을 내쉬며 아래로 힘이 갈 때 대변보듯이 길게 힘을 준다. 진통이 끝나면 이완하고 두 번 심호흡한다.

3. 산후 건강 관리

산욕기란 일반적으로 분만 후 6~8주의 기간으로 분만 후부터 시작해서 모든 생식 기관이 임신 이전의 상태로 완전히 회복되는 시기로 임상적으로 산후 6주까지를 말한다.

1 산욕기의 생리적 변화

1) 자궁과 복벽의 회복

임신으로 커졌던 자궁이 임신 전의 상태로 회복된다. 분만 직후 자궁 저부는 배꼽 바로 밑에 위치하는데, 차차 수축하고 작아져 산후 10일경에는 골반강 내로 들어가 만져지지 않는다. 경관도 분만 당시 10cm로 개대되었던 것이 분만 1주 후에는 손가락 하나도 삽입하기 어려울 정도로 폐쇄된다.

산후에 복벽근이 정상으로 복구되는 데는 최소한 6주간이 필요하다. 팽창되었던 복벽근은 부분적으로 회복되나 당분간 유연하고 물렁물렁한 상태로 남는다. 임신선은 은빛으로 변하여 그냥 남고 복벽근은 탄력성이 저하된 상태인데, 충분한 휴식과 산후 체조는 근육의 탄력을 회복하는 데 도움이 된다.

2) 오 로

오로는 산후에 분비되는 질 분비물로 혈액이 섞여 암적색을 띨 때 적색 오로라고 하며 약 3일간 지속된다. 그후 자궁 내막이 치유됨에 따라 장액성의 갈색 오로가 분비되며, 10일 후에는 색이 없어지고 양도 감소된 백색 오로가 되어 3주일이면 거의 소실된다.

만일 계속해서 선홍색의 오로가 나오면 출혈을 의심할 수 있고, 악취가 나면 자궁내막의 감염을 의심할 수 있다. 오로의 양과 특성은 자궁 내막 치유의 지침이 된다.

3) 유방과 유즙의 분비

임신 동안 태반에서 분비되는 에스트로겐과 프로게스테론에 의해 유선 조직이 성장하고 태반이 만출되면 억제되었던 유즙 분비 호르몬이 분비되어 유즙 분비가 시작된다. 보통 산후 3~4일부터 유즙 분비가 시작되는데, 처음 2일간은 황색의 초유가 소량 분비되고, 3~4일 후에는 백색의 성유가 분비된다. 초유는 성유보다 단백질과 염분을 더 많이 함유하고 지방의 함유량은 적다. 초유 단백질의 유글로부린이 혈액 내 면역체를 운반해 주므로 되도록 초유를 신생아에게 먹이는 것이 좋다.

유즙의 분비가 시작되면 유방이 더욱 커지고 단단해지며 민감해져 유방의 피하에 분포된 정맥이 현저하게 두드러지며, 산모는 유방에 중압감을 느끼게 된다. 이는 유방에 있는 림프와 정맥의 팽창으로 인해 유발되며 유즙 분비를 원활히 하려는 신체의 작용이다. 이때 유방은 열감이 있고, 각 유방의 소엽은 딱딱한 뭉치처럼 뭉쳐있고, 산모는 심한 통증을 느끼고 피로와 두통을 함께 경험하게 된다. 이를 유방울혈이라고 하는데 적절한 유방 관리를 통해 완화시킬 수 있다.

4) 배란과 월경

출산 후의 배란과 생리는 산모가 수유를 하는지의 여부에 따라 크게 영향을 받는다. 분만 후 6주 이내에 나오는 월경은 무배란인 경우가 많다. 비수유부의 경우 분만 후 첫 월경은 대략 7~9주 정도에 있는 것이 보통이다. 3개월 정도 수유하는 산모의 경우 보통 17주에 첫 월경이 있다. 수유하는 기간이 길수록 배란되기까지의 평균 기간도 길어진다. 비수유부의 경우 빠르면 분만 후 27일에도 배란이 가능하다.

5) 변 비

산욕기 초기에는 변비가 흔하다. 이는 임신으로 인해 장이 이완되고 복근이 팽창되어 배설을 잘 돕지 못하여 생긴다. 또한 분만을 위한 금식과 관장, 분만으로 인한 약물의 투여로 상태가 더 악화된다. 분만 후 2~3일간은 장 배설이 지연되며 치질, 회음부 절개, 회음부 열상으로 인한 통증으로 변비는 더욱 심해질 수 있으나 대개 일주일 안으로 회복이 된다.

6) 배설의 증가

분만 후 6시간 이내에 배뇨하도록 노력해야 하며, 8시간 내에 충분히 배뇨하지 못하면 인공적으로 도뇨하게 된다. 그후에는 방광이 적절한 근육의 긴장도를 회복하여 산후 4~5일까지 하루 3000cc정도의 소변이 배설된다. 이는 임신 동안의 혈액량 증가와 더불어 신사구체 여과율의 상승 때문인데 산후 1주일간 계속되며 산후 체중을 감소시키는 효과가 있다.

피부를 통한 노폐물의 배설이 산욕기 초기에 가속화된다. 그래서 산모들이 땀을 많이 흘리므로 오한이 나지 않게 보호하고 피부 청결을 유지한다.

7) 체중의 감소

분만 후 체중은 태아, 태반, 양수, 분만으로 인한 실혈의 양으로 약 6kg 정도가 감소되고 산욕기 첫주의 이뇨와 발한으로 3kg, 자궁 퇴축 및 오로로 1kg 정도가 감소된다. 그러나 임신 전의 체중으로 회복되는 데는 1년 정도의 시간이 소요되며, 모유 수유 기간에 따라 개인적 차이도 크다.

2 산욕기의 건강 관리

1) 감염 및 출혈 예방

산모와 신생아는 감염과 출혈을 예방하기 위해 특별히 신경을 써야 한다. 감염을 예방하기 위해 부엌, 욕실, 침실 등과 같은 시설과 침구를 청결하게 한다. 산모를 돌보는 사람은 감염 예방을 위하여 손을 잘 씻고, 감기나 피부 감염이 있을 때 신생아와 산모를 돌보지 않는다.

회음 절개술과 열상, 치질이 있는 부위의 청결, 감염 예방이 중요한데, 대장균 감염을 예방하기 위해 회음부를 질에서 항문 쪽으로 닦고 회음 패드를 같은 방향으로 착용한다. 또한 소독된 대야에서 좌욕을 하여 오로의 배출을 촉진시키고 상처 치유를 돕는다.

표 4-4 가정에서의 좌욕법

- 대야에 물을 반정도 채우고 물을 끓인 다음 물의 온도가 38~40℃ 정도가 되게 물을 식힌다.
- 미끄러지지 않게 대야 가장 자리에 수건을 깐다.
- 하루 3~4번 15~20분간 둔부를 대야에 담근다.
- 대퇴 부위를 덮어주어 춥지 않게 한다.

좌욕을 할 때 회음 절개 부위는 특히 조심해서 닦고 절개 부위에 화농이나 혈종, 발적 등의 감염 증상이 없는지 관찰한다. 또한 회음 부위를 건조시키고 혈액 순환을 원활히하여 치유를 촉진하기 위해 열요법을 시행할 수 있다. 좌욕 후마다 30watt의 전구를 회음에서 30cm 거리에 두고 15~20분간 쪼인다.

2) 휴식과 수면

산욕기에는 산모에게 적절한 휴식이 필요하고, 어느 때라도 수면과 이완을 취할 수 있어야 한다. 휴식은 불안과 근심을 감소시키고 안위를 증진시킨다. 특히 수유하는 산모의 경우 근심과 피로는 모유 공급을 저해하기 때문에 휴식이 더욱 중요하다. 산후 3주까지는 무거운 것을 들거나 무리한 일을 금하고, 계단을 오르는 것도 2주까지는 삼간다.

3) 안위 유지

산욕기 초기에는 전신 근육통, 회음부 불편감, 절개 부위의 통증, 산후통, 종창, 경한 두통을 흔히 경험한다. 그러나 모유 수유 시 처방된 약물이 모유로도 분비될 수 있으므로 약물 복용은 의사의 처방에 따른다.

분만 후 자궁 수축으로 인한 복통을 '산후통', 혹은 '훗배앓이'라고 한다. 보통 경산부에서 더 심하며 수유부에 있어 수유할 동안 더 심하다. 이것은 수유가 자궁 수축을 촉진하기 때문이다. 48시간 후에 자연 소실되므로 특별한 투약은 필요 없으나 심하면 진통제를 투약 받는다.

아기를 분만한 후에는 기분이 들뜨고 흥분되기 쉬우므로 휴식을 취하기 어려울 수 있다. 여러 가지 불편감이 있고 아기를 돌보는 자신의 능력에 불안한 산모는 수면 장애를 경험한다. 아기의 요구는 끊임없이 계속되고 병원의 환경, 병원에서 행해지는 절차들이 수면을 방해한다. 그러나 산후의 충분한 수면은 산모의 안녕감, 그리고 자신과 아기의 간호를 잘 할 수 있다는 자신감에 미치는 영향이 크다. 그러므로 가족들은 산모의 휴식을 위해 방문객을 제한하고 아버지에게도 편안한 의자나 침대를 준비해 주어야 한다.

산후에 일찍 움직이는 것은 혈전 색전증의 빈도를 낮추는 데 효과적이고 산후 회복을 빠르게 한다. 일반적으로 마취를 하지 않은 분만의 경우 곧 자유롭게 서서히 움직일 수 있다. 분만 후 8시간 정도 휴식 후에는 조금씩 움직이고 편안하다면 곧 산후 운동을 시작한다. 산후 운동은 임신으로 인해 증가된 산모의 체중을 임신 이전의 상태로 복구되는 것을 도와주며 이완된 복벽이나 골반 저부 조직들이 빨리 회복되도록 한다.

목욕은 산모가 앉을 수 있을 때까지 연기하고 8시간 동안 침대에 누워 있어야 하는 경우 혈전증 예방을 위해 다음과 같은 다리 운동으로 혈액 순환을 증진한다.

- 발목을 교대로 구부렸다 편다
- 발목을 회전한다
- 나리를 교대로 구부렸다 펴다
- 무릎 뒷면을 침상에 대고 압박을 준 후 이완한다.

4) 영 양

분만 후에 산모는 일반적으로 배고픔을 느끼고 산후 허탈과 신경반응으로 생리적 오한이 올 수 있으므로, 따뜻하게 보온함과 더불어 따뜻한 식사를 제공한다. 전신 마취를 했거나 산모에게 오심이 계속되는 상황이 아니라면 산모에게 즉시 음식물이 제공된다. 분만 후의 영양은 수유 동안에 필요한 영양분과 칼로리가 고려된 영양가 있는 음식으로 균형을 고려한다. 이는 산모의 회복을 돕고 산모의 힘이 더 빨리 복귀되며, 모유의 양과 질이 좋아지고 감염에 대한 저항력이 좋아진다.

첫 식사로는 소화가 용이한 음식을 소량씩 제공하는 것이 좋다. 미역국에는 양질의 단백질과 섬유질이 많고, 국물의 형태로 수분을 충분히 섭취할 수 있어, 산후에 흔히 올 수 있는 변비를 예방할 수 있어 산후의 식품으로 좋다.

성인 여성이 수유를 한다고 간주하였을 때 더 첨가해야할 영양소는 다음과 같다.

① 칼로리

하루에 2,600~2,800Cal 또는 임신 이전보다 500Cal 이상을 증가시킨다. 과잉의 열량 섭취는 비만증을, 열량 섭취 부족인 경우는 여러 가지 합병증이 초래되므로 주의해야 한다.

② 단백질

모유 1,000cc 중의 단백질의 함유량은 14~15gm이므로 수유기의 단백질의 양은 임신 전보다 20~30gm을 증가시켜야 한다. 그리고 가능하면 필수 아미노산이 풍부한 동물성 단백질의 섭취량을 증가시킨다.

③ 탄수화물

당질이 부족하면 체내 단백질과 지방 소모가 크게 작용하므로 필요한 열량의 65~75%를 당질로 공급하는 것이 이상적이다.

④ 광물질

수유부에 있어서 특별히 요구되는 광물질은 칼슘과 철분이다. 칼슘은 하루 1,200mg 섭취해야 하며 철분은 하루 18mg이 권장된다.

⑤ 비타민

비타민 A는 저항력을 기르는 데 필요한 영양소로 부족하면 산욕기 감염을 일으키기 쉬우며, 신생아의 저항력이 약해지므로 충분히 섭취한다.

비타민 B는 당질, 지질, 수분 대사에 많은 관계가 있으며, 부족하면 쉽게 피로해지고 부종이 생기거나 자궁 복귀가 늦어지기 쉽다.

비타민 C는 산욕기의 회복을 돕고 감염에 대한 저항력을 증강시키며 산후 출혈을 예방한다.

⑥ 수분의 공급

젖의 분비를 위해 최소한 하루에 2,500~3,000cc의 수분 공급을 한다. 더운 날씨나 신체적 활동이 많을 때는 더 많은 수분 공급이 필요하며 칼슘, 수분 및 기타의 영양의 섭취를 위해 하루 1,000cc의 우유 섭취가 권장된다. 또한 과일, 야채, 과일 쥬스의 섭취를 통하여 균형 잡힌 영양식을 제공하도록 하고, 산후 변비를 조절하기 위한 고섬유질 음식도 섭취가 필요하다.

5) 유방의 관리

유방의 팽만 및 열감 및 동통은 산후 48시간 후부터 나타나는네 득별한 주의가 필요하다. 유방 간호를 빨리 해주지 못하고 그대로 방치하게 되면 유방을 비울 때 곤란을 겪게 되며, 젖을 짜버리지 않고 그대로 두면 유즙 분비가 정지되기도 한다.

산모가 젖을 먹이지 않기로 결정하였을 때에는 유즙 분비를 억제하여 유방을 가라앉혀야 한다. 비수유부의 유방은 유방대로 싸매주며 손을 대지 않도록 주의한다. 유방에서 젖을 조금이라도 짜버리게 되면 유방이 충만되어 동통이 생긴다. 유방이 충만되어도 젖을 짜지 말고 그대로 두면 유즙의 생산이 억제되므로 유즙은 며칠 내에 서서히 없어지게 된다. 만약에 산모가 수유를 하지 않기로 결정하면 의사는 유즙 억제를 위해 호르몬 투여를 처방한다. 구강용 프로게스틴(progestin), 에스트로겐(estrogen), 안드로젠(androgen)이 처방되며, 이는 유즙의 분비를 자극하는 프로락틴(prolactin)의 분비를 억제한다.

모유를 수유하고자하는 산모는 유방이 충혈되기 시작할 때 더운 물수건을 이용해 유방 마사지를 하고 젖을 짜내어 유방을 비워 유즙 분비를 촉진시킨다. 양손을 유방 위에 얹고 돌아가면서 사방을 가볍게 압박하면서 문지르고 한 손으로 유방을 받치고 다른 손으로 몽우리를 하나 하나 푼다. 젖을 받아낼 용기를 유방 밑에 대고 엄지손가락을 유륜의 경계선에 대고 율동적으로 젖을 짜낸다. 이때 너무 심하게 해서 유두가 상하지 않게 주의한다.

6) 모유 수유

모유가 나오는 것은 신생아가 입으로 빨 때 산모의 유관이 압박됨으로써 촉진된다. 젖을 먹이는 산모는 신생아가 젖을 빨기 시작한 후 30초 내지 1분내에 유방에서 모유가 배출되는 것을 신체적으로 느낄 수 있다.

모유 배출은 산모의 정서적 요소의 영향을 받으며, 신생아가 울거나 젖을 먹고 싶어하는 소리를 듣거나 모습을 볼 때, 또는 젖을 먹여야겠다는 생각 등을 할 때 나타나며, 산모가 근심, 걱정, 동통, 긴장 등을 가질 때는 유즙 분비나 배출에 장애를 받는다. 수유는 산후 2~3일부터 시작하며 유즙 배출이 원할이 되지 않을지라도 젖이 부드러울 때 유즙 분비 촉진을 위해 신생아에게 2~3시간마다 3~5분 동안 젖을 빨린다.

산모는 매 수유시마다 비누로 손을 깨끗이 씻고 편안하게 앉아서 신생아를 안고 상체를 약간 올린 상태에서 한 쪽 젖씩 차례로 먹인다. 아기에게 젖을 먹일 때는 한 쪽을 다 먹인 후 다음 쪽 젖을 먹인다. 아기가 젖을 다 먹은 후에는 나머지 젖을 짜 버리도록 한다. 그렇게 함으로써 새로운 젖이 더 잘 생성되는 것을 돕는다.

7) 목 욕

임신중에 증가되었던 체액이 배설되면서 산욕기에는 땀이 많이 난다. 산모는 피곤하지 않는 범위에서 샤워나 부분 목욕을 할 수 있다. 그러나 통목욕은 산후 3~4주 후 질 분비물이 없을 때부터 한다.

8) 산후 체조

산후 회복을 돕고 복벽 근육의 긴장도를 좋게 하기 위해 산후 체조가 필요하다. 근육 강화 운동은 산모의 체형을 원래로 회복시키며 정신적으로 유용하다. 산후 체조를 언제 시작하는지는 산모의 상태에 따라 결정되며, 대체로 가벼운 운동부터 천천히 시작하고 매일 매일 조금씩 증가시키도록 한다. 피로하지 않을 정도로 하며 특히 무릎과 가슴을 바닥에 대고 엎드리는 슬흉위는 자궁이 후굴되는 것을 막고 자궁의 위치를 정상으로 유지하도록 돕는다.

케겔 운동(kegel exercise)은 분만 후 늘어지고 팽창되어 있는 질의 긴장도 강화에 유용한 운동이다. 배뇨중에 힘을 주어 배뇨를 멈추는 동작을 함으로써 회음부의 근육의 수축 상태를 수초간 지속하고 다시 배뇨한다. 또는 누워서 무릎을 교차하거나 무릎을 약간 벌리고 의자에 앉아서 대소변 보고 싶은 것을 참을 때처럼 골반 근육을 6초간 수축하였다가 이완시키는 운동을 반복한다. 하루 50회 이상 반복 운농을 통하여 항문과 요도 주위 근육 및 질의 근육을 강화시킬 뿐 아니라 회음부에 순환을 촉진시켜 회음 절개 부위의 치유를 증진해준다. 이 운동은 하루에 3~4회, 1회에 5~10분간씩 반복한다.

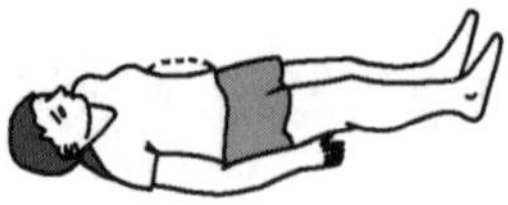

산후 제1일
똑바로 누워서 숨을 천천히 들이마시면서 배를 부풀게 하고 서서히 내쉰다.(5회 반복)

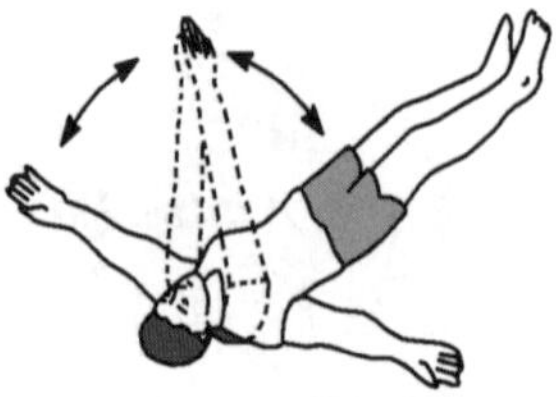

산후 제2일
똑바로 누워서 팔꿈치를 쭉 편 채 천천히 앞쪽으로 들어올려 양손을 붙였다가 천천히 내리는 운동을 반복한다.

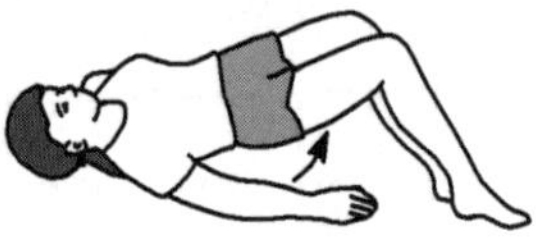

산후 제3일
똑바로 누워서 양쪽 팔은 옆에 놓고 두 발을 모으고 무릎을 약간 들어올리면서 엉덩이를 올려 등이 아치 모양으로 굽어지는 운동을 반복한다.

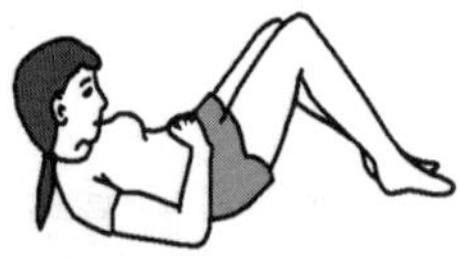

산후 제4일
똑바로 누워서 무릎과 엉덩이를 구부린다. 머리를 들어올리면서 복부 근육을 수축시킨다.

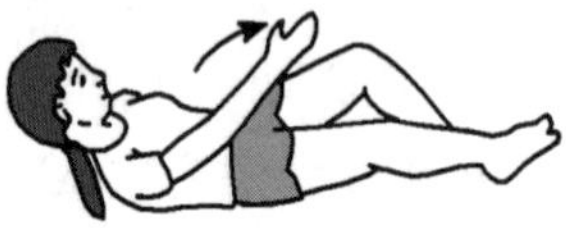

산후 제5일
바로 누워서 다리를 곧게 펴서 머리와 한쪽 무릎을 약간 올리고 반대편의 손을 올린 무릎에 거의 닿게 한다. 반대쪽도 같은 방법으로 한다.

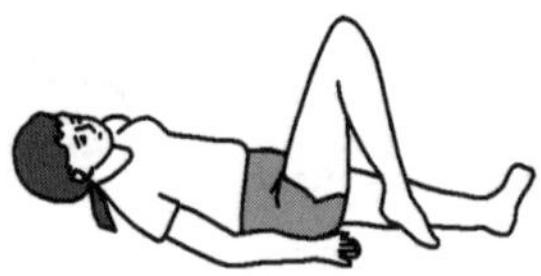

산후 제6일
똑바로 누워 무릎을 구부려 대퇴가 복부에 닿게 하고 발이 엉덩이에 닿게 한다. 반대쪽 다리는 마루에 똑바로 편다. 이것을 좌우 교대로 한다.

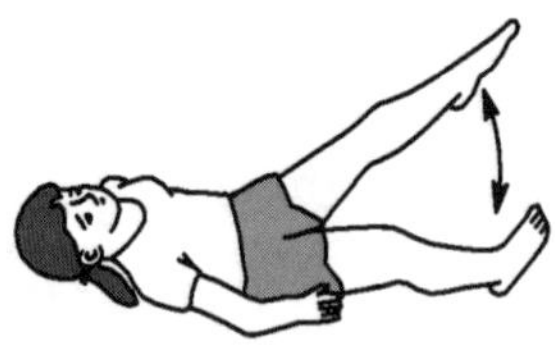

산후 제7일
똑바로 누워 한 쪽 다리는 편 채 그대로 두고 한 쪽 다리만 무릎과 발을 쭉 펴고 서서히 들어 올려 엉덩이에 직각이 되게 한다.

그림 4-6 산후 체조

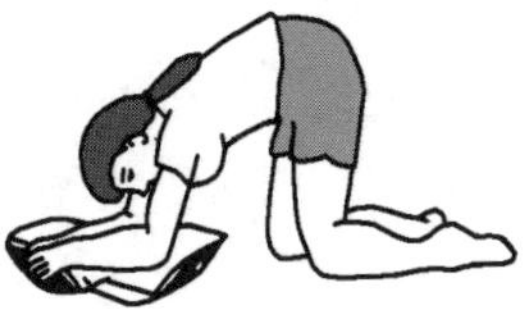

산후 제8일
팔과 다리가 몸체에 수직이 되도록 팔꿈치와 무릎을 굽히고 등을 올린 자세에서 엉덩이와 배에 힘을 주었다 뺀후 심호흡을 한다.

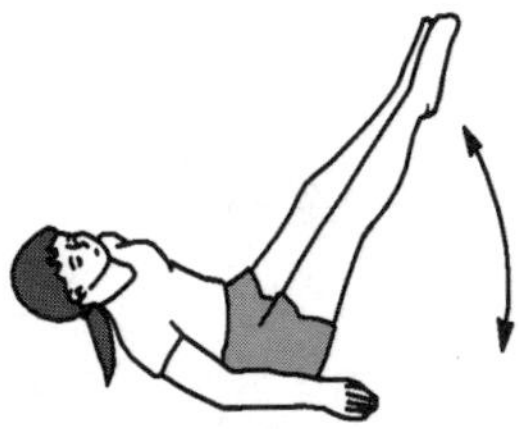

산후 제9일
양쪽 다리를 함께 올려서 엉덩이에 직각이 되도록 하였다가 내리는 운동을 반복한다.

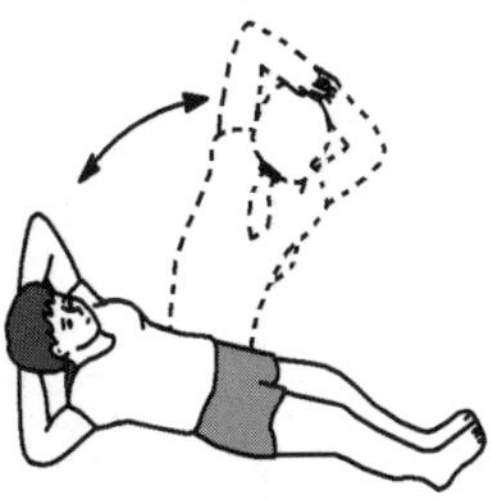

산후 제10일
똑바로 누워서 엉덩이와 다리는 들지 않고 팔을 머리에 대고 머리와 상체를 서서히 들어 올려서 앉고 다시 서서히 눕는 운동 즉 윗몸 일으키기를 10번까지 반복 한다.

그림 4-6 산후 운동

9) 산욕기 성생활

아기를 출산한 다음에 성생활에 적응하는 것이 부부의 주요 관심사이며 때때로 혼란의 원인이 되기도 한다. 산후 몇 개월 동안은 산모가 성관계에 흥미를 덜 느끼게 되는데 그것은 호르몬의 저하, 엄마 역할에의 적응, 수면과 휴식 부족으로 인한 피곤 때문이다. 이러한 성욕의 변화를 산모가 스스로 이해할 때 산모의 잘못된 이해로 인한 부부 갈등을 예방할 수 있다.

분만 후 2~4주가 되면 오로도 점차 감소하고 회음부와 회음부 절개 부분도 통증이 사라지고 아물게 된다.

다음은 성교시의 주의사항이다.

성교는 오로가 감소된 후에 적당하며, 성교시 통증이 없을 만큼 회음부가 아물어야 하며, 혈종이나 감염과 같은 부작용이 없을 때 가능하다. 성교하는 것에 불편감이 있으면 얼마 동안 성생활을 금한다.

성교시 체위로 음경 부분이 회음부 주위에 압력을 가하면 불편감은 더 증가하게 된다. 대부분의 부부는 분만 후 3주경부터 성교가 이루워지는데 피임을 할 필요가 있다. 분만 후 6주 전에는 배란 되어도 좀 처럼 임신이 되지는 않지만 가능성은 있다. 월경은 모유 수유를 안 하는 산모의 경우 7~9주경부터, 모유 수유 산모의 경우는 모유 수유의 기간과 효율성 정도에 따라 월경이 재개되는 시기는 매우 다양하다.

이와 같이 임신이 가능해지는 시기를 정확히 예견하기 어려우므로 수유부든 수유하지 않는 산모이든 임신을 원하지 않을 경우 피임하는 것이 좋다.

10) 병원에 가야 할 위험 증상

다음과 같은 증상은 산욕기 감염, 출혈 등과 관련된 건강 문제의 유발을 의미하므로, 즉시 병원에 가도록 한다.

- 심한 질출혈 또는 선홍색의 질출혈이 지속될 때
- 심한 악취를 동반한 질분비물이 증가할 때
- 유방에 종창, 압통, 발적이 심할 때
- 회음부나 골반부의 지속적인 통증이 있을 때
- 한쪽 다리가 붓고, 압통이 있으며 발적 및 열감이 있을 때
- 배뇨 곤란이나 배뇨 통증이 있을 때

V

육 아

1. 신생아 및 영아기

1 신생아의 성장 발달

신생아기는 출생 후 첫 한 달 동안을 말한다. 이 시기는 출생 전의 생리 의존적 존재에서 독립적 존재로 변화가 일어나는 때이다. 또한 이 시기는 자궁으로부터 외부 세계에의 적응을 요하는 중요한 때이며, 신생아에 대한 가족의 적응도 이루어진다.

1) 신체적 발달

신장은 평균 50cm이며, 여아에 비해 남이기 더 크다. 체중은 2.7~4.1kg(평균 3.4kg)이며, 출생 후 3~4일 동안 생리적 체중 감소가 있다. 전반적인 피부 색깔은 붉거나 분홍색이며, 태지가 덮혀 있다. 특히 콧등에는 피지선의 폐색으로 작은 회색의 구진이 발생될 수도 있는데, 이는 생후 1~2주 사이에 소실된다. 머리의 크기는 뇌성장과 관련되며 평균 두위는 33.5~35.5cm이다.

대천문은 생후 16~18개월에, 소천문은 생후 6~8주에 폐쇄된다. 흉부는 전체적으로 대칭적이고, 유방 울혈이 여아와 남아에게서 다 나타날 수 있는데 이는 모체 호르몬 때문이다. 또 가끔 맑은 액체가 유두에서 분비(마유, witch's milk)될 수 있는데, 울혈이나 액체는 2주내에 사라지므로 이를 짜내서는 안 된다. 신생아의 복부는 약간 튀어나온 원통형이며, 팔과 다리는 짧게 보인다. 모양과 움직임은 대칭적이어야 하며, 사지의 전반적인 모습을 보았을 때 손은 굴곡된 상태로 발바닥도 거의 얼굴 가까이에 닿는 자세를 보인다.

정상아는 출생 후 30초 이내에 첫 호흡을 하며 이때 허탈 상태에 있던 폐가 확장되어 호흡을 시작한다. 여러 환경적 요인들에 잘 적응한 후의 정상 호흡수는 1분당 40~60회이며, 24시간 후에는 30~50회이고, 보통 생후 일주일 동안은 불규칙하다.

신생아의 혈액량은 체중의 10~12%로 85cc/kg 정도이다. 맥박은 140회/분이고, 또한 혈압은 60~80mmHg/40~50mmHg이다. 신생아는 말초 순환이 느려 사지와 입술에 청색증이 나타날 수 있는데 이는 호흡과 밀접한 관련이 있다.

신생아의 간은 그 기능이 미숙하여 빌리루빈을 간접 빌리루빈으로 전환시켜 체외로 내보낼 수 있는 능력이 부족하다. 그리하여 생리적 황달이 발생할 수 있는데 이는 신생아의 55~70%에서 나타나며, 생후 2~3일부터 발생되어 보통 7일 정도에 소실된다. 장은 비교적 크고 흡수 면이 넓으며 분비선이 많아 소화 작용이 양호하다. 그러나 장관근의 발달이 불완전해 장이 팽만되기 쉽다. 또한 위의 분문 괄약근이 미약하여 포유 후 역류, 구토, 산통 등이 초래될 수 있다. 위 내의 음식물 체류 기간은 2~4시간이며 전체 위장관을 통과하는데는 보통 14~18시간이 소요된다. 신생아가 처음 보는 변을 태변이라고 하고 이는 점도가 높고 냄새가 없는 암록색의 변으로 생후 8~24시간 후에 배설하게 되며 보통 4일 정도 배설된다. 그 다음의 변은 이행변이라고 하며 비교적 묽고 점액을 포함하는 녹황색 혹은 녹갈색의 변으로 생후 4일~2주 사이에 배설된다. 그후 정상 변을 보기 시작한다.

신생아는 출생 이전부터 신장이 정상 기능을 하여 첫 12시간 내에 소변을 본다. 생후 24시간 동안 요 배설량은 약 15ml이고, 10일까지는 100~300ml로 증가한다.

남아의 생식기는 음낭이 부어 있으며 주름이 많다. 양쪽 고환은 음낭에서 촉진할 수 있으며, 귀두부는 포피로 덮여 있는데 4~6개월까지 당겨지지 않으므로 깨끗이 닦아줄 목적으로 억지로 벗겨서는 안 된다. 이에 반해 여아의 생식기의 경우 소음순이 대음순에 비해 상대적으로 두드러져 있는 외생식기의 부종이 보인다. 또한 출생 후 첫 2주 동안 순환하는 호르몬의 변화로 인한 회백색 또는 우유빛의 점액성 분비물을 배출할 수 있다. 간혹 혈액이 섞여 나올 수도 있다.

반사 반응은 신경 기능 상태에 대한 중요한 자료가 된다. 생후 초기에 나타나는 주요 반사는 다음과 같다.

가. 색인 반사(rooting reflex)

입가의 볼을 살짝 건드리면 음식을 찾아 머리를 그 쪽으로 돌리게 되는 것으로 이 반사는 9~12주면 사라진다.

나. 흡철 반사(sucking reflex)

신생아의 입술을 건드리거나 입에 무엇을 갖다대면 빨려고 하는 반사이다.

다. 연하 반사(swallowing reflex)

연하 반사는 혀의 후부에 음식이 있을 때 삼키는 반사 운동이다.

라. 모로 반사 (moro reflex)

이는 중추신경계 상태를 표시할 수 있는 아주 중요한 단일 지표로서 큰소리를 내거나 아기를 놀라게 할 때 근육이 수축하여 마치 포옹할 것 같은 모양으로 손바닥과 손가락을 펴면서 양팔을 벌리고 다시 오므리고 하는 반사이다.

마. 바빈스키 반사(babinski reflex)

신생아의 발바닥을 뒷꿈치에서 발가락 쪽으로 자극하면 엄지 발가락을 등쪽으로 구부리며 나머지 발가락들은 부채꼴로 펴는 반사이다.

바. 파악 반사(grasp reflex)

손바닥을 누르면 손가락을 구부려 잡는 반사로 이러한 신생아의 파악 반사는 차츰 의도적으로 물건을 잡는 동작으로 발달한다.

2) 운동 발달

신생아는 출생 후 활발한 운동을 보이며 다양한 자극에 반응한다. 정상적인 신생아는 출생 시 팔과 다리를 구부리고 손은 주먹을 쥔 채 굴곡 자세를 취한다. 신생아의 반사 운동은 뇌간에 의해 통제되는 무의식적 운동인데 대뇌 피질이 성장함에 따라 의식적이고 자발적인 운동이 나타난다. 신체 특정 부위 운동은 다음과 같다.

① 머리는 엎어놓았을 때 수평으로 들고 머리를 뒤로 젖히거나 앞으로 수그린다. 얼굴을 돌려 체위 변경에 따른 균형을 유지한다.
② 얼굴은 하품, 얼굴 찡그리기를 하며 반사적으로 미소를 띠기도 한다.
③ 눈은 감각 자극에 의해 임의로 뜨거나 감고 추적이나 협응 운동이 어렵다.

3) 감각 발달

가. 시 각

신생아는 출생 시 거리에 따라 초점을 맞추는 능력은 불완전하나 20cm 정도의 거리에 있는 엄마 얼굴을 바라볼 수 있을 정도로 시력이 발달되어 있다. 명암을 구별할 수 있으며 흑백 대비를 선호한다.

나. 청 각

청각은 출생 시에 이미 존재하나 중이 내 양수로 인하여 일시적인 방해를 받는다. 이는 출생 후 수 시간 이내에 흡수되고 공기로 대치되어 잘 들을 수 있게 된다. 신생아는 갑작스런 소리에 놀람반사를 나타내며 생후 4주 정도면 어머니의 음성을 식별할 수 있다.

다. 미 각

신생아는 미각의 발달이 불완전하나 쓴맛과 단맛을 구별할 수 있다.

라. 후 각

불완전하나 특수한 냄새(젖)에 대해 몸을 움직이거나 재채기를 하고 우는 반응을 보인다. 그래서 어떤 연구가들은 영아가 어머니 몸의 특유한 냄새로 자기 어머니를 알아본다고 생각한다.

마. 촉 각

출생시 가장 예민하게 발달된 것이 촉각인데, 이러한 촉각은 특히 입술, 혀, 귀 부위에 잘 발달되어 있다. 또한 피부 감각, 온도 감각과 통각 등도 발달되어 있다. 생후 10일이면 아픔을 주는 자극에 뚜렷한 반응을 보인다.

4) 정서적 발달

출생 직후 정서는 미분화된 흥분 상태이나 개인차가 많다. 신생아는 양육하는 어머니의 태도를 통해 사랑을 느끼며 그를 신뢰하게 된다. 신생아의 감정은 수면과 울음으로써 표현된다. 즉, 유쾌한 정서는 수면이나 조용한 태도로, 불쾌 정서는 울음으로 나타낸다.

2 영아의 성장 발달

영아기는 생리적 욕구를 충족시켜주는 방법에 적응하는 때로부터 독립적으로 첫걸음을 내딛고 의사 소통 수단으로 언어를 사용하기 시작하는 생후 1년간을 의미한다.

1) 신체적 발달

신장은 한 살이 되면 출생시보다 50% 더 자라는데 반해 체중은 생후 2~3개월이 되면 2배가되고, 1년이면 3배가 되지만 영아에서는 체중이 얼마인지보다는 성장률이 더 중요하다. 아기는 출생시 머리가 가장 발달되어 있으나, 생후 1년 동안은 몸통과 다리가 서서히 발달하기 시작한다. 생후 6개월이 되면 가슴둘레가 머리둘레보다 커지기 시작하는데 이는 아기에 따라 차이가 있다.

영아기에는 다른 어느 조직보다 뇌가 빨리 성장한다. 그 이유는 뇌세포수가 증가하고 세포의 크기도 커지기 때문이다. 두개골은 융합이 완전히 되지 않았기 때문에 천문과 두개 봉합은 여전히 열려 있는 상태이다. 두개골의 성장률은 머리둘레의 증가에 의해 결정되며 이는 뇌 발달의 지침이 된다. 머리는 뇌압이 오르거나 수두증으로 인하여 커질 수도 있다. 출생시 아기의 두위는 34.5cm 정도이며, 생후 1년이 되면 46cm 정도 된다.

2) 운동 발달

운동 기능의 발달로 조절력과 명확성이 증가함을 보여준다. 신경근육의 발달은 신체 발달의 가장 중요한 면이며, 생후 1년간 중추 신경계가 성숙해 감에 따라 아기의 근육 조정력은 점차 나아진다. 신체 각 부분들을 조절하는 것은 분화의 과정으로 먼저 손 전체를 잘 조절하게 되고, 그후 손가락을 조절할 수 있게 된다. 여러 분화된 동작들을 조절할 수 있게 된 후에 복잡한 행동 패턴으로 통합되는데 다리, 발, 팔

동작에 대한 조절력이 통합되어 걷기 동작을 가능하게 해준다. 영아의 운동 능력은 인지 능력, 사회-정서적 발달과 밀접한 관계가 있다.

가. 머리 가누기

아기가 앉고 걷기 위해서는 머리 가누기를 해야한다. 머리 가누기는 엎드린 자세에서 돌리다가 잠시 머리를 들고, 다음은 앉아서 머리를 세울 수 있으며, 그후에는 앉거나 누운 자세에서 머리 들기가 가능하다.

나. 앉 기

영아는 혼자 앉을 수 있기 전 머리부터 가누어야 하며, 생후 4~8개월 사이에 서서히 혼자 앉을 수 있게 된다. 보통 4개월에는 잡아주면 앉고, 6개월에는 자신의 팔을 짚고 잠시 앉거나 의자에 앉을 수 있으며, 7~8개월에는 혼자 앉는다.

다. 몸 구르기

영아는 몸의 위치 이동의 기술을 배운다. 몸 뒤집는 기술은 보통 생후 2개월에서 6~7개월경에 발달한다. 생후 6개월에는 앉은 자세에서 계속 움직이고 8개월이 되면 긴다. 생후 9개월이 되면 몸통은 방바닥에 닿지 않고 양손과 무릎으로 긴다. 생후 10개월이 되면 자기 몸을 당겨 일어서고 잡아주면 서 있는다. 아기가 설 수 있으면 금방 걷기 시작하고, 15개월 정도면 혼자 잘 걷는다.

라. 걷 기

혼자 선 후 1개월 이내에 첫 걸음을 내 딛고 수일 안에 비틀거리지만 균형을 잡아 걷는다. 11개월이면 도움을 받아 걷고, 14개월이면 혼자 걷게 된다.

마. 미세 운동

미세 동작의 발달은 물건을 잡는 동작인데 이 동작의 발달은 다른 동작과 마찬가지로 전반적인 동작에서 세부적인 동작으로, 몸 중심 가까운 부위에서 시작해서 멀리 떨어진 쪽으로 발달한다. 생후 3개월에는 손에 물체를 잠시 잡을 수 있고, 6개월이 되면 능숙하게 물건을 잡을 수 있으며, 6~7개월에는 다른 손으로 물건을 옮길 수 있고, 8~9개월에는 물건을 들어올릴 수 있다.

바. 눈과 손의 협응

생후 1년 동안에 보는 것과 손 움직임에 협응이 발달한다. 그후 몇 년에 걸쳐 주위 세계를 탐색하여 숙달해 감으로써 더 정교하게 확대시켜 사용하게 된다.

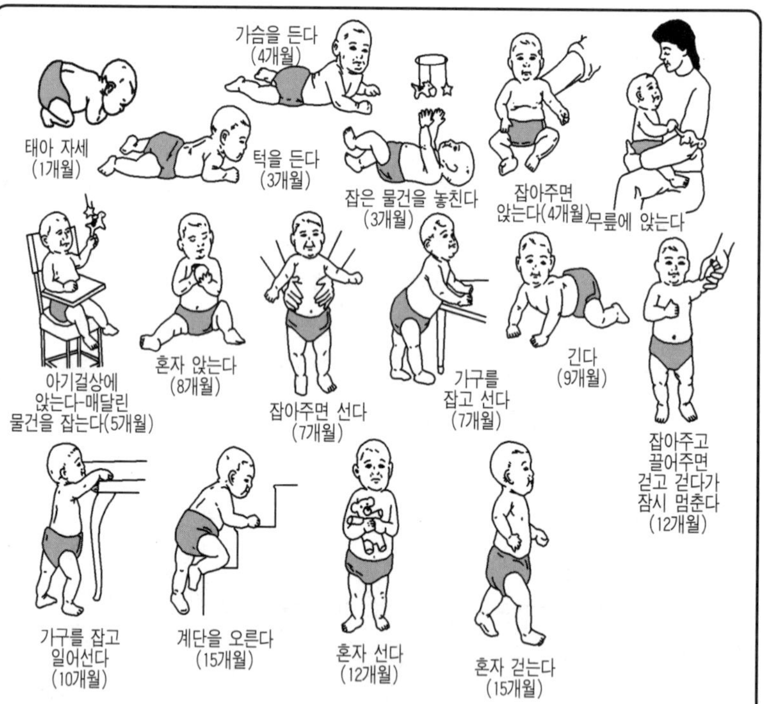

그림 5-1 영아기 운동 발달 순서

3) 지적 발달

영아기 때는 지능을 정의하고 측정하는 것은 어렵다. 영아기 지능 발달에는 여러 요인이 관여한다.

피아제(Piaget)는 영아기를 감각 운동기라고 하였는데 이는 이 시기에 전체적 운동과 미세 운동을 통한 움직임 및 감각을 통해 세상을 배우기 때문이다. 영아는 처음에는 환경 자극에 대해 반사 자극을 보이다가 다음은 시행 착오를 거쳐 학습이 이루어지고, 점차로 목적 지향적인 행동을 보이며, 나 자신과 주위 환경을 구별하게 된다.

가. 1단계 - 반사 행동기

출생부터 1개월까지로, 반사가 생존과 학습을 가능하게 하는 적응 행동이 되는 시기이다. 반사를 일으키는 모든 자극을 받아들이는 수동적인 존재에서 반사를 받으려고 하는 적극적인 존재로 변한다.

나. 2단계 - 일차적 순환 반응기

1개월에서 4개월까지로 처음에는 우연히 알게된 행동을 좋아하게 되어, 행동을 다시 해보려는 적극적인 노력을 보이는 시기이다. 감각적인 정보를 조정하기 시작하여 손과 입, 귀와 눈의 조정이 발달한다.

다. 3단계 - 이차적 순환 반응기

4개월에서 8개월까지로 의도적인 행위가 시작되고, 행동의 결과에 관심을 보이며 방법을 다르게 하기 시작한다. 자기가 할 수 있는 손뼉치기와 같은 행동을 좋아하며 낯익은 물건은 눈에 보이는 경우 위치를 알고, 완전히 감추어지면 잊어버린다.

라. 4단계 - 협동 반응기

8개월에서 12개월까지로 목적 지향적인 행동을 한다. 먼저 습득한 것을 새로운 상황에 적응시킬 수 있고, 원하는 결과를 얻기 위해 두

가지 행동의 조화를 꾀한다. 외형이 변하더라도 대상의 존재를 알아차리며, 대상이 없어지면 찾는다. 타인이 행동을 야기시킬 수 있다는 것을 처음 인식하며 자신의 활동과 물체의 움직임을 분별할 수 있다.

4) 사회 정서적 발달

가. 신뢰감 형성

에릭슨(Erikson)에 의하면 영아가 달성해야 할 과제 또는 위기는 신뢰감 형성이다. 어머니와의 상호 관계에 따라 신뢰감 발달에 영향을 받으며, 신뢰감을 얻기 위해서는 자기 주변에 있는 사람을 신뢰하는 것을 배워야 한다. 또한 이 시기는 어머니에 대한 아기의 애착이 형성되는 시기이다. 애착은 사람 사이에 존재하는 애정적인 관계를 나타내며, 생후 9~12개월 전까지 최소한 한 사람에게 강하고 안정된 애착감 형성은 자율감이 발달할 때 부모로부터 자연스럽게 자신을 떼게 할 수 있다.

나. 성발달

프로이드(Freud)에 의하면 영아기는 성심리 발달에서 구강기에 해당하는데 이 시기는 입을 통해 쾌락과 만족을 얻는다고 한다. 또한 이 시기의 피부 접촉은 신뢰감 형성 및 긍정적인 성적 태도에 기초가 된다고 한다.

다. 정 서

영아기는 성인과 같이 다양한 감정 표현을 하지는 않고 웃음이나 울음이 의사 소통의 표현이다. 6개월까지는 기쁨, 공포, 분노 등의 정서 분화가 나타나며, 12개월까지는 애착의 정서를 갖게 된다.

3 신생아 및 영아의 건강 증진

1) 건강 평가

영아의 성장 발달 상태를 확인하는 것은 건강 사정시 가장 먼저 해야 할 일이다. 신장, 체중, 두위의 측정을 통해 성장 수준을 확인하고 표준과 비교한다.(〈부록 1 한국 소아 발육 표준치〉 참조 p.323)

신체적, 지적, 정서적 및 사회적 발달을 사정하여 지연된 발달 상태에 대해서 정밀하게 관찰하고, 필요시 전문가에게 의뢰한다.

2) 영 양

영아의 생존, 성장 및 건강을 유지하기 위하여 수분, 단백질, 탄수화물, 지방, 비타민, 무기질이 필요하다. 영아의 에너지 요구량은 출생 당시 하루에 체중당 120kcal가 필요하며, 1년이 되면 체중당 100kcal가 된다. 영아의 신체 크기와 구성 성분, 신체 활동, 성장률 등이 생존에 필요한 에너지 양을 결정하는 데 영향을 미친다.

가. 모유 수유

영아에게 가장 좋은 음식은 모유로, 가능하면 6개월 이상 모유를 수유하는 것이 권장된다. 산후 초기에 분비되는 초유에는 면역항체와 호르몬이 다량 함유되어 있어 꼭 먹이는 것이 좋다. 모유는 비타민 D, 철분과 불소를 제외하고는 필요한 영양분이 충분하다. 모유 속에 있는 철분은 아주 소량이지만 소화 흡수가 매우 잘 되기 때문에 6개월까지는 따로 철분을 먹일 필요는 없다. 면역학적 측면에서 모유에 포함된 Ig A, 사이토카인 등은 감염과 알레르기성 질병 예방에 매우 중요한 역할을 한다.

나. 인공 영양

시판되는 조제유는 우유에 영아에게 필요한 영양소를 첨가하고 있기 때문에 다른 영양소를 더 첨가할 필요가 없으며, 적절한 농도와 양을 공급하고 위생적인 관리가 필요하다.

다. 이 유

4~6개월쯤 되면 구강이 커지며 빠는 행동도 성숙해지고, 턱 움직임도 발달하는데 이 모든 조건은 고형 식이를 시작하기 위한 준비가 마련된 것이다. 이유는 영아의 중요한 발달 과제 중의 하나이며 서서히 진행시킨다. 고형식을 먹이는 방법으로는 한 번에 한 가지 음식만 2~7일간 주어서 알레르기 반응의 여부를 살펴본 후 첫 고형식은 곡물인 쌀을 주며 숟가락으로 먹이는 것이 좋고, 다음에는 과일, 육류, 달걀의 순서로 먹인다. 상품화된 이유식의 경우 설탕과 염분이 어느 정도인지 확인해야 하며 가능한 적게 들어간 것을 먹이는 것이 좋다.

표 5-1 고형 식이의 시작 및 지침

- 영아가 배고픔을 나타낼 때 고형 식이를 준다.
- 숟가락으로 먹일 경우 혀의 안쪽에 음식을 넣어준다.
- 손잡이가 똑바른 작은 숟가락을 사용한다.
- 처음에 1~2찻숟가락으로 시작하여 점차 증량시켜 식숟가락으로 2술 정도로 한다.
- 식품 알러지를 파악하기 위해 새로운 음식은 1가지씩만 추가하고, 4~7일의 간격을 두고 추가한다.
- 고형식의 양을 증가시키고 우유의 양을 감소시킨다.
- 고형식과 우유를 섞어서 젖병으로 먹이지 않는다.

3) 배 설

모유 영양일 때에는 황금색의 조금 묽고 단내가 나는 변을 1일 2~4회 본다. 인공 영양일 때는 황백색의 더 단단하며 냄새가 나는 변을 처음에는 모유 영양보다 자주 보다가 2주가 되면 1일 3회로 감소한다. 고형식을 먹이면서 변의 색도 다양해진다. 생후 6개월부터는 변을 보는 횟수가 일정해지며 신장 기능도 점차 성숙한다. 그러나 생후 1년이 되기까지는 항문 괄약근이나 방광 괄약근이 충분히 성숙하지 못하여 대소변을 조절하기 어렵다. 변을 보는 것이 힘든 경우가 있는데 이는 근육 조정이 어려워서이며 변이 딱딱하지 않으면 특별한 관리를 할 필요는 없다.

4) 신생아 돌보기

가. 목 욕

목욕의 목적은 피부에 자극을 주고 몸을 점검하면서 청결을 유지하는 데 있다. 신생아는 땀을 흘리지 않으므로 날마다 목욕시킬 필요는 없다. 그러나 더운 날씨에는 매일 목욕을 시켜야 되고, 겨울 동안에는 1주일에 3~4번 목욕시키면 충분하다. 목욕 시간은 젖먹기 전과 보채지 않을 때 한다. 아기를 목욕시키는 공간은 넓어서 편하고, 주위는 따뜻하고 바람이 없어야 한다. 목욕물 온도는 팔꿈치 아래의 안쪽으로 느껴 기분 좋게 따뜻한 정도가 적당하다. 목욕시 준비 물품은 깨끗한 수건, 물수건, 순한 비누, 빗, 깨끗한 기저귀와 옷 등이고, 알칼리성 비누나 오일, 로션 등은 피부 산도를 변화시켜 세균성 환경을 만들어 주므로 로션, 크림 등은 필요치 않다. 아기분은 피부에 자극적일 뿐 아니라 아기가 흡인할 수 있으므로 아기분의 사용도 필요치 않다.

나. 목욕 방법

아기를 수건이 깔린 면 위에 두고 깨끗한 물로 눈과 얼굴을 조심스럽게 닦는다. 양 눈을 각각 물 수건의 다른 쪽을 사용하여 닦아주고, 눈은 안쪽에서 바깥쪽으로 닦는다. 귀나 코는 면봉이나 물수건 끝으로 부드럽게 닦는다. 머리는 순한 비누로 천문 부위를 포함해 골고루 닦아준다. 아기의 옷을 벗기고 아기를 조심스럽게 들어 머리와 등을 지지하면서 서서히 물 속에 넣는다. 한 손으로는 아기의 머리를 물 밖으로 잘 지지하면서 다른 손으로 아기 몸 전체를 닦아준다.

다. 배꼽 간호

배꼽은 생후 7~10일경에 떨어지며, 배꼽이 떨어질 때까지 건조하게 유지시킨다. 배꼽 건조를 위해 70% 알코올로 배꼽 부위를 소독한다. 기저귀는 접어내려 제대가 잘 건조되게 해 감염이 유발되지 않도록 관리하며 배꼽 주위가 충혈되거나 부종, 악취가 나면 감염이 의심되므로 즉시 병원을 방문한다.

5) 치아 발생 및 관리

치아는 유치와 영구치가 있으며 유치는 20개, 영구치는 32개이다. 치아가 나는 순서 즉 유치가 빠지고 영구치가 나오는 순서는 매우 중요한데, 그 이유는 치아 순서가 잘 맞아야 교합이 잘된다. 이는 영아에 따라 다르지만 대개 생후 4~6개월부터 나오며 생후 6개월부터 26~30개월까지 1개월마다 대개 한 개의 유치가 난다. 치아가 날 때는 아이들이 많이 보채고, 잇몸을 문지르고, 잇몸이 부어 올라 있을 수도 있으며 근질근질하며 뭔가 단단한 물건을 씹기를 원하는데, 이때 씹기 좋게 만든 고무제품이나 토스트를 냉동실에 넣어두었다가 주면 좋다. 수유 후에는 매번 깨끗한 헝겊으로 물을 약간 적셔서 아기의 치아와 잇몸을 닦아주는 것이 좋다.

6) 수 면

수면 동안 중추 신경계에서는 두 가지의 생리적 활동이 일어나는데, 자는 동안 눈동자가 빨리 움직이는 상태(REM)와 움직이지 않는 상태(NREM)가 교대로 일어난다. 중추 신경계가 성숙할수록 REM 수면은 점차 감소한다. REM 수면은 내인성 자극원으로 아기의 발달에 매우 중요하다. 영아의 수면 습관은 어머니의 아기 돌보는 방식, 정서적 지지, 가족들의 가치관 및 신념 등 여러 가지 환경적 영향을 받는다. 연구에 의하면 어머니의 스트레스가 많은 경우 아기가 밤에 깨어나는 등 수면 습관에 나쁜 영향을 미친다고 한다.

영아의 하루의 총 수면 시간은 13~15시간인데 일반적으로 3~4개월이 된 영아는 8~10시간의 밤잠을 자게 된다. 영아기 말쯤 되면 하루 한두 번의 낮잠을 잔다.

7) 놀 이

영아는 놀이를 통하여 여러 가지 기술을 배우고 익힌다. 영아들에게 놀이는 감각 자극으로 작용하며 아동의 신체적 인지적 사회 발달의 기회를 제공한다. 그러므로 다른 위치, 물체, 소리, 사람 등에 노출될 필요가 있으며, 아울러 안전한 장난감을 제공해 주고 그것을 조작할 수 있도록 혼자 있게 하는 기회도 주는 것이 좋다.

8) 예방 접종

가. 예방 접종 계획

전염성 질병을 예방하기 위해 권유되는 예방 접종을 적절한 시기에 하여야 하는데 우리나라에서의 예방 접종 일정은 <표 5-2>와 같다.

나. 예방 접종의 부작용

예방 접종의 부작용으로는 접종 부위의 발열, 동승, 발적과 종창이 나타난다. 백일해 면역은 보다 심각한 부작용을 나타내는데 의식 상실, 경련, 혈소판 감소증을 초래할 수 있다. 홍역 백신 접종 후 7~10일 사이에 식욕 감퇴, 전신 권태, 발진, 발열 등을 일으킬 수 있다. 이러한 부작용들에 대해서는 특별한 치료가 없으나, 신경학적인 후유증을 일으킬 때에는 즉시 의사의 진찰을 받도록 해야 한다.

다. 예방 접종의 금기증

열성 질환이 있을 때는 모든 예방 접종을 금지한다. 이는 백신으로 인해 나타날 수 있는 부작용이 가중되는 것을 피하고, 그 질병에 대한

표 5-2 표준 예방 접종 일정표(2005) (● : 접종함, ○ : 접종 안함)

전염병	백신 종류	횟수	출생	1 개월	2 개월	4 개월	6 개월	12 개월	15 개월	18 개월	24 개월	36 개월	만 4세	만 6세	만 11세	만 12세	비고
결핵	BCG	1	1회														●
B형간염	B형 간염 백신 (혈장유래)	3	1차	2차	3차												●
	B형간염 백신 (유전자 재조합)	3		1차	2차	3차											●
디프테리아 백일해	DTaP	5			1차 기초	2차 기초	3차 기초		4차 추가				5차 추가				●
파상풍	Td	5													6차 추가		●
폴리오	IPV (사백신)	4			1차 기초	2차 기초	3차 기초							4차 추가			●
홍역유행성 이하선염 풍진	MMR	2						1차기초					2차 추가				●
일본뇌염	일본뇌염 백신 (사백신)	5						1, 2차		3차기초			4차 추가	5차 추가			●
	일본뇌염 백신 (생백신)	3						1차			2차			3차 기초			○
인플루엔자	인플루엔자 HA백신	–								매년1회							
장티푸스	주사용 장티푸스 백신	–											2세 이상				●
유행성 출혈열	유행성 출혈열백신	–															●
수두	수두 생바이러스 백신	1						1회									●
B형 헤로필루스 인플루엔자 뇌수막염	Hib (B형 헤모필루스인플루엔자 백신)	4			1차 기초	2차 기초	3차 기초	4차 추가									○
A형 간염	HepA (A형 간염 백신)	2								1차–2차기초–추가							○
폐구균폐렴	PCV(폐렴구균백신)	4			1차 기초	2차 기초	3차 기초	4차 추가									○

① 생후 4주 이내 접종
② 모체가 HBsAg 양성인 경우에는 출생 후 12시간 이내에 백신과 B형 간염 인면역글로불린(HBIG)을 동시에 주사하고, 음성인 경우에도 생후 2개월 이내에 첫 접종을 시작한다. 이후의 접종 일정은 약품설명서에 기재된 접종 방법(0, 1, 6 방식 또는 0, 1, 2 방식)대로 실시
③ DTaP는 디프테리아, 파상풍, 백일해 혼합백신으로 총 5회 접종하며, 만 11~12세에 백일해를 제외한 Td로 1회 접종(기타 고위험군 성인에게 우선 순위에 따라 접종 권장)
④ 폴리오(IPV) 3차 접종은 생후 6개월에 시행하나 18개월 이내에 접종 가능
⑤ 홍역 유행 시 생후 6개월에 홍역 단독 백신(또는 MMR)으로 조기 접종하며 이 경우 생후 12개월에 다시 MMR로 접종
⑥ 일본뇌염사백신 기초 접종은 첫 해(1~2주 간격으로 2회) 접종한 다음 12개월 후 3차 접종, 만 6세와 만 12세에 각 1회 추가 접종, 일본뇌염 생백식은 생후 12개월에 1차, 2세에 2차, 6세에 3차 접종
⑦ 인플루엔자는 (6~9개월 미만 처음 접종할 경우 1개월 간격으로 2회 접종, 이후 매년 1회 접종)
⑧ 장티푸스는 추정 위험군에서 선별 접종하며, 기초 접종의 경우 경구용 생백신은 격일로 3~4회(6세 이상), 주사용은 1회 근육주사(2세 이상)
⑨ 유행성출혈열은 고위험군을 대상으로 선별 접종하며, 기초 접종의 경우 1개월 간격으로 2회 접종 후 12개월 후에 3차 접종
⑩ A형 간염은 만 1~16세에 1회 접종, 기초 접종은 6~12개월 후 추가 접종
⑪ 7기 폐구균 단백결합백신의 접종 일정임

증상 규명의 오류를 막기 위해서이다. 특히 면역 체계에 변화가 있는 경우 바이러스 증식이 증가되어 백신으로 인해 심각한 질환을 야기시키므로 생백신을 투여하지 않는다.

9) 사고 예방

손상에 의한 사망은 영유아기 사망의 주요 원인으로 적절한 교육, 법률 제정 및 환경 개선 등 예방 대책이 필요하다. 손상에 의한 사망 중 거의 반수가 자동차 관련 사고이며 그외 익사, 화상, 질식, 중독, 낙상 등이 손상의 주요 원인이다. 건강한 아동은 호기심과 탐구하려는 욕구로 인해 위험이 뒤따르게 되므로 돌보는 사람이 이러한 환경으로부터의 위험을 막아주어야 한다.

가. 자동차 사고

어린이용 자동차 시트의 사용이 필요하며 영아인 경우 좌석의 등받이를 향하게 시트를 고정한다.

나. 이물질 흡인

장난감, 구슬, 사탕, 땅콩, 포도 등이 흡인을 일으키는 흔한 원인이며, 아기의 분도 분말이 흡인되어 폐렴 등 호흡기 질환을 유발할 수 있다. 그러므로 이러한 것들이 손에 닿지 않게 치워야 하고 주의 깊게 관찰해야 한다.

다. 질 식

질식은 입과 코를 막는 것, 목이나 가슴에 압박을 주는 것, 냉장고 같은 데에 갇히는 것 등의 경우에서 유발된다. 영아의 목에 끈이 달린 것을 걸어두면 목이 조여 질식사 할 가능성이 있다. 그러므로 턱받이는 잠 잘 때 치워야 하며 고무 젖꼭지 같은 것을 줄에 묶어 영아의 목에 걸어 두어서는 안 된다.

라. 화 상

뜨거운 물, 과도한 태양열, 전기선과 전기 소켓, 난방 기구 등에 의한 화상이 있을 수 있다. 영아의 피부는 자극에 특히 민감하고, 열 감지 능력이 완전히 발달되지 않았다. 따라서 여러 가지 안전 조치를 취해야 한다. 이와 관련한 안전 조치들로는 목욕물 온도 및 음식물의 온도를 확인하고, 전기 콘센트나 코드도 보호용 덮개로 가려야 하며, 전선도 역시 영아의 손이 닿지 않게 한다. 그리고 난방 기구 등 열을 방출하는 기구는 보호망을 쳐야 한다.

마. 낙 상

영아가 뒤집기 시작하는 4개월 이후부터 가장 흔한 사고이며, 어느 연령에서나 일어날 수 있는 사고이다. 보조 난간이 없는 높은 곳에 영아를 혼자 두어서는 안 되며, 항상 보호자의 시야에 들어오도록 하는 것이 중요하다. 영유아용 침대 사용시 낙상을 예방하기 위해 침대 난간을 항상 올려놓도록 한다.

바. 중 독

중독의 흔한 원인으로는 의약품, 식물, 화장품, 세제 등이 있고 치명적인 중독은 일산화탄소, 의약품, 살충제 등에 의해 일어날 수 있다. 독극물 섭취의 주된 원인은 보관의 잘못에 있다. 낮은 선반, 테이블, 바닥, 잠그지 않은 캐비넷 등에 있는 독극물은 영아의 손이 닿을 수 있어 위험을 야기시킨다. 약은 잠금 장치가 있는 캐비넷에 두는 것이 안전하다. 가정에 해독제인 토근(Ipecac syrup)을 상비하도록 한다.

2. 유아기

1 유아의 성장 발달

유아기는 혼자 걷기 시작하는 1세부터 3세까지를 의미하며 언어 및 인지 발달이 급속히 이루어지는 시기이다. 환경에 대한 탐색이 활발하고 이에 적응하는 것을 배우는 시기이다.

1) 신체적 발달

2세 평균 체중은 약 12.5~12.9kg, 신장은 87~88cm이고, 3세에는 92.8~94.1cm 정도가 된다. 생후 첫 12개월 동안 25cm 정도 성장하는데 비해 유아기 동안 17cm 정도 성장한다. 체중은 1년에 2~2.5kg씩 증가하여 2세~2.5세에는 출생시 체중의 약 4배가 된다.

처음 걸음마를 시작할 때는 몸통이 길며 팔다리가 짧고 머리가 몸통에 비해 크기 때문에 머리가 무거운 느낌을 주며, 근골격계 발달이 미약해 균형을 잡기 위해 다리를 벌려서 걷는다. 18개월이 지나면서부터 몸통보다 사지의 성장이 빠르게 이루어진다. 또 영아기 때의 지방 조직이 근육 조직으로 대치되기 시작하며, 화골 현상이 일어난다. 2~3세 동안 25~30개의 화골핵이 나타나고 3세가 되면 전체 골격의 2/3~1/2이 화골화된다.

유아기는 신경계의 지속적 성장이 이루어진다. 3세까지 두뇌 성장의 75%가 완성된다.

초기 아동기는 임파 조직이 크고 편도선과 아데노이드가 비대하다. 소화기관도 성숙되어 음식의 대부분을 소화할 수 있고, 유아기 동안 직장 괄약근의 수의적 조절이 가능하여 배변 훈련이 가능하다. 또한 방광과 괄약근의 성숙으로 배뇨의 수의적 조절이 가능해진다.

2) 운동 발달

대부분 생후 15개월이 되면 혼자 걷고 걸상 등에 잘 올라가기 시작한다. 2살이 되면 달릴 수 있고 별로 넘어지지 않는다. 난간을 잡고 계단 위를 오르고 내려온다. 미세 운동 발달은 눈과 손의 협응(Hand & eye coordination)이 잘되어 생후 18개월이 되면 3~4개의 블록을 쌓을 수 있고, 24개월이 되면 책장을 1쪽씩 넘길 수 있고, 선을 수직으로 위 아래로 그린다. 15개월이되면 숟가락은 잡을 수 있지만 음식을 잘 떨어뜨리고 휘젓기를 좋아한다. 이에 반해 18개월이 되면 숟가락을 사용할 수 있고 컵으로 물이나 주스를 마실 수 있으며, 서투르지만 양치질을 할 수 있다. 그리고 두 살이 되면 간단한 옷은 혼자 입을 수 있고, 수도꼭지를 틀어 손을 씻고 수건에 닦는다.

3) 지적 발달

가. 인지 발달

피아제(Piaget)에 의하면 유아기는 감각 운동기와 전조작기에 해당되는데 12개월에서 18개월까지는 감각 운동기의 5단계인 삼차적 순환 반응기로 사건에 대한 정신적인 표상이나 사고를 가지지는 못하나 새로운 활동을 시험해 보는 시기이다. 물체나 사건에 대한 새로운 속성을 발견하거나 새로운 목적을 달성하기 위해 습관적인 행동을 하는 대신에 의도적인 행동을 한다.

18~24개월은 6단계인 정신적 결합기에 속하며, 행동으로 옮기기 전에 먼저 결과에 대해 생각한다. 즉, 생각을 통해 새로운 방법을 모색하며, 물체의 영속성에 대한 개념이 충분히 있고 정신적 표상을 통해 문제 해결을 시작한다. 2~4세가 되면 전조작기에 들어서는데 이때는 상징적 놀이를 많이 하며, 다른 사람의 관점에 대해 잘 모르고 자기 중심적으로 생각한다.

나. 언어 발달

24개월에는 어휘가 50~300 단어 이상이 되고, 말로 하는 의사 소통에 더 흥미를 가져 2단어 이상으로 이루어진 문장을 구사할 수 있다. 36개월에는 어휘도 1,000 단어가 되고, 문법도 성인 구어체에 접근한다. 유아가 성숙할수록 언어가 사회화되며 독백보다 다른 사람과 대화하기 시작한다.

4) 사회 정서적 발달

가. 자율성 발달

에릭슨(Erikson)에 의하면 이 시기의 발달 과제는 자율성 · 수치심 또는 의심이다.

이 시기의 주요 과제는 대소변 가리기, 훈육, 형제간의 경쟁을 포함하며, 과업을 성취하는 과정에서 유아는 자율성과 수치심 사이에서 갈등을 느낀다. 가족은 나이에 적절한 활동을 격려함으로써 건전한 자율성 발달을 도울 수 있고 수치심을 피할 수 있다.

나. 성발달

프로이드(Freud)에 의하면 이시기는 항문기로 유아는 배변으로 인한 신체적 만족과 참았을 때의 엄마로부터의 정서적 만족 사이에 갈등을 겪는다고 보았다. 또한 이 시기에 성 정체감(Gender identity)이 형성되는데 생후 18개월에 남녀를 구분하기 시작하며, 3세에는 자신이 여자인지 남자인지 알고 성별에 따른 적절한 행동이 무엇인지 안다. 성역할 동일시는 가족에서 경험되며 모방을 통해 학습된다.

성인은 성별에 따라 특정 놀이를 격려하고 행동을 하도록 함으로써 정체감의 발달을 강화한다. 아동이 하는 성적 놀이에 대해 놀라거나 혐오감을 갖고 반응하게 되면 성적 감정이나 표현은 나쁘고 해로운 것이라는 태도를 갖게 한다. 그러므로 아동의 성적 놀이에 인내를 갖고 점차적으로 제한을 가해 신중히 다루어야 성에 대해 성숙하고 긍정적 태도를 발달시킬 수 있다.

다. 정 서

영아기보다 좀더 정서적 표현이 명확해지는데, 언어나 행동을 통해 불쾌함이나 기쁨을 표현할 수 있다. 가족의 반응에 따라 표현을 통제하고 가족과 사회의 요구에 적응하기 시작한다.

유아기의 특징적 정서는 다음과 같다.

① 공 포

환경에 대한 인식이 증가함에 따라 청각적, 공간적, 시각적 변화에 대해 민감하게 된다. 이에 따라 공포라는 것을 느낄 수 있는데 환경에 대한 인식 변화와 더불어 공포를 일으킬 수 있는 것으로 소음, 갑작스런 움직임, 접근해오는 물체, 이상 감각 등이 있다. 18~24개월에는 흔히 물에 대한 공포가 나타나고, 3세까지는 낯선 사람이나 물건, 장소, 혼자 있는 것에 대한 공포가 지속된다.

② 분노 발작

언어 능력과 인지 능력이 발달함에 따라 유아는 자기 감정을 어떻게 다룰지 선택하게 된다. 보통 유아는 소리 지르고 발로 차고 자신의 몸을 상하게 함으로써 분노를 표현하는데, 이러한 분노의 표현이 조절할 수 없는 정도에 이르렀을 때 분노 발작이라 하고, 이것은 18개월~3세 때에 가장 흔하다.

③ 거부증

18개월에 나타나기 시작하여 3세까지 지속된다. 이 시기에는 무엇을 하라고 하면 반대되는 것을 함으로써 기쁨을 느끼는 것처럼 보이며, 남이 무엇을 하라고 부탁하면 자기 마음대로 반응하여 다른 사람을 조정하는 것이다.

5) 도덕 발달

대략 2세가 되면 유아는 옳고 그름의 판단을 하기 시작하는데 콜버그(Kolberg)에 의하면 전인습적 발달 단계에 속한다. 즉, 칭찬받는 행동은 옳은 행동이고 처벌받는 행동은 나쁜 것으로 판단한다.

2 유아의 건강 유지와 증진

1) 건강 평가

정상 성장 발달을 확인하고 신체적 결함이나 정상에서의 이탈을 관리할 수 있도록 규칙적인 사정이 필요하다. 감각 이상의 조기 발견이 중요하며 청력 손실이 한 쪽만 있거나 경미한 경우 청각 손상을 발견하기 어렵다. 이러한 청각 손상은 언어 발달을 저해하고 결국 소리를 내지 않게 된다. 3세 이전 아동의 시력 손상은 눈과 손의 조정력을 관찰하거나 밝은 빛이나 물건에 대한 반응으로 알 수 있다.

2) 영 양

유아는 하루에 1,000~1,500kcal의 열량을 필요로 하며, 이 중에서도 근육 조직의 빠른 성장 때문에 단백질 요구량은 비교적 높다. 또한 균형잡힌 식이와 함께 비타민 D, 칼슘, 인의 권장량을 섭취하도록 한다. 그러나 2살이 되면 성인이 섭취하는 음식을 대부분 먹을 수 있게되나 유아의 성장률이 느려지므로 음식 요구량이 떨어지고 식욕도 감소한다. 이 시기에 철분 결핍성 빈혈이 되지 않도록 고기, 계란, 시금치 등 철분이 많이 함유된 음식을 제공한다. 식사 시간은 사회화와 좋은 식습관 형성을 위해 중요하다.

3) 치아 관리

생후 6개월부터 24~30개월까지는 한 달에 1개의 유치가 나오며 월령에서 6을 빼면 유치의 수를 알 수 있다. 고로 약 30개월이 되면 20개의 유치를 갖게 된다. 이닦기는 18개월부터 시작하는 것이 좋으며 처음에는 도와주도록 하고, 이러한 이닦기 습관을 일찍 갖도록 하여 치아 우식증과 치주염을 예방할 수 있도록 한다.

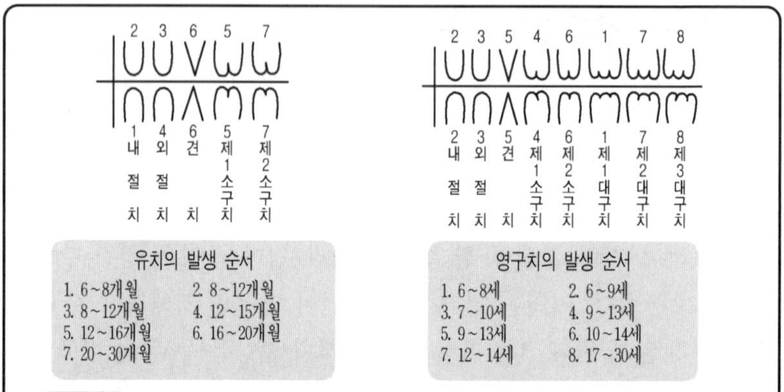

그림 5-2 치아의 발현

4) 수 면

유아는 10~13시간의 수면을 필요로 한다. 부모와 떨어져서 혼자서 자는 것, 어두움, 화장실에서 나는 소리에 대한 공포는 잠자리에 드는 것과 관련하여 일어나므로 기질에 따라 적절한 주의가 요구되며, 책을 읽어주는 등 조용한 활동이 수면 행동에 많은 도움이 된다.

5) 대소변 가리기 훈련

배설을 조절하기 위해서는 괄약근과 척수의 수초가 발달해야 하는데, 유아가 앉고 잘 걸을 수 있을 때인 12~18개월 정도가 되면 신경전도가 발달하여 장과 방광의 괄약근을 조절할 수 있게 된다. 대변 훈련은 1세경에 시작하여 18~24개월이면 성취할 수 있다. 배뇨 조절은

18개월까지는 어려우며 낮에 가리기를 먼저하고, 3세에서 3세 반경이면 밤낮으로 조절이 가능하다.

표 5-3 대소변 훈련 지침

- 아침에 깬 즉시 아동용 변기에 앉힌다.
- 식후, 낮잠 전후, 잠자기 전에 규칙적으로 변기에 앉힌다.
- 대소변을 보고 싶은 것을 알리는 행동에 주의를 기울인다.
- 쉽게 벗고 입을 수 있는 옷으로 의복을 바꾸어 준다.
- 대소변 훈련은 잘하면 칭찬을 해주고 실수했다고 꾸짖지 말아야 한다.
- 용어를 가르치고 3세 후에는 스스로 닦는 것을 배우도록 하고 손씻는 습관도 기르게 해준다.

6) 놀 이

유아는 놀이 활동에서 자기 중심적인 행동을 한다. 이 시기 놀이의 특징은 평행 놀이로 다른 아동이 옆에서 비슷한 놀이를 해도 함께 놀지는 않는 것을 볼 수 있다. 또 다른 특징은 활동적인 놀이를 좋아하며 물건을 조작하는 것이다. 또한 감각을 통해 환경을 배우는데 물체의 느낌을 알기 위해 손으로 만져보고 다양한 소리를 듣고 흉내내는 것을 재미있어 한다. 2~3세에 주의력이 증가됨에 따라 그림책을 읽어주는 것을 좋아한다.

7) 예방 접종

예방 접종 중 홍역, 유행성 이하선염, 풍진(MMR) 등은 15개월에 접종하고 디프테리아, 파상풍, 백일해(DTaP)는 생후 15~18개월 될 때 추가 접종한다.

8) 사고 예방

화상의 발생률은 유아기에 최고에 달하고 여아보다 남아에게 더 자주 발생하는데 뜨거운 물을 엎지르거나 뜨거운 물이 담긴 욕조에 갑자기 들어갈 때 혹은 다리미, 토스트기, 전열기기, 성냥 같은 뜨거운 물체에 의해 발생한다. 사고를 예방하기 위해 항상 안전한 환경을 조성해주어야 한다.

유아는 독성 물질을 섭취하기 쉬운데, 중독 사고시 응급 의료 센터나 의사의 지시를 받아 응급 처치를 한다.

중독 사고시 응급 처치의 일반적 원칙은 다음과 같다.

- 독물을 제거시키기 위해 되도록 빨리 토하도록 만든다.
- 의식이 없거나 경련을 하는 경우, 부식제(양잿물 등), 유류 중독시에는 구토 유발을 금하며 해독제나 물을 사용하여 위세척을 실시한다.
- 중금속 중독시는 우유와 계란, 양잿물(강알칼리) 중독시는 희석된 식초나 오렌지 쥬스를 사용하고 산중독시 비눗물 등을 해독제로 사용한다.

표 5-4 유아기 사고 예방 대책

자동차 사고 : 자동차 승차시에는 유아가 거부하더라도 유아용 카시트에 앉히며, 사고를 대비하기 위해 장난감이나 세발자전거를 타고 길가로 나가지 않게 한다.
흡 인 : 콩처럼 작고 단단한 음식은 피한다.
질 식 : 비닐봉지나 유사한 물건의 위험을 알려준다.
화 상 : 뜨거운 물, 난로, 난로 위의 뜨거운 음식에 가까이 가지 않도록 가르치며 손잡이를 손에 닿지 않게 한다.
중 독 : 독성 물질이나 약물을 잘 보관한다.
익 사 : 물 가까이서 감독하며, 수영장 주위에서 뛰어놀지 못하게 한다. 그리고 목욕탕에는 절대 혼자 두지 않는다.

9) 성교육

유아에서 몸을 탐색하는 놀이는 기쁨을 주는 놀이이므로 벌을 가해서는 안 된다. 자신의 신체와 성에 대한 긍정적 태도를 가질 수 있도록 교육하는 것이 필요한데 성관련 교육시 다음과 같은 주의가 필요하다.

- 해부 생리에 대해 정확한 용어를 사용한다.
- 유아가 이해할 수 있는 내용을 제공한다.
- 성관련 놀이를 허락하되 한계를 정하고 다른 대체 놀이를 제공한다.
- 수음 행위를 자연스러운 것으로 받아들이되 남이 보는 데서 생식기를 만지지 않도록 교육한다.
- 대소변 가리기 훈련시 위생 교육을 함께 하여 요로 감염을 방지한다.

3. 학령 전기

1 학령 전기 아동의 성장 발달

3세부터 5세까지의 학령 전기는 영유아기와 함께 일생 중 중요한 시기이며 사회적 존재로 나타나게된다. 신체적, 지적, 정서적, 사회적 능력의 빠른 발달과 함께 다양한 행동과 경험을 추구한다.

1) 신체적 발달

학령 전기 아동은 유아기와 마찬가지로 서서히 꾸준하게 성장한다.

신장은 평균 1년에 약 5~7cm 자라고, 체중은 2kg씩 증가한다. 체중은 5세에 18~19kg이 되고 4세경에는 신장이 출생시 2배가 된다.

학령 전기 아동은 유아와 비교하여 키가 크고 말라보이며, 영아기의 지방은 근육 조직이 되어 자세가 곧아 보인다. 학령 전기 아동은 신경계, 특히 중추신경계 발달이 현저한데 뇌의 무게는 6세에 성인의 약 90%에 달한다. 뇌세포의 수초화와 시냅스 형성이 이루어져 신체 협응 능력, 인지 등이 향상된다.

2) 운동 발달

3세가 되면 전체 운동과 미세 운동 기술이 성숙하게 되는데 조정력이 커져 달리기, 계단 오르내리기, 물체 뛰어넘기와 어느 정도 정확하게 공던지기의 능력이 생긴다. 또 큰 구슬을 한 줄로 놓을 수 있고, 블록 8개를 쌓고 평행한 수직선을 그리며 가위로 자를 수 있다.

4세의 아동은 쉽게 달리고, 10초 동안 한 발로 균형을 잡을 수 있고, 난간을 잡지 않고 계단을 오를 수 있다. 그리고 사각형 그림을 흉내내며, 사람을 세 부분으로 그린다.

5세가 되면 학령 전기 아동은 빠르고 민첩하게 달리며, 조정력이 증가되어 발끝으로 균형을 잡는다. 또 도움없이 옷을 입고 신발끈을 맬 수 있으며, 사람을 여섯 부분으로 그릴 수도 있다.

3) 지적 발달

가. 인지 발달

이 시기는 피아제(Piaget)에 의하면 전조작기(2~7세)에 속하는데 전조작기는 전개념기(2~4세)와 직관기(4~7세)로 이루어진다. 전조작기 동안 상징 기능(개념 형성 능력)이 시작된다. 아동들의 사고 과정은 사실적이고, 현재적이고, 구체적인 것과 연결된다. 사물, 장소, 사람을 표현하기 위해 상징을 사용하게 되며 과거를 생각할 수도 미래를 예측할 수도, 그리고 현재 다른 곳에 일어나고 있는 것을 생각할 수도 있다. 그러나 이 시기의 아동은 아직 상상과 현실을 완전히 구분하지 못하며, 자기 중심적이기 때문에 우주의 모든 현상을 자기를 중심으로 생각한다. 다른 사람의 관점을 이해할 수 없어 자기가 어떤 것을 보는 방법이 다른 사람과 다르다는 것을 이해할 수 없다.

대부분 3세 아동은 15분 정도의 주의 집중을 할 수 있고 과거와 미래에 대한 이해를 시작한다. 자기 나이를 알고 상상력이 풍부하고 생각을 조직할 수 있다.

4세에는 시간에 대한 개념이 발달되며 나이, 생일, 휴일을 안다. 그리고 5세에는 단어의 뜻에 흥미를 지니고 실제적이고 기억력이 좋다. 시간, 월, 년, 주일을 알고 도움없이 약간의 문제를 풀 수 있다.

나. 언어 발달

왜, 무엇, 어디서, 언제, 어떻게가 학령 전기 아동의 언어이다. 이것을 통해 아동은 배우고 정보를 얻고 사회적 경험을 얻고 이해한다.

3세가 되면 아동은 스스로에게 얘기하고 상상속의 친구와 얘기하고, 4세가 되면 1,500단어를 이해하고 "내가"라는 말을 잘 사용하며 질문이 많고, 5세가 되면 2,100단어를 쓰며 문장을 정확히 사용한다.

4) 사회 정서적 발달

가. 사회 심리적 발달

에릭슨(Erikson)에 의하면 이 시기 주요 발달 과제는 솔선감 발달이다. 이 시기 아동은 새로운 활동과 경험을 시도할 준비가 되어 있고, 호기심과 창의성 및 그들이 접하게 되는 환경이 솔선감을 발달시킨다. 이러한 학령 전기 아동의 양심은 매우 완고하여 숨겨진 비밀에 대해 심한 죄의식을 느끼는데, 죄의식은 아동이 금시된 것이나 신체적, 정신적으로 할 수 없는 것을 하려고 할 때 생길 수 있다. 그러므로 이 시기 아동에게는 자신의 가치감을 높일 수 있도록 선택의 기회를 주고, 아동과의 관계에서 꾸중과 위협보다 칭찬과 애정을 사용하며, 원칙을 세워 놓고 적용하는 것과 같은 지도가 필요하다.

나. 성 역할 발달

유아기에서 학령 전기를 통해 성에 대한 인식이 계속 발달되어 성별의 불변성에 대한 이해가 이루어진다. 이 시기의 아동은 보모와의 동일시를 통해 성정체감을 획득하게 되는데 부모가 성역할에 대한 유연한 태도를 갖는 것이 아동의 성역할 발달에 중요하다. 프로이드(Freud)에 의하면 이 시기 아동의 성적 심리 발달은 남근기에 해당된다. 수음 행위와 같은 성적 행동이나 자기 탐색 행동을 한다. 이 때는 자연스런 발달 특성으로 생각하며 주의 감독을 해야 한다.

다. 공 포

학령 전기 아동은 인지 능력의 제한으로, 많은 자연 현상이나 환상적인 원인을 공포로 느낀다. 보통 이 시기 아동은 폭풍우, 벌레, 특정 동물에 관한 공포를 흔히 느낀다.

라. 도덕 발달

학령 전기 아동은 아직 콜버그(Kolberg)의 전인습적 단계에 속하게 되는데 특정 행위에 대한 처벌 또는 보상이 도덕적 판단의 기준이 된다. 행위의 결과에 대한 이해와 일관성 있는 훈육이 도덕적 행동의 내재화에 중요하다.

2 학령 전기 아동의 건강 유지와 증진

1) 건강 평가

신체적 성장과 발달을 항상 주의 깊게 관찰하며, 정상 수치와 차이가 많으면 검사를 의뢰한다. 특히 잦은 질병은 만성 질환을 의심할 수 있으므로 유의하도록 한다.

학령 전기 동안은 시력 검사를 반드시 하여 이상의 조기 발견을 하도록하고, 중이염으로 인한 청력 약화가 올 수 있으므로 청력 검사도 필요하다. 또한 눈을 자주 비비거나 사시, 주의 집중 제한 등 시력에 문제를 나타내는 암시적인 행동을 유심히 관찰하고 눈의 안전과 사고 예방을 위해 주의가 필요하다. 아동이 협동 놀이 동안에도 혼자 놀거나 언어 발달이 지연되거나 반응이 적을 때 세심히 관찰하며 전문가에게 의뢰가 필요하다.

2) 영 양

학령 전기 아동의 영양분 섭취는 5가지 기초 식품군의 섭취를 필요로 하며, 1,500~1,800kcal 정도의 음식 섭취를 요한다. 이때 특히 단백질을 비롯한 필수 영양소의 섭취는 근육 성장에 필수적이다. 또한 이 시기에 배우고 확립된 식사 습관이 일생 동안 지속될 수 있는데 식사 예절은 관찰을 통해 배우도록 한다. 이 시기에 아동은 음식에 대한 선호가 발달하고 새로운 음식을 거절할 수 있다. 영양 불균형이 오지 않도록 편식을 예방하며 패스트푸드 등의 과량 섭취로 인한 비만에 유의한다.

3) 예방 접종

유아기에 비해 면역력 증가로 질병 이환율이 감소하나 적절한 위생 습관을 통해 감기 등 호흡기 감염 예방에 계속 힘을 써야 한다. 4세경에는 디프테리아, 파상풍, 백일해 추가접종(DTaP), 그리고 4~6세에 홍역, 볼거리, 풍진(MMR), IPV(소아마비백신), 일본뇌염백신 추가접종을 해야 한다. 그 외 인플루엔자 백신 등 선택 접종도 필요시 실시한다.(표준 예방 접종 일정표 참조)

4) 수 면

학령 전기 아동은 활동량이 많으므로 휴식 시간을 충분히 갖도록 해준다. 3세 아동은 하루에 10~14시간을 자며 한두 시간 낮잠을 자기도 한다. 보통 5세의 수면량은 9~13시간 이하이며 낮잠은 거의 안잔다. 많은 학령 전기 아동은 꿈을 꾸고 밤에 악몽으로 깨기도 한다. 어린 아동의 꿈은 생활 경험이나 환경에 의해 영향을 받으므로 원인을 확인하여 제거함으로써 악몽을 경감시키도록한다. 또한 취침시 가장 좋아하는 장난감 또는 담요를 주거나 기도나 이야기해 주기 등은 잠자리로 가도록 이끌어주며, 아동이 매일 밤 일정하게 취침하도록 하며 공포를 줄일 수 있도록 돕는다.

5) 배 설

학령 전기 아동은 대변과 소변의 조절을 유아기 때부터 배웠기 때문에 잘한다. 평균 소변 배출량은 500~780ml이고, 5세 때는 깨어있는 동안 하루 4~6번 소변을 본다. 밤에 방광 조절력은 3~4세에 성취되고, 배변 후 위생적 처리법을 가르치도록 한다.

6) 놀 이

상상적 놀이는 학령전 아동의 주요한 놀이 형태로 집에서 관찰한 것을 사용해 놀이를 하며, 다른 아동과 협동 놀이를 한다. 놀이는 때로 공격적이고 극적이며 활동적인 반면 색칠하기 등을 포함한 조용한 시간을 좋아한다. 5세가 되면 단순한 게임을 하며 놀 수 있다.

7) 사고 예방

학령 전기 아동에게 가장 흔히 일어나는 사고는 자동차 사고, 익사, 화상, 중독, 추락과 신체적 손상이다. 이 시기의 아동은 안전에 대해 배울 수 있는 능력을 갖고 있으며, 모방과 솔선감이 학습에 도움을 주므로 이에 대한 교육이 필요하다.

표 5-5 학령 전기 아동의 사고 예방 대책

구분	대책
자동차 사고	안전하게 길 건너는 방법을 가르친다. 도로 규칙을 가르친다. 카시트나 안전 벨트의 필요성을 이해시킨다.
추락, 외상	안전하지 않은 곳, 배수관, 안전하지 않은 건물에 오르는 것을 막는다. 가위 사용법을 지도한다.
질식, 흡인	먹으면서 달리지 않게 한다. 갇힐 곳에 들어가지 않도록 가르친다(냉장고, 배수관, 굴).
화 상	화재시 대피법을 가르친다. 성냥을 갖고 놀지 않게 한다.
익 사	수영을 가르친다. 목욕이나 수영시 혼자 두지 않는다.
중 독	독물과 약에 대해 가르친다.

8) 성교육

학령 전기 아동은 성에 관련한 질문을 하게 되는데 이때 아동의 궁금증을 이야기하게 함으로써 아동이 흥미있어 하는 것에 관심을 보이고, 아동을 안심시키며 환상적인 감정을 건설적으로 조정할 수 있도록 한다. 그 외 신체 부분과 기능을 설명하며 화장실 사용시 사생활을 존중하도록 가르치고, 성인이 성적으로 추행을 하려할 때 싫다고 말할 수 있도록 가르쳐야 한다.

4. 학령기

1 학령기 아동의 성장 발달

학령기는 6~12세 사이의 아동을 일컬으며 학령 초기(6~7세), 중기(8~9세), 후기(10~12세)로 구분할 수 있다. 이 시기는 신경 근육 기술의 정교화, 인지 및 사회 기술의 빠른 확장이 특징적이다. 학령기 아동의 발달과제는 긍정적 자존감을 발달시키고 사회화를 이루며, 2차 성징의 발달 등을 이루게 하는 것이다.

1) 신체적 발달

비교적 성장 속도는 느리나 꾸준히 성장하고, 초기에 대략 신장은 매년 5.5cm, 체중은 3kg 증가한다. 여아는 10~12세에 급성장이 이루어지고, 남아는 12~14세에 급성장이 나타나는데 개인차가 있다. 신장은 6세에 약 115cm이던 것이 12세에 145~148cm가 되고, 체중은 20kg에서 38kg으로 증가한다.

체간과 사지의 성장률은 머리의 성장률을 계속 능가하며 골격 성장이 진행됨에 따라 초기 학령기 때의 둥근 어깨와 척추전만, 돌출한

배는 척추가 반듯해지면서 서서히 없어진다. 뇌의 수초화는 7세까지 완성되며 12세가 되면 머리 크기가 성인의 크기에 도달한다. 아데노이드는 학령기에 최고점에 도달하고, 안구는 후분절의 성장으로 인해 원시는 서서히 사라지고 근시가 생길 수 있다.

2) 운동 발달

학령기는 신경계 및 근골격계의 변화로 운동 능력이 증가되는 시기이다. 6~7세 아동의 놀이는 활동적이나 비조직적이고 달리기, 뛰기, 던지기, 자전거 타기 등을 한다. 9세 이후 아동은 운동 기술과 내구력을 보이는 활동에 전념하며 경쟁적인 팀놀이에서 전보다 더욱 개인차가 분명하게 나타나고 모든 전체 운동 영역에서 근육 조절과 기술이 확립된다. 미세 운동 기술이 발달해 가위로 자르고 풀로 붙일 수 있는 능력이 생기며 단추 잠그기, 지퍼 사용이 가능하고 미세한 운동 기술 등을 배울 수 있다. 미세 운동을 행하는 시간 혹은 속도가 급속히 증가하며 5~9세에서 동작의 정확성이 향상된다.

3) 지적 발달

가. 인지 발달

학령기 동안 신체적 발달은 느리고 꾸준하나 지적 발달은 빠르게 확장된다. 7~8세는 뇌가 정교화 되어 인지 능력의 확장을 증진시킨다. 피아제(Piaget)에 의하면 7~11세는 구체적 조작기로 진정한 대화와 정보의 공유가 가능하고, 자기 중심적 면이 점점 없어져 민주적 규칙 행동을 한다. 또 동일한 결론에 이르는 한 가지 이상의 방법이 있음을 깨달으며 보존 개념을 획득한다. 아동은 크기와 사물의 다양한 속성에 따라 사물을 분류할 수 있으며, 구체적 조작기 동안 아동은 감각을 통해 경험할 수 있는 주위 세계가 어떻게 기능하는지 발견하고자 한다. 그러나 아직 추상적 개념, 가정, 명제를 생각할 수 없다.

나. 언어 발달

학령기 동안 언어 발달은 빠르게 진행된다. 6세가 되면 말을 유창하게 하고 목소리가 잘 조절되며, 발음도 양호해진다. 문법은 6세가 되어야 정확해지고 2,500~3,000개의 어휘를 사용하며, 7세 이후에는 복합적인 문장의 사용이 증가하며 단어의 의미에 대한 이해가 증가한다. 학령기 동안 언어는 지식을 확장하게 할 뿐 아니라 아동의 개인적 사회적 성장을 위한 매개체가 된다.

4) 사회 정서적 발달

가. 사회 심리적 발달

학령기 사회 심리적 발달의 주요 논점은 에릭슨(Erikson)의 네 번째 단계인 근면감 대 열등감이라는 자아 특질이 확립되는 시기이다. 아동의 사회적 세계는 학교, 클럽, 신체 활동, 스포츠를 포함하여 계속 확대한다. 또래들과 상호 작용을 통하여 단체의 구성원으로 받아들여져 동등하게 활동한다. 근면감 대 열등감이라는 자아 특실은 개인적이고 사회적인 의미를 갖는다. 개인적 수준에서의 초점은 특히 신체 및 인지 기술에 대한 개인의 능력이다. 아동의 정신 에너지는 이러한 기술을 습득하고 완성하는 데 조섬을 두고 있다.

이 연령 집단의 자아에 대한 느낌은 사회적 접촉의 확대로 가족, 친구 및 권위자와의 상호 작용에 의해 강하게 영향 받는다. 자신에 대한 이러한 느낌은 아동의 활동과 행동에 영향을 준다. 이 단계에서 아동이 자신의 신체 및 인지 기술이 부족하다는 것을 알게 되면 근면감과 완성감보다는 부적절함과 열등감을 느끼게 된다. 이 시기를 성공적으로 마친다는 것은 아동이 자신의 능력뿐만 아니라 부족한 부분을 인식하게 되어 자신이 할 수 있는 일에 대해 자신감과 자존감을 갖게 되는 것을 의미한다. 근면하고 능력있는 개인 혹은 집단의 일원으로서 개인적이고 사회적인 정체감의 중요한 성취는 학령기 전반에 걸쳐 서서히 이루어진다.

나. 성발달

학령기 동안 성 정체감이 서서히 발달된다. 7~8세 남녀 어린이는 모두 이성의 신체에 흥미를 가지며, 남자 어린이는 성적 어휘를 사용한다. 학령기 후기에서 동성 집단과의 우정 형성은 성의 정체를 확실히 하며 성적 내용의 잡지, 영화에 관심을 가지며 성적 환상을 갖는다

다. 정 서

학령기에 정서 표현은 더욱 조직화되고 신체적 표현은 언어적 표현으로 변화된다. 6세에 분노, 공격, 두려움, 염려, 질투, 애정의 정서가 확립된다. 그러므로 학령기에 정서를 사회적으로 용납된 방법으로 표현하는 것을 배울 필요가 있다.

① 분 노

무언가 행할 수 없는 상황시에 화를 낸다. 행동에 제한을 가하는 성인, 또래, 환경적 요인, 아동 자신의 기술 부족, 배고픔, 피곤과 같은 신체 상태가 원인 요소가 된다. 행동 규칙을 잘 이해하여 합리적으로 생활할 때 분노는 통제된다.

② 공 격

10세 이후부터 공격적 행동이 조절되어 드물게 발생하는데 7~12세에 관찰된 공격 행동은 청소년기의 적응 문제의 전조 징후로 볼 수 있다.

③ 공 포

공포는 가족이나 학교와 관련하여 나타난다. 초기에는 부모의 질병, 신체적 손상, 죽음, 미움을 당하는 것, 초자연적 존재, 혹은 어둠에

대한 걱정으로 인해 나타나나 이것이 후기에는 개인적이고 현실적으로 된다. 신체 손상은 아동 중기 동안 두드러진 두려움이 되고 초자연적 존재에 대한 두려움은 10세경에 없어진다.

5) 도덕 발달

학령기 아동은 콜버그(Kolberg)에 의하면 인습적 수준(conventional level)에 속하는데 아동은 타인이 정한 규칙과 규정에 의해 도덕 판단을 하게 된다. 올바르게 행동하려는 동기는 타인의 인정을 받고자 하는 데 있다. 부모 또는 주위 어른들의 태도가 도덕적 행동의 내재화에 중요하다.

2 학령기 아동의 건강 유지와 증진

1) 건강 평가

학령기 아동은 비교적 건강하여 이환율과 사망률은 다른 아동기보다 낮다. 지속적인 성장 평가와 함께 심혈관계 질환의 고위험군에 대한 사정이 필요하다.

어린 아동의 정상적 원시는 안구 후반구의 성장으로 학령 초기에 서서히 사라지나 가장 흔한 시력 문제는 근시이다. 장시간의 TV시청이나, 컴퓨터 화면 보기, 부적절한 조명, 나쁜 독서 습관, 눈 긴장을 피하도록 하고 교정 렌즈를 착용할 경우에는 아동이 긍정적인 생각으로 착용을 하게 한다. 청각은 중이의 감염 등에 주의하고, 발생시에는 이를 즉시 치료하고 지속적인 추후 관리와 정기적인 청력 검사를 실시한다.

2) 영 양

학령기 아동의 체중당 열량 요구량은 성인보다 많이 요구된다. 열량 요구량은 체중과 아동의 활동량에 의하나 1,700~2,100kcal가 요구된다. 특히 학령기말에는 골격 발달에 필요한 열량, 단백질, 비타민, 철과 칼슘 등의 영양소를 잘 섭취하여야 한다. 이 시기에 편식 개선이 필요하므로 아동이 다양한 음식을 섭취하도록 지도한다. 또 인스턴트 음식이나 칼로리, 지방 함유량이 매우 높은 음식은 비만을 유발해 자아 개념이 낮아지고, 또래에게 거부당하고 호감을 받지 못하여 행동 문제가 생기므로 주의해서 섭취하고 올바른 식습관을 형성하도록 한다. 학령기 영양 결핍은 신체 성장 및 지적 발달 저하, 운동력 및 집중력 저하와 관련되므로 양질의 음식 섭취가 매우 중요하다.

3) 치아 관리

6~13세 사이에 영구치로 교체되는데 한 해 평균 4개 정도의 유치가 빠지고 영구치가 봉출되어 28개의 영구치가 난다. 치아 건강을 위해 치아 위생이 강조되는데, 이는 유치가 모두 탈락될 때까지 유치 보존을 돕고 영구치가 날 때 보호하는 기능을 한다. 충치를 비롯하여 부정교합 등 치과 문제가 발생되는 시기이므로 정기적인 치과 검진과 불소 도포 등에 유념한다.

4) 수면과 휴식

학령기가 시작되면 평균 11~12시간의 수면을 하며, 점차 수면량이 줄어들어 12세에는 밤에 평균 9~10시간을 잔다. 잠꼬대와 몽유증은 학령기 동안에 가장 흔한데 보통은 자연히 없어지고, 지속적 몽유증은 청소년기 때 시작한다. 잠을 잘 자도록 하기 위해 취침 전 기도, 독서, 그날 사건에 대한 조용한 토의 등 조용한 활동 시간을 갖게 하며, 과도한 신체, 정신, 정서적 자극은 피한다.

최근 인터넷 및 컴퓨터 게임의 과다 이용은 신체적 건강뿐 아니라 인지적, 사회적, 도덕적 발달에 영향을 미치므로 부모의 주의 관리가 매우 중요하다. 가족간의 대화 증대, 취미나 친구와의 활동 격려 등이 인터넷 중독 예방을 위해 도움이 되므로 부모의 관심과 돌봄이 필요하다.

5) 놀이와 활동

놀이는 신체적 능력이나 전체 및 미세 운동 활동을 포함한 기술을 습득하게 해주고, 또래 집단에서 사회화와 주체성 발달에 중요하다. 그러나 운동으로 인해 손상을 일으킬 수 있으므로 격렬한 활동은 제한하도록 하며, 뼈가 계속 골화되고 있어 성숙된 뼈만큼 압력 등을 견딜 수 없으므로 과도한 운동은 피하도록 한다.

청소년 전기의 급성장기에는 골격 성장이 빠르게 이루어지고 뼈, 근육, 건 및 지지 조직의 성장이 동시에 일어나지 않을 수 있으므로 이 시기에 자세 변화가 올 수 있다. 규칙적인 운동을 하도록 하고 앉아 있을 때의 좋은 자세를 장려하는 것이 좋다.

6) 사고 예방

학령기 사망 사고의 주원인은 자동차 사고이며, 이러한 사고들은 가정이나 인접 지역에서 흔히 일어나므로 이에 따른 지도가 필요하고, 수영 능력 과시로 인한 익사 등이 일어날 우려도 있으므로 주의한다. 스케이트 보드 등과 같은 장비를 이용한 놀이를 할 때에는 인전 장비를 갖추도록 한다. 교통 법규 및 보행자의 안전 규칙을 가르치며 자전거를 탈 때는 헬멧을 쓰도록 한다.

7) 성교육

이 시기에는 이차 성징이 발달되면서 신체 변화에 대한 의문을 갖게되는데, 신체 각 부위와 그 기능에 대한 것과 자신이나 이성에게 나타나는 변화에 대한 사실적인 정보가 필요하다. 이상적인 성에 관한 정보자는 부모인데 이때 부모는 아동의 인지 발달 수준에 맞는 용어로 정보를 제공하고, 개방적 분위기에서 생식 과정을 설명하도록 하며, AIDS, 성병, 10대 임신에도 관심을 가지며 부모와 자녀가 함께 자주 대화하는 시간을 갖도록 한다.

Ⅵ 청년기 건강 관리

1. 청년기 발달

1 발달 특징

청년기는 아동기에서 성인기로 이행하는 과도기로, 아동기에도 성인기에도 속하지 않는 독특한 시기이지만, 동시에 양자 모두에 속하는 시기이기도 하다. 따라서 청년기에는 모순과 혼란, 반항성, 비판성, 내면적 생활의 발견, 자아 의식의 고양, 정신적 독립 등 여러 가지로 과도기적 현상이 나타나지만 이와 같은 현상은 앞으로 성인 생활을 하기 위한 하나의 준비 단계라고 할 수 있다.

청년기를 일반적으로 청년 전기(13~15세, 중학교 시기), 청년 중기(16~18세, 고등학교 시기), 청년 후기(19~22세, 대학교 시기)로 구분한다. 특히 청년 전기는 사춘기로서 모든 발달이 현저하고, 청년 후기에는 비교적 안정된 양상을 나타내는데 청년기의 전체적 특징을 종합하면 다음과 같다.

- 신체적으로 급격한 변화를 가져와 생리적 여러 기능이 완성되고 에너지가 왕성해진다.
- 성의 성숙으로 이성에 대한 관심이 많아지고 이성 적응이 가능하고 또한 이를 승화 시킨다.

• 성격 구조에 있어 이드(id)와 자아(ego)가 강하게 표면화 된다.
• 자아 의식이 발달하여 모든 생활과 행동의 기저를 이루며 심리적 이유 현상(psychological weaning)이 나타난다.
• 주관이 발달하여 친구, 기호, 취미 등의 선택이 뚜렷해지고 사고는 추상적, 관념적이며 비판적, 합리적이다.
• 자아 감정이 높아지며 자존심, 자기 주장, 독립심이 강해진다.
• 자아 의식이 발달하고 개성이 강해져서 이는 부적응의 원인이 되기도 한다.

2 발달 과업

청년기의 가장 큰 발달 과업은 아동기적인 성격에서 성인의 성격으로 재체제화되어가는 것이라고 할 수 있다. 왜냐하면 이를 원만히 수행하고 감당함으로써 비로서 원만한 한 인간으로서의 성인이 될 수 있기 때문이다. 이 시기에는 세 가지 과업에 직면하게 되는데, 첫째 부모나 가족에 전적으로 의존해 오던 생활에서 좀 더 독립적이 되어야 하고, 둘째 새롭게 나타나는 성충동을 잘 다스려야 하며 성숙된 이성과의 교제를 할 수 있어야 하고, 세째 자신의 주체성을 확실하게 세워야 하며, 현실적인 계획을 가지기 시작해야 한다. 이러한 목적들은 상호 연관성이 있는 것들로서, 이 목적들이 충족되지 않는한 성숙된 성인으로의 이행이 불가능하다.

하버거스트(Havighurst)는 청년기의 발달 과업을 다음과 같이 제시한다.

① 타인과의 새롭고 보다 성숙한 관계를 형성한다.
② 사회적으로 인정된 성인 남성으로서 혹은 성인 여성으로서의 사회적 역할을 받아들이고 배운다.
③ 자기의 신체를 자랑으로 여기거나 적어도 관대하게 다루고 보

호하는 것을 배운다.

④ 부모와 다른 성인에 대한 의존심에서 벗어나 정서적으로 독립한다.

⑤ 필요시에는 언제나 생계를 유지할 수 있는 자신감을 가지며 경제적 독립의 확신을 갖는다.

⑥ 자기의 능력으로 감당할 수 있는 직업을 선택하고 이를 위한 준비를 한다.

⑦ 결혼과 가정 생활의 준비, 주로 가정 운영과 육아에 필요한 지식을 얻어야 한다.

⑧ 현세대에 맞는 법률, 경제, 정치, 지리, 인간성, 사회 제도 등에 대한 필요한 지적 기능과 개념을 발달시킨다.

⑨ 성인으로서 사회적으로 책임 있는 행동을 수행한다.

⑩ 행동의 지표로서 가치관과 윤리 체제를 습득한다.

에릭슨(Erickson)은 청년기의 발달 과업을 한마디로 정체성 확립이라고 하였으며, 이를 달성하지 못할 때 정체감 혼돈(identity confusion)이 온다고 하였다. 이 시기는 자기 존재에 대한 새로운 인식 '나라는 존재는 무엇인가?' 라는 의문과 함께 자신의 능력, 존재의 의미를 탐색하면서 많은 고민과 갈등을 겪게 되는데, 이때 사회에서의 자신의 역할을 정확히 인식하고 목적 의식이 뚜렷한 청년은 자아 정체감(identity)을 확립하여 이 위기에 대처할 수 있으나, 이 의문에 해답을 얻지 못하면 정체감 혼돈이 일어난다. 정체감 혼돈을 방어하기 위해 영웅이나 위인 등을 동일시하여 그들의 개성을 일시적으로 잊으려 한다. 가까운 친구들도 서로 전형적인 모델이 됨으로써 정체감 대 혼돈의 위기를 잘 지나가도록 돕는 역할을 한다. 자신의 개성에 대한 강한 인식을 갖고 사회로부터 인정받은 청년들은 자신에 대한 확고한 정체감을 형성하여 건전한 성인으로 성장하게 되며 다른 한편에서는 내면적으로 약동하는 힘에 의해서 스포츠, 모험, 예술 등에 열중하게 된다.

반면 정체감 혼돈의 위기를 성공적으로 극복하지 못한 청년들은 자기를 부정하든가 사회를 부정하여 불량 행동과 범죄를 유발하게 되며, 생의 후기에 부정적이며, 타인을 잔인하게 취급하고, 영웅에 대해 무조건적 동일시나 충성을 다하는 미숙한 인성 특징을 가지게 된다. 자기와 사회와의 마찰은 자아를 각성시키고 청년을 반항하게 할 뿐만 아니라 가치를 추구하고 이상을 갖게 한다. 여기에서 현실과 이상의 모순을 발견하여 한편으로는 극단적인 이상주의자가 되는가 하면 다른 한편으로는 현실 부정, 현실 도피의 경향도 보인다. 청년기의 이러한 특성 때문에 루소(Rousseau)는 제2의 탄생기, 뷜러(Bühler)는 부정기(negative phase) 혹은 제2반항기, 홀(Hall)은 질풍노도의 시대(storm and stress period)라고도 한다.

3 성장과 발달

1) 신체적 발달

가. 근 · 골격의 발달

청년기 특히 청년 전기의 신체 발달 속도는 아동기보다 빠르다. 신체의 외형적 발달은 물론 내면적 발달과 운동 기능, 생식 기능에서 급격한 변화를 보인다.

신장, 체중, 흉위의 발달은 청년 전기인 사춘기부터 급격히 발달되며 특히 상지와 하지가 급속히 발육한다. 남녀간의 성숙 정도를 보면 전기에는 여자가 남자의 신장을 능가하나, 중기가 되면 남자의 신장이 증가하기 시작하여 계속적으로 여자보다 큰 경향을 보인다. 흉위 발달은 대부분 체중의 발달과 비슷한 경향을 나타내며, 아동기의 발달에 비해 현저하고 여자의 경우 12~13세 경에는 일시적인 현상이기는 하나 남자를 능가한다.

청년기에 들어서면서 남녀간에 신체적 윤곽이 현저한 차이를 나타내어, 남자의 체형은 각선이 직선적이고 허리가 넓고 어깨의 폭이 넓은 것이 특징이며, 여자는 각선이 완곡하고 허리가 가늘고 어깨의 폭이 좁으며 골반의 폭이 넓어지고, 근육과 피하 지방 조직이 현저하게 발달되며 살결이 부드럽고 통통해져서 소위 여성다운 체형이 형성된다.

나. 이차 성징의 발달

청년기에는 성호르몬의 분비에 의해서 2차 성징이 나타나면서 남녀의 모습에서 뚜렷하게 차이가 나타나게 된다. 남자의 경우에는 체모, 변성, 유방 증대, 수염이 생기며 이마도 벗겨지고 앞이마가 넓어진다. 또한 골격 구조와 근육이 단단하고 강인해지며, 피지선의 발달에 의한 피부의 광택, 여드름 발생, 아포크린 땀샘 발달에 의한 발한과 남성적 체취 등을 들 수 있다.

특히 성선 자극 호르몬은 여성의 난소를 자극하여 에스트로젠이라는 여성 호르몬을 분비시켜 여자를 더욱 여자답게 체형을 변화시키고 또한 남성에게는 고환의 성숙을 자극하여 안드로겐(androgen)이라는 남성 호르몬을 분비시켜 남자를 더욱 남성답게 체형을 변화시킨다. 이와 같은 제2차 성징은 여자는 12~13세경에 나타나며, 남자는 13~14세경에 나타난다. 이 시기에 볼 수 있는 생리적 성적 변화는 다음과 같다.

① 초 경

청년기가 되면 뇌하수체 호르몬이 증가하고 난소에서 여성 호르몬 분비를 시작하면서 자궁내막이 성장하여 월경을 하게 하는데 이것이 초경이다. 초경은 대개 13~14세에 시작하지만 이는 인종, 기후, 민족, 문화 등에 따라서 차이가 있으며, 또한 개인의 영양 상태, 건강 상태에 따라서도 다르게 나타난다. 성적 자극이 심한 도시 소녀들은 농촌 소녀들에 비해 빨리 나타나며 빈곤층보다는 부유층이 빠르다.

초경이 있다고 해서 생식 기관이 완전히 발달되었다고 할 수 없으며, 또한 초경이 있은 후 반년 내지 1년은 대부분 월경이 불규칙한데 이 때는 무배란성 월경이기 때문에 이를 '청년 불임기' 라고도 한다.

② 유방의 발달

남자들의 유방 발달은 사춘기 동안 약간 발달하고 곧 정지된다. 그러나 여자들은 그들의 성적인 발달을 잘 나타낸다. 처음에는 유두가 돌출되고 유두 주위의 유륜이 융기하여 부풀어 오르기 시작하며, 전체적으로 유두 주위의 유방이 융기하며, 청년 중기가 되면 유방이 충분히 발육되어 풍만하게 보인다. 유방의 발육은 개인차가 심하며 유방 발육이 빠른 여자는 초경도 빠른 경향이 있다.

③ 체모의 발생

체모는 사춘기를 전후하여 청년들의 생식기 가장자리, 겨드랑이 및 가슴에서 나기 시작한다. 생식기 주변에서 나는 치모가 겨드랑이 털보다 빨리 나타난다. 남자들은 여자보다 털이 많고 또 빨리 자란다.

④ 변 성

사춘기에 특히 남자는 음성이 변화하기 시작하는데 중학교 2학년에서부터 고등학교 1학년 사이에 현저하게 변한다. 이는 후두의 급속한 성장으로 성대가 굵어져서 아동기의 높은 가락에서 아주 낮고 굵은 소리로 변하는 과정으로, 보통 여자는 남자처럼 뚜렷하지 않기 때문에 잘 나타나지 않는다. 경우에 따라서는 일시적으로 감기에 걸릴 때 느끼는 불편감이 동반되기도 하며 발언, 낭독, 응답 등을 싫어하고, 의사 표현 수단을 언어 반응에서 문자 반응으로 충족시키려는 경향이 나타난다.

⑤ 몽 정

밤에 자면서 몽정이 나타나는 것으로 사춘기의 기준을 삼기도 한다. 이 몽정은 이성과의 성교 없이 정액 비슷한 분비물이 무의식적, 불수의적으로 나오는 상태이다. 불수의적으로 사정되는 몽정은 남자가 사춘기에 이르러 고환에서 발육된 정자가 정액에 혼합되어 정낭액에 축적되었다가 극치감을 수반하면서 음경의 요도를 통해 밖으로 배출되는 현상을 의미한다. 사춘기 남자들의 몽정은 매우 정상적이며 꿈에서 어떤 자극을 받거나, 충만된 방광, 신체적 조건, 자극을 주는 잠옷 등에 의해 일어나는데, 이는 생식 기관이 성숙되었다는 징조로서 자연적 생리 현상이다. 남자의 53%가 이러한 현상을 경험한다고 한다.

청년기는 2차 성징이 나타나는 등 신체적 성장과 성숙이 너무 빨라서 변화하는 자신의 신체와 용모를 수용하는 것도 이 시기의 중요한 발달 과제이다.

신체 인식은 자아 인식의 한 부분이다. 일생을 통해 개인적으로 갖게 되는 신체상은 청년기에 만들어진다. 청년이 추구하는 정체감의 많은 부분이, 거울에 비친 얼굴 모습에서 자신이 누구인지 그리고 다른 사람에게 어떻게 보이는지 알려고 애쓸 때 생긴다. 청년은 가장 좋은 평가를 받기 위해 얼굴 표정과 자세를 고쳐보고, 머리 손질에 신경을 쓰며, 여드름에 대해 고민한다. 자신의 신체상을 재조명 할 뿐 아니라 이는 친구들과의 상호 관계에도 영향을 미치게 된다. 친구들의 신체적 성장 양상과 자신의 성장 양상을 비교하게 되는데 자신의 신체적 성장에 대하여 긍정적으로 비교가 되면 잘 수용하지만, 자신의 성장이 부정적으로 비교가 될 경우에는 동성이나 이성 친구들과의 관계에 있어서 부적절한 느낌을 갖게 된다. 우리 사회는 외모에 대한 기준을 만들어 놓고 청년이 그것에 가까우면 가까울수록 더 잘 수용하고 있는 형편이다.

2) 지적 사고 능력의 발달

청년기에는 지적 발달이 본격적으로 이루어지게 된다. 그러나 청년 전기에는 과도기적 현상으로 아동기적 행동도 많이 나타나지만 청년 중기부터는 논리적 기억의 발달, 추상적 사고의 발달, 이상의 발달, 형식 추리의 발달, 문제 해결적 사고의 발달, 비판적 사고 등으로 발달하게 된다.

청년기는 피아제(Piaget)의 인지 발달 단계에서 가장 높은 단계인 '형식적 조작'에 이르는 시기이다. 이 시기는 구체적 사실에 입각한 사고에서 벗어나 추상적으로 생각할 수 있게 된다는 의미이다. 청년기의 지적 발달은 그들의 신체적 발달, 정서적 발달, 사회적 발달 등과 상호 역동적인 관계에서 발달해 가는 것인데 양적인 발달과 동시에 질적인 발달도 한다. 지능 발달은 청년 전기에 정점에 달했다가 점차적으로 느려져서 청년 후기부터는 퇴행 현상을 보인다. 기억은 청각적 기억에서 시각적인 기억으로, 또한 기계적 기억에서 논리적 기억으로 변화한다. 즉 그들은 시각적 기억 발달로 음독에서 묵독으로 변하게 되며, 논리적 기억을 주로 하게 되므로 학습 정도에 따라서 기억력이 결정되며, 논리적 수준에 맞는 학습이어야만 기억이 가능해진다.

청년기의 사고 능력은 현저히 발달하게 되며 논리성과 추상성이라는 사고의 특징을 갖는다. 이 시기의 사색은 독선적이고 자기 중심적이며, 논리적 사고의 발달로 이유를 추구하고 이치를 따지며, 모든 것에 부정적으로 의혹을 품고 자신을 불신하게 되며, 허무주의적 열등감에 빠진다. 또한 추상성의 발달로 현실에 모순을 느끼고 이상을 추구하며, 정서적 불안으로 충동적이며 과민해진다.

청년기에는 단순히 기성 질서에 그대로 복종하는 것을 싫어한다. 그들은 습관이나 기성 가치를 그들 나름으로 비판하고 합리성이 있는 것에만 복종한다. 기성 세대의 타산적이며 불합리한 것에 반기를 든다. 청년기 사고의 발달 특징은 구체적 기능적인 사고에서 추상적 본질적인 것으로, 개체의 전체적 기능의 통일적인 것으로 발달한다.

또한 청년기에는 상상력이 매우 풍부하고 끝이 없다. 아동기에 무관심했던 무한(無限)과 공간과 유구한 세월, 자기의 생사 후의 문제를 생각하여 세계관과 인생관에 눈을 뜨게 한다.

3) 정서적 발달

청년 전기의 정서적 특징은 지적인 바탕 위에 2차 성징의 발현과 그 충동에 의하여 성적인 색채를 갖는다. 급격한 신체적 성적 성숙과 더불어 성의식이 높아짐에 따라 수치심이 강해지고, 이성에 주의가 끌리면서도 반발하고 또한 외부에 대하여 허세적인 반항이 커진다. 자아 의식이 발달하면서 고독을 원하고 고독에 빠지기 쉽다. 자기 혐오의 열등감에 빠져 내면적으로 침울해지고, 이로 인하여 정서의 불안정성은 더욱 문제가 된다. 자아 의식은 높아지고 독선적이어서 우월을 과시하려 하고, 현실을 부정하여 혐오하는 경향이 짙다. 또한 이상을 높이고 이성에 대해 생각하며 낭만적, 감상적으로 흐르게 된다.

이 시기 정서의 일반적 특성은 강렬하고 일관성이 없고 불안정하며 정서적 흥분성이 현저하다. 정서 표현도 아동기적인 정서 표현이 성인과 같이 내면화하여 가고 아동기보다 영속성을 지니며, 의식적으로 억제된 정서는 표현이 변하는데, 즉 분노는 초조감이나 혐오감으로, 공포심은 불안이나 우울로, 기쁨이나 환희는 행복감으로 변한다. 이 시기는 정서를 자극하는 대상도 성의 차이에 따라 달라지고 기쁨, 슬픔, 노여움에 민감하게 되고, 특히 죽음, 운명, 학교의 실패, 희망의 좌절, 부모와의 갈등, 죄의식, 추상적인 것 등이 많아진다.

청년기에 정서의 흥분성이 현저한 이유는 관념적 공상적 세계의 급격한 발달과 성적인 성숙에 의한 정서의 불안정성, 이상과 현실과의 상극에서 오는 열등감에 의한 정서의 불안정성이라 할 수 있다. 이와 같은 원인에 의해서 청년은 항상 환희와 우울, 득의와 실망, 자기애와 자기 혐오 등의 양극단 사이에서 동요한다. 이리하여 청년기는 심히 감정적이며, 행동은 이성적 객관적이라기보다 정열적이며 유아 독존적이다. 청년기의 정서는 과격하여 질풍 노도의 시기라고 말할 수 있다.

청년 후기가 되면 역시 청년기의 질풍 노도와 같은 정서를 가지고 있지만 그 표출은 사회적으로 적응시켜 안정을 나타내며 정서적 표현도 부드럽게 된다. 여전히 우울해지기 쉬운 시기에 있지만 감정은 상처를 덜 받으며, 청년 후기에 더욱 더 성숙한 감정을 나타내기 시작한다. 청년 초기에는 즉각적이고 감정적으로 반응하나 후기에는 시간과 장소에 따라 감정 표현을 통제할 수 있다.

이상을 추구하고 현실에 대한 적응에 노력하며 냉정히 자기를 통제할 수 있게 된다. 이는 정서적 성숙의 표시이며, 즉 정서적 긴장에 견디어 낼 수 있는 힘과 자기 통제의 힘이 증가된 결과라고 할 수 있다. 정서적 성숙이라 할 때는 그의 정서 생활이 정상 성인의 양상을 지니고 있는 것을 말한다. 이성에 대한 사모와 연애의 체험은 정신 생활을 더 한층 풍부하게 하는 계기가 된다.

청년 특유의 정서를 성숙 발달시키는 것은 매우 중요한 일이며, 특히 이 시기의 정서적 부적응은 성격 장애의 원인이 되므로 정서의 안정성, 정서적 인내력, 적절한 정서 반응과 정서 표출을 지도함으로써 바람직한 성격 형성을 할 수 있도록 해 주어야 한다.

4) 사회적 성장과 발달

청년기는 정서적으로 성숙되어 심리적 이유 현상이 나타나서 그들의 관심이 가정 밖으로 나아가 그들과 모든 부분에 비슷한 친구들에게 향하며, 정서적으로 독립되어 여유 있게 혼자서 결정하며 자립적 생활을 할 수 있게 된다.

완전한 성숙에 이르기 위해 청년은 가족의 지배와 부모의 권위에서 벗어나 독립된 정체감을 가져야 한다. 그러나 이 과정은 십대와 부모 모두에게 양가 감정을 갖게 한다. 청년은 성장하고, 부모의 속박에서 벗어나기를 원하지만 자신들이 독립함으로써 갖게 되는 책임을 알게 되면 불안을 느낀다. 청년기의 사회적 발달의 특징을 보면, 집단을 형성하며, 이성 앞에서 자기를 내세우는 것과 동시에 외모에 관심을 갖고, 권위에 반항한다. 자아 의식의 발달로 편견을 가지며, 비정상적인 행동을 하지만 점차 사회적 통찰력이 생겨 청년기의 사회적 관계는 더욱 넓어져 간다. 청년기의 대인 관계를 살펴 보면 다음과 같다.

가. 부모와의 관계

지금까지의 부모에 대한 의존적인 상태로부터 점차로 독립하여 자기 자신의 판단과 책임에 따라 독립된 행동을 하려고 하는 심리적 이유가 나타난다. 청년 초기에는 심리적 독립의 욕구가 강하며 부모가 언제까지나 어린애 취급하는 일에 반항하고, 지금까지 이상화하고 절대시 했던 부모를 비판적으로 보게 되어 권위에 대한 반항이 강하게 나타난다. 그리하여 자기 주장, 가족 기피의 현상이 나타난다. 청년기가 특히 부모에게 갖는 요구는 부모의 간섭을 받기보다 자주적으로 하고 싶어하고, 공평하고 평등하게 대우 받고 싶어하고, 독립된 인격체로서 대우해 주기를 원하므로 부모측에서 볼 때 매우 다루기 힘든 시기이며, 또한 청년측에서 볼 때는 부모의 몰이해와 간섭에 민감하며 불만과 고민이 많은 시기이다.

청년들은 제2반항기를 통하여 부모에 대한 심리적 의존 관계를 탈피하고, 독립된 책임과 자제를 필요로 하는 사회인으로서 행동할 수 있는 사회성이 발달하게 된다.

나. 교우 관계

청년기는 사회적 활동 범위가 넓어지고 사회에 대한 인식이 풍부해짐에 따라 부모로부터의 독립에 비례해서 친구에의 의존도도 증가한다. 따라서 친구의 인정, 교우 관계를 얻기 위해 최선을 다한다.

일대 일의 개인 우정은 대개 같은 성의 청년들 간에 일어난다. 이

관계는 아동 중기보다 밀접하고 안정적이며, 또 정체감 발달에 중요하다. 청년기의 교우 관계는 서로 대등한 입장에서 결합되고 유지되며, 사회에서 허용되는 문화 또는 행동 유형을 갖게 되는데 그 특색이 있다. 바람직한 교우 관계는 자타가 서로의 개성을 충분히 발휘하면서 자유롭고 대등하게 협력하고 상호 이해함으로써 성립된다. 이러한 교우 관계를 형성하고 유지하는 일은 모두 어린 시절부터의 대인 관계의 바람직한 발달에 기인한다.

다. 이성과의 관계

청년기의 이성 관계는 새로운 중요성이 있다. 청년 전기에는 이성에 대한 관심은 매우 높으나 일반적으로 이성에 대해 부정적 경향과 동성애적 현상이 많이 보인다. 즉 이성 동료를 혐오하거나 미워하여 사사건건 반대하고 가까이 하는 것조차 불결시 한다. 이와 같은 부정 경향이나 혐오는 다분히 문화적 요인도 있지만 사춘기의 성적 성숙과 관계 있다고 본다. 또한 이 시기에는 남녀의 신체적 호기심이나 성적 상상에 대한 호기심은 있어도 이성에 직접 접촉할 용기는 없어서 연상인 이성을 사모하고 존경하는 것으로서 영웅 숭배와 비슷하다. 이것도 교사, 상급생, 유명 인사, 인기 배우나 가수가 대상이 되는데 여자는 기혼자를 대상으로 삼는 경우가 많다. 특히 이와 같은 현상은 여성들에게 심하게 나타나지만 성적 성숙이 끝나고 신체적 성적 변화에 적응하게 되면 내면적으로는 역시 이성에 대해 애착과 접근을 느끼게 된다.

청년 중기에는 성적 성숙이 이루어지고 그에 적응하기 때문에 관심이 동성에서 이성으로 옮아간다. 특히 동성 애착에서 이성 애착으로 넘어가는데, 그 대상은 선택된 이성이 아니라 자기 앞에 나타난 이성이면 무조건 좋아하게 된다. 때문에 이시기를 '이성 열광기'라고 한다. 또한 이 시기는 이성 접촉이 처음인데다가 긴장이 심하여 행동은 어색하고 불안정하다. 이것을 무마하느라고 멋있는 말투로 상대방을 골려주는 일이 많고, 심하면 서로 손지검으로 폭행하는 행동까지 나타낸다. 마치 강아지들이 모여 장난하는 모습 같다고 하여 '강아지 사랑' 이라고 한다. 따라서 이 시기의 남녀는 거의 상호적 연애의 체험은 하지만 그 형태는 대단히 정서적인 것이어서 친구의 기분이 포함되어 있다. 즉 애인과 이성의 친구와의 분화가 확립되지 않은 경우가 많으며 정신적 연애(platonic love)의 의식이 강해진다.

청년 후기에는 지금까지와는 양상이 달라서 연애의 형식이 나타난다. 한번 관심이 가면 이 상대에 열중하여 다른 사람은 돌아볼 사이도 없고 다른 일에 관심이 갈 여유도 없다. 지위도 전혀 무시하고, 책임감도 상실하고, 다만 대상자와 같이 있기만 원하며 이것만이 행복이며 목표인 것이다. 그러므로 연애와 친구가 분화되고 집단에서 도피적 경향을 가지며, 이성 관계가 지속적으로 발전하고 친구나 연인과 평행적인 관계를 맺을 수 있다.

라. 집단 활동

청년기에는 언제나 사회적, 집단적이고 무리짓기를 좋아한다. 너욱 가까운 선택된 친구로 이루어진 집단이 생겨나며 그 구성원들은 서로 공통된 취미나 관심과 배경을 갖고 서로 서로 정서적으로 연결되어 있다. 집단은 대개 같은 성으로 구성되며 여자는 남자보다 무리를 더 잘 짓고 친한 친구를 더 많이 필요로 한다. 집단 친밀감으로 청년기에는 자신과 타인의 감정을 충분히 고려하게 되고 자아 발달과 자기 신뢰를 도모하게 된다. 청년기에는 집단의 일원으로서 친구들의 인정, 교우 관계를 얻기 위하여 거의 맹종적인 협조를 나타낸다. 똑같은 복장을 하고 말도 같은 말을 하며 모이는 시간도 엄수하고, 같은 종류의 놀이를 하는 등 거의 독립적인 것은 볼 수 없다.

청년 초기 단계에서는 집단에 속하고자 하는 압박감이 강해진다. 집단에 속하게 됨으로써 자신과 부모의 차이점을 알게 된다. 동료 집단에 따르면서 기성 집단에 반항하는 행위는 부모 세대의 정체감을 거부하는 반면에, 자기 자신의 주장을 보일 수 있는 준거틀을 부여한다. 청년 전기의 집단 활동은 그들의 태도, 사회적인 기능 또는 사회적인 통찰력을 발달시키는 데 중요한 역할을 한다. 때문에 그들은 부모나 교사의 의견에 비해 친구들의 의견을 따르며, 그들의 생각과 행동을 받아주는 특수한 친구들이나 집단 활동에 참가하여 그 곳에서 자기 활동에 만족을 얻는다. 그러나 이 시기의 집단 활동은 자기들만의 자주적인 운영을 바라고 합리적이고 인격적인 뒷받침이 있는 통솔력을 중요시 하지만 아직도 부동적이고 단결력도 크지 못하다.

청년 중기에는 자아 의식이 강하고 주관적인 입장에서 다른 사람을 생각하는 경향이 심해지고 자기가 공감할 수 있는 집단 활동에 참가하여 사회적 승인의 요구와 소속의 욕구를 충족시킨다. 따라서 각자의 능력, 취미, 사상 등을 무시한 획일적인 대단위 조직보다는 자기 능력에 알맞는 집단 활동에서 활약하게 된다. 이 시기에 집단 활동에 참가함으로써 얻는 것은 원만한 대인 관계를 맺고, 인격 수양에 도움을 주고, 친교, 친목, 우정, 학구심을 높여준다. 이 시기의 청년들은 학술 연구 및 토론보다 순수한 학술적 활동을 요구하며 또한 남녀 함께 구성되는 교양 위주인 정서적 활동을 요구한다.

청년 후기가 되면 인생관이 거의 확립됨과 동시에 현실 사회에 대한 자기의 역할, 입장 등의 자각이 생겨 자존심도 강하여 진다. 다른 사람보다 우월할 것을 바라지만 자기의 장단점을 인식하게 되어 무분별한 반항적인 태도도 감소되고, 타인의 입장을 존중하고 이해할 수 있게 된다. 친구의 사귐도 일생을 통하여 영속적인 친구를 갖게 되며 선·후배에 대한 배려가 깊게 된다.

5) 성격 발달

청년기에 있어서는 현저한 신체적, 정신적 변화로 인하여 불안, 동요를 일으켜 유동적인 성격 양상을 보인다. 이와같이 불안, 동요하고 모순 충돌이 많은 것이 청년기 성격의 특색이다. 이러한 현상은 성인과 아동기의 중간에서 성숙과 미성숙의 교차로 인한 현상이라 할 수 있다.

청년의 성격은 때로 이기적이고 개인적으로 되기는 하나 사회적, 도덕적이며 종교적일 수 도 있다. 이러한 여러 가지 양상의 성격은 자아 의식의 표현으로 이해될 수 있으며, 또한 자아 의식의 발달 과정으로서의 의미를 갖는다고 할 수 있다.

6) 도덕성 발달

청년기의 가장 중요한 과업의 하나는 도덕관이나 가치관의 수립, 나아가서는 건전한 인생관의 확립이라 할 수 있다. 성인 사회의 일원으로서 당당히 보람있는 생활을 영위하기 위해서는 성인 사회에 적합한 도덕 기준이나 가치 체계가 습득되어야 하며, 이는 광범위한 인생 문제에 관한 지식이나 경험에서 나오는 것이라 할 수 있다.

청년 후기의 특징은 도덕적 가치와 그들과 관련된 사회와 개인에 대해 진지하게 의문을 갖는 것이다. 청년은 또 다른 사람의 역할을 쉽게 받아들일 수 있다. 타인의 상호 권리에 기초한 의무와 책임을 이해할 뿐만 아니라 잘못된 행동을 수정하고 정의의 개념을 이해한다. 그러나 어른들이 말로는 규칙을 받아들이면서 그것을 지키지 않는 것을 보고 도덕에 대해 진지한 의문을 갖는다. 청년기에는 성인으로부터 자율성을 획득하기 위해 자기 자신의 도덕과 가치관을 확립해야 한다.

7) 직업관 발달

정서적 독립이 형성되면서 경제적 · 사회적 독립을 열망하게 된다. 청년기의 직업 선정의 방향은 아동기부터 동일시하여 온 모델의 직업을 생각한다. 청년 중기가 되면 자기의 직업적 관심이 굳어져서 25세경부터 실제적으로 완전히 확고해 진다. 청년기의 직업적 관심을 좌우하는 요인은 성별, 사회 계층, 부모의 희망, 친구가 희망하는 직업에 영향을 받는다.

직업 선정과 관련되는 청년기의 주요 과제는 고등학교에서 대학으로의 진학 문제이다. 장래의 진로가 좌우되고 또 직업을 준비하는 학과의 선정은 직업 선정이 결정되어야 이루어질 수 있고, 이는 자기의 상황이나 능력, 인생관에 맞추어 이루어져야 할 것이다.

2. 청년기 건강 관리

청년기는 사춘기부터 23세 정도까지로 대략 대학을 졸업하는 시기가 된다. 이때는 일생 중 가장 건강한 시기로서 청년기 때의 건강을 노년까지 유지시키기 위하여는 건강한 습관의 형성이 중요하다. 건강 관리는 영양, 운동, 체중 관리 그리고 흡연이나 음주 등 기호 식품의 습관이 포함된다.

1 영 양

좋은 영양은 건강에 필수적이다. 좋은 영양은 균형있고 충분한 음식을 섭취하는 것으로 좋은 식생활 습관과 관련이 있다. 영양이 나쁘면 신체는 균형을 잃고 저항력이 약해진다. 청년기의 식사 습관은 그 이후 시기에 균형잡힌 식사 습관을 형성하는 데 기본이 되므로 중요하다.

청년기는 신체적 정신적 발달이 가속화 되어 영양 요구가 그 어느 때보다도 높다. 급속한 성장이 끝난 시기 이후에도 계속되는 뼈의 발달을 위해 충분한 영양 섭취가 이루어져야 한다. 그러나 사회 활동, 외모에 대한 관심, 가족과의 교제 부족, 음식 선택시의 감독 부족 등으로 좋지 않은 식습관이 만들어질 수 있다. 특히 여자의 경우 비만에 대한 두려움으로 전체 섭취량을 줄이는 데만 관심을 쏟고 음료수, 아이스크림, 인스턴트 식품 등 기호 식품을 선호하여 영양 섭취가 불균형을 이루게 된다.

남자는 하루 3,000kcal, 여자는 하루 2,200~2,400kcal의 열량이 필요하며, 전체 열량의 15%를 단백에서 섭취해야 한다. 이외에 뼈의 성장을 돕기 위해 칼슘이 하루 1,300mg 정도가 필요하고 남자는 에너지 대사를 돕는 비타민 B가, 여자는 월경으로 소실되는 철분의 보충이 필요하다. 이외에 청년들에게 부족하기 쉬운 영양소는 아연이다. 아연은 조금만 부족해도 체중 감소, 병발증 감염, 성장 지연, 성적 성숙의 지연이 유발될 수 있는데 육류, 계란, 해물, 정제하지 않은 곡류 등이 좋은 공급원이다.

2 운 동

과학과 산업의 발달로 신체 활동의 필요성이 감소되어서 운동 부족 현상이 만연해지고 있으며 청년 또한 예외가 아니다. 청년기부터의 규칙적인 운동 습관은 중년기 이후에 발생하는 여러 성인병을 예방하여 건강한 노년을 맞는 데 매우 큰 도움을 줄 수 있다. 중년기에 주로 발생되는 비만, 요통, 고혈압, 당뇨, 심장병은 장기간에 걸쳐 서서히 진행되어 그 징후가 나타났을 때는 완전한 치유가 불가능해질 수 있으며, 이들 질환은 운동을 통해 질병의 발현을 지연시키거나 질병의 정도를 조절할 수 있다.

운동은 골격과 근육을 유연하고 강하게 하며 적절한 체중을 유지하게 하며 신체상을 좋게 한다. 적절한 운동은 호흡기, 심혈관계를 강하게 하고 산소 운반 능력을 증가시키며 혈액내 콜레스테롤을 저하시키는 효과를 갖는다. 심리적 효과도 갖는데 정서적 긴장을 유발하는 호르몬 분비를 억제시켜 적대감을 완화시켜 준다.

청년기의 운동도 성인의 기준을 그대로 적용하여 운동을 최소한 일주일에 3회, 한 번에 20~30분 정도로 시행하는 것이 권장된다. 청년기에 가능한 운동의 종류는 철봉 운동, 턱걸이, 태권도, 스케이트,

스키, 달리기, 탁구, 축구, 농구, 줄넘기, 롤러 스케이트, 훌라후프, 수영, 유도, 조깅, 등산, 자전거타기 등 운동 선택의 폭이 비교적 넓다. 그러나 자신의 건강을 과신하여 무리한 운동으로 신체에 손상을 입을 위험이 큰 시기이므로 운동 처방은 개인의 상황에 잘 맞아야 할 것이다. 모든 운동은 사전에 필요한 보호 장비를 갖추고 시작 전에 준비 운동을 하고 끝난 후 정리 운동을 하여 사고를 예방하는 태도를 갖는다. 심장에 과도한 부담을 주지 않기 위하여 본 운동도 최대 맥박수 이내에서 이루어지도록 한다. 일분 동안의 최대 맥박수는 220에서 자신의 나이를 뺀 값이다.

3 흡 연

우리나라는 청년기의 흡연 인구가 기하학적으로 증가하고 있다. 최근 여성과 청소년 흡연 인구가 과거 10년 동안 10배가 증가하고 있다. 젊은 사람들의 흡연 동기는 담배 자체에 대한 욕구보다 흡연을 '남성다움' 의 상징으로 인식하는 경향과 일종의 성인 사회에 입문하는 준비 과정이라고 인식되거나 직장내 동료 관계에서 인정받고자 하는 간접적인 수단으로 이용되고 있다.

1) 신체에 미치는 영향

담배 연기 속에는 4,000여 종의 독성 물질과 20여 종의 발암 물질 및 니코틴이 들어 있다. 담배 한 개피에는 타르 2.5mg, 니코틴 약 0.2~0.3mg이 함유되어 있다. 니코틴은 호흡기나 위장 점막으로 쉽게 흡수되고, 피부를 통해서도 상당히 흡수되며, 주로 간에서 대사되나 일부는 소변, 땀, 젖으로도 서서히 배설된다.

니코틴은 뇌 안의 감각 기관을 활성화시키고 흡연자들에게 안정감을 느끼게 해주며 내성을 발달시킨다. 흡연자는 니코틴 농도가 떨어졌을 때의 기분 나쁜 금단 증상 때문에 적정 농도를 유지하고자 계속 담배를 피우게 된다. 소량의 니코틴은 장기 조직을 흥분시키고 심박동수를 느리게 하나 대량에서는 심박수와 혈압의 상승, 불규칙한 심장 박동, 산소 요구량의 증가 등으로 심부담이 가중된다. 니코틴은 알카리성인 췌장액 분비를 감소시키기 때문에 소화성 궤양의 치유를 지연시킨다.(〈부록 2. 니코틴 의존도 조사지〉 참조 p.324)

담배 연기 속의 일산화탄소는 산소 대신 적혈구와 결합하여 만성적인 산소 결핍 상태를 유발한다. 이로 인해 혈관내피 세포가 손상되고, 여기에 콜레스테롤이 침착되면 동맥 경화증을 일으키게 된다. 일반적으로 흡연자는 비흡연자보다 심질환이 2배 이상 발생되며, 협심증이나 심근경색증으로 사망하는 확률이 약 50%까지 높은 것으로 보고되고 있다.

담배 연기 속에 포함된 발암 물질은 연기가 구강, 후두, 인두, 기관지, 폐를 통과하면서 암을 유발한다. 담배는 폐암의 주원인으로 흡연자의 폐암 사망률은 비흡연자에 비하여 10배 정도 높다. 담배 연기가 기관지 점막에 만성적 자극을 가하면 점액 분비가 많아지고 만성 기관지염과 폐기종으로 진행하여 평생 동안 괴로운 기침, 가래와 숨이 차는 해소병으로 고생하게 된다.

흡연은 남녀 모두의 수정 능력을 감소시킨다. 남성에게 흡연은 정자의 운동력을 떨어뜨리고 정자 생산을 억제한다. 여성에서는 에스트로젠이 적어지고 임신 능력이 감소하며 일찍 폐경기를 맞게 된다.

2) 금연 전략

금연은 대단히 어려우며 금연에 대한 의지력과 결단이 가장 중요하다. 금연을 결심하면 금연일을 정하고(약 7~10일 후가 좋다) 금연 결심 사실을 주위 사람에게 공포한다. 담배, 재떨이, 라이터를 없애고 2~3주간은 회식 등 흡연 가능성이 높은 자리를 피한다. 담배를 피우고 싶으면 물을 마시거나 잠을 자며, 운동이나 여가 활동으로 긴장을 해소한다. 금연 3~4일 후 금단 증상(불안, 초조, 불면증 등)이 보이면 운동, 은단씹기, 껌씹기, 양치질하기 등으로 극복해 보고 니코틴 껌 등의 도움을 받을 수도 있다.

금연하는 것도 중요하나 청소년 때부터 담배를 피우지 않도록 예방해야 한다. 그러나 무엇보다도 금연이 성공하려면 개인의 가장 중요한 지지 체제인 가족의 도움이 절실히 필요하다. 밀폐된 장소에서의 흡연은 비흡연자에게도 70% 이상 흡연자와 동일한 흡연 영향이 있다는 국내 연구 보고가 있다. 따라서 공공 장소에서 흡연을 금하고 있다.

금연 방법에는 여러 가지가 있다. 금연에 도움이 되는 약물은 니코틴 대체 요법으로 사용되는 니코틴 껌, 니코틴 경피 흡수제나 기도 흡입제 등이 있다. 약물 요법 이외에 스스로 책이나 비디오를 보면서 단독으로 금연하는 방법, 금연 클리닉에 등록하여 집단으로 금연하는 방법이 있다. 단독이나 집단 요법 모두 행동 조절 요법을 사용할 수 있는데, 담배를 한 모금씩 흡입하면서 흡연으로 인한 나쁜 느낌을 유도하는 혐오 요법, 자신의 흡연 시간, 장소, 기분, 흡연 욕구를 기록하는 자기 감시법, 최면 요법 등이 있으며 과학적 근거가 부족하나 침으로 금연하는 방법도 있다.

4 알코올

최근 우리나라 초 · 중 · 고 학생들의 음주 경험률이 증가하여서 전체 청소년의 62.3%가 음주 경험을 가지고 있는 것으로 나타났으며, 특히 여학생의 증가율이 두드러졌다. 청년기의 음주는 성인으로 인정받기 위한 자격 요건으로 간주되어서 대학생들의 음주는 입학 후 신입생 환영회를 시작으로 하여 연중 지속되고 있다. 특히 일부 학생들은 과음과 폭음을 습관화하고 있는 것이 문제이다. 폭음은 일반적으로 한자리에서 5잔 이상의 술을 마시는 것을 말한다. 청년기 때의 음주 습관은 자신의 건강에 곧바로 연결되고 더 나아가 가정과 사회에도 무시못할 영향을 주고 있으므로 건전한 음주 습관 형성이 중요하다. 알코올은 1g당 7kcal의 열량을 내는 식품이나 열량 이외에 다른 영양소는 포함되어 있지 않다. 또한 소량 섭취하면 기분 전환이나 혈액 순환에 도움이 되나 장기적으로 과량을 섭취하면 알코올 중독, 비만이나 성인병 등 여러 가지 건강 문제를 야기시킨다. 청년기의 음주 습관을 올바르게 길들이기 위하여 먼저 술의 생리와 인체에 미치는 영향을 아는 것이 필요하다.

1) 알코올의 대사

알코올은 주로 위장과 소장으로 흡수되어 혈액을 따라 흐르며 모든 기관에 영향을 준다. 알코올은 간에서 90% 정도 대사되고 나머지 10%는 호흡, 땀, 소변 및 체액을 통해 배설된다. 알코올의 일부는 혈액으로 흡수되기 전에 위장에서 대사되므로 뇌에 도달하는 알코올의 농도는 섭취량보다 낮아진다.

알코올이 간에서 대사되기 위하여 알데하이드 탈수소 효소가 필요하며, 이 효소의 활성이 적으면 활성형 효소가 많은 사람에 비해 얼굴이 붉어지고 심장이 빨리 뛰며 현기증, 메스꺼움이 나타날 수 있다.

2) 알코올 농도에 따른 신세 기능의 변화

소량의 술은 심장 질환의 발생 비율을 낮춘다는 보고가 있으나 알코올 섭취량이 10g을 넘으면 이익보다 위해가 초래된다. 알코올 10g은 소주 50cc, 와인 100cc, 맥주 250cc, 위스키 30cc에 해당된다.

알코올은 중추 신경계를 억압하므로 섭취량에 따라 행동 양상이 다르게 나타난다. 개인에 따라 차이가 있으나 혈중 농도에 따른 행동 양상은 아래와 같다.

- 0.03~0.05% : 미약한 두통, 이완된 기분을 느끼고 감정이나 욕망을 억압하므로 낙천적이 되며 사회성이 좋아지고 자기 주장적이

된다.

- 0.05% 이상 : 사고와 판단, 억제력이 상실된다.
- 0.1% : 대뇌의 억제 능력 상실로 말이 많아지고, 흥분, 과잉 행동, 사지 활동 장애가 온다.
- 0.2% : 발음이 분명하지 않고 걸음을 잘 걷지 못하고 주의 집중이 어려우며 기억력 장애가 있다. 특히 알코올은 혈관을 이완시키므로 열감을 느끼고 홍조를 띄게 되며 체내 온도가 낮아진다. 열조절 기능이 저하되므로 추위에 노출되면 체온이 급격히 하강하여 동사하는 경우가 발생한다.
- 0.3% : 운동 실조와 경련, 주의 산만을 나타낸다.
- 0.4~0.5% : 무의식과 혼수에 빠진다.

알코올은 수면 양상에도 변화를 주어 음주 후 수면을 쉽게 취하는 듯 하나 실제적으로는 숙면을 취하지 못한다.

3) 알코올로 인한 여러 가지 문제

알코올은 간과 심혈관계, 중추 신경계에 영향을 주어 건강을 해친다. 뿐만 아니라 만성적인 알코올의 섭취는 중독 증상을 일으켜 가정과 사회 생활에까지 영향을 주게된다. 「2001년도 국민건강 영양조사」에 의하면 우리나라 성인의 전체 음주율은 69.8%로 1992년 57.9%보다 증가하였다. 특히 여성 음주율이 1992년 33.0%에서 2001년에는 59.5%로 거의 배로 증가하였으며, 20대의 음주율이 86.0%로 가장 높은 것으로 보고되었다.

가. 건강에 미치는 영향

① 중추 신경의 영향

중추 신경을 억제하여 마비를 일으키고 운동 기능을 저하시킬 뿐 아니라 주의력과 집중력이 약해지고, 기억력 장애를 일으키며 이해력이 없어지고 시간에 대한 개념을 흐리게 한다. 감정적으로 잠재되어 있던 생각이나 느낌이 표면화되고, 자기 판단에 장애가 생기며 기분이 좋아지고, 자신감에 넘치며 상황 판단을 냉정히 하지 못한다.

② 간에서의 영향

알코올이 분해되는 과정에서 생기는 아세트알데하이드는 간세포를 파괴하거나 간에 지방을 축적시켜 간기능을 저하시킨다. 알코올로 인한 간질환은 지방간, 알코올성 간염, 간경변증이 있다. 지방간은 지방 침전물이 정상 간세포내에 침착한 것으로 회복이 가능한 병리적 상태이다. 간염은 간세포의 염증과 괴사를 초래하나 역시 회복이 가능하다. 간경변증은 가장 심한 상태로 회복이 어려워진다.

③ 심맥관에서의 영향

하루 3잔이 넘는 음주자에 비하여 하루 한두 잔의 음주자는 심맥관 질환으로 인한 사망률이 낮다. 다량의 알코올은 고지혈증을 유발하고, 관상 동맥을 수축시키며, 심맥관 질환의 위험성을 높힌다. 습관적인 음주는 고혈압과도 관계가 있는데 하루 3~4잔의 음주자는 비음주자에 비하여 고혈압 위험률이 50% 증가하며, 6~7잔을 마시는 경우는 100% 증가한다고 한다. 이는 알코올 자체보다는 알코올 섭취시 분비되는 호르몬의 효과에 의한 것이라고 생각된다.

④ 생식 기능과의 관계

알코올은 남성에서 테스토스테론의 농도를 떨어뜨리고 장기화되면 남자의 신체적 특징이 약해지고 가슴이 커지는 등의 여성화 현상이 나타날 수 있다. 또한 정자의 정상적 구조 및 운동을 방해한다. 여성에게는 월경 불순, 무배란, 조기 폐경 및 자연 유산의 위험이 증가한다.

⑤ 알코올 중독

같은 양의 알코올이라도 개인 차가 있다. 급성 알코올 중독은 혈중 알코올 농도가 혈액 100cc당 150mg 이상일 때 초래되며 행동 장애, 기억력 장애, 판단력 장애가 있고 공격적이 된다. 알코올을 습관적으로 남용하면 만성 알코올 중독으로 진행될 수 있다. 알코올의 습관적 남용이란 술에 의존적이고 적어도 1개월 이상 지속적으로 술을 마시며 사회 생활에 지장이 있어 주위로부터 주의를 받게 되며, 이를 잊기 위해 또다시 술에 의존하는 과정이다. 만성 알코올 중독이란 술의 남용 상태에서 더 나아가 내성까지 생겨 술을 줄이거나 끊을 때 금단 증상이 생긴 경우를 말한다.

알코올 중독에서는 처음에는 심리적 불안으로 술을 마시다가 차차 알코올 의존도가 높아지며 술로 인해 문제를 일으키는 행동을 보인다. 이로 인해 사회적으로 고립되어 우울증과 불안증 등 정신 장애까지 나타나는 경우가 있다. 알코올 중독 환자가 술을 갑자기 끊거나 양을 줄이게되면 금단 증상이 나타난다. 금단 증상은 오심, 구토, 불면증, 전신 피로, 발한, 불안, 초조, 환각으로 나타나며 때로는 경련을 일으킨다. 만성 알코올 중독은 입원 치료를 하는 것이 원칙이다. 치료는 알코올 중독자가 술을 마시는 동기 즉 개인적, 가정적, 사회적 요소를 알아내어 가족과 함께 문제를 해결하며 정신과 의사와 상담한다. 또한 금주 단체에 가입하거나 금주한 사람끼리 모여 사회적인 치료를 하는 것도 도움이 된다.(〈부록 3. 알코올 중독 선별검사〉 참조 p.326)

나. 가정과 사회에 미치는 영향

음주는 가정적, 사회적으로 미치는 영향이 크다. 술을 마시면 생각과 행동을 조절하는 대뇌 작용이 둔해지고 판단과 대처 능력이 떨어진다. 개인적으로 자살 위험이 있고, 가정적으로 가정내 갈등 및 불화, 가정 폭력, 이혼으로까지 갈 수 있으며, 사회적으로 교통 사고, 범죄와 폭력, 아동 학대, 강간, 폭행, 살인, 강도 등 범죄 행위 위험성이 높아진다.

혈중 알코올 농도 0.05% 이하에서는 운전에 큰 영향이 없으나 0.05~0.09%가 되면 1.2~2배, 0.1%이면 5배, 0.15%가 되면 10배, 0.18%는 20배나 사고 가능성이 증가한다. 술을 마시고 운전하면 사고를 낼 위험이 높아지는 것과 마찬가지로 교통 사고를 당할 위험도 높아진다. 우리나라는 음주 교통 사고가 90년대 이후 꾸준히 증가 추세에 있다. 현재 우리나라 도로 교통법에서 혈중 알코올 농도 0.05% 이상인자는 운전을 금하고 있고, 0.05~0.10%에서 운전하면 100일간 면허 정지, 이 상태에서 사고를 내면 형사 입건에 면허가 취소된다. 앞으로 음주 운전 단속 기준을 강화시키고, 동승자도 운전자와 동일한 처벌을 하는 법안이 추진 중에 있다.

4) 적당한 음주

술을 마실 이유는 무한하지만 마시는 술의 양은 유한해야 한다. 개인의 특성이나 음주 양상에 따라 다르긴 하여도 일반적으로 여자는 하루 한 잔, 남자는 하루 두 잔 이하를 적당한 음주라고 간주한다. 여기서 한 잔이란 소주 1$\frac{1}{3}$잔, 청주 반 컵, 맥주 한 캔, 포도주 한 잔, 위스키 한 잔 등을 말한다. 이들 속에 포함된 알코올 양은 12~14g 정도이다. 임신중이거나 임신을 기대하는 사람, 미성년자, 금주중인 알코올 중독자, 약물 복용중인 사람은 이 정도의 음주도 제한해야 한다. 적당한 음주는 긴장이나 불안감을 완화시켜 주고, 심혈관 질환의 예방 효과도 있고, 특히 폐경 이후 여성은 에스트로겐의 농도를 상승시켜 심맥관 질환이나 유방암의 발병률이 낮아진다고 한다.

건전한 음주법은 술을 천천히 마시고, 기름진 음식, 우유 등을 같이 먹어 위를 보호하며, 두 가지 이상의 술을 마실 때는 알코올 도수가 낮은 술부터 높은 술로 옮겨간다. 그리고 비타민 C와 B1을 많이 함유한 음식 예를 들면 북어국이나 조개국을 곁들인다.

5) 알코올 중독의 예방

예방 대책은 취미 생활이나 동호인 모임에 가입하여 음주 욕구를 억제하는 것이 바람직하다. 알코올 중독에 빠지기 쉬운 사람은 내성적, 의존적, 복종적이고 감수성이 예민한 성격에서 많이 볼 수 있는데 이와 같은 성격은 성장기에 부모의 과잉 보호 또는 무관심 때문에 형성되는 것으로 자녀에게 독립심과 자립심을 갖도록 키우는 것도 중요하다.

5 청소년기 성윤리

오늘날 우리 사회 청소년은 육체적, 심리적인 성적 성숙이 점차 빨라지고 있다. 청소년은 성적으로 성숙된 신체를 가졌음에도 사회적, 도덕적 제한으로 성욕을 충족시킬 수가 없는 상황이다. 대다수의 청소년들은 성장 변화하는 자신의 신체에 대한 지식이나 불안, 의문을 해결할 만한 자원이나 기회를 충분히 갖지 못하여 왜곡된 성지식을 배우게 된다. 취미 활동이나 운동을 통해 성적 욕구를 해소하는 것이 바람직하나 자위 행위나 음란물을 보는 것, 성관계를 갖는 등의 건전하지 못한 방법을 이용하는 경우도 많아지고 있다.

교육인적자원부(2001)가 고등학생을 대상으로 한 조사 결과에 따르면 전체 응답자의 13.0%가 성교 경험이 있다고 하였고 여고생 응답자의 6.5%는 임신 경험이 있는 것으로 나타났다. 10대의 임신 경험은 정서적으로 미숙하고 사회적으로 책임감이 부족하여 사춘기 주요 발달 과제인 자아 정체감 및 행동의 확립에 장애를 줄 수 있다. 신체적 측면에서도 자신과 태아의 성장을 위한 영양이 동시에 요구되므로 임부와 태아의 신체적 건강에 중요한 영향을 미칠 수 있다. 따라서 청소년기에 이성간의 책임 있고 건전한 성관계를 맺도록 하기 위해 성에 대한 실제적인 이해가 필요하고, 그에 따른 성윤리 의식의 확립이 필요하다.

성의 본질은 생명을 창조하는 가장 성스런 개념으로 예로부터 결혼을 인륜지대사(人倫之大事)라고 하였다. 성은 자신의 후손을 창조하기 위해 하늘이 내려주신 생명 다음가는 축복이요 소중한 것이다. 그러나 오늘날 성은 추잡하고 혐오적이며 선정적인 감정을 유발하는 언어로 취급받고 있다. 성에 대한 올바른 인식과 태도를 갖는 것은 올바른 성윤리를 지니게 되는 지름길이다.

성은 육체적, 정신적, 사회적 성의 개념이 있다. 육체적 성은 쾌락과 출산의 의미가 담겨 있고, 정신적 성은 성적 정체감을 말하며, 사회적 성은 육체적 성과 정신적 성을 바탕으로 인간 관계에 적용되는 성을 말한다. 성적 정체감은 여성, 남성으로서 자아를 정의하는 것이며 사회 문화적인 영향을 깊게 받는다. 예를 들면 여성은 옷을 입는 스타일, 걸음걸이, 언어 양상으로 자신의 여성적 정체감을 다른 사람에게 보여준다. 우리 사회는 전통적으로 정신적, 사회적 성을 중요시하고 있다.

성윤리란 성적 존재로 특징지워진 인간의 본질적인 사회 규범이며, 성생활의 자유를 억제하기 위한 것이 아니라 성생활을 풍요롭고 자유롭게 하기 위한 것이다. 성은 쾌락의 도구, 출산의 도구, 인간 관계의 도구로서 상호 균형을 이루었을 때 가장 아름다우며 내부에 사랑과 윤리가 함축되어 있다. 인간의 성본능은 선천적으로서 태생기부터 발달되어 청년기에 접어들면서 절정기에 도달하고 성인기적 성의식으로 발달된다. 청년기의 2차 성징 발현으로 생식 기능이 성숙되면서 정신적 성의 발달이 왕성해지고, 이성에 대한 강한 성적 욕구는 성의 표출을 원하게 된다. 이러한 성본능을 적절하게 방출, 억압, 또는 승화할 수 있는 있는 통제 기능을 갖출 수 있도록 주위의 지지가 필요하다. 건전한 성의식을 갖고 이성을 사랑하기 위해서는 다음의 심리적 준비가 필요하다.

• 상대방의 존중 - 상대방을 가치 있는 사람으로 생각하고 의견을

존중한다.

- 상대방의 이해 - 상대방의 장단점을 파악하여 이를 그대로 받아들이도록 노력한다
- 책임 있는 행동 - 상대방으로부터 신뢰받을 수 있는 행동을 하며 자신에 대한 책임을 완수한다.

요약하면 성은 사랑을 표시하기 위한 가장 아름다운 것이지만 아름다운 것을 만들고 유지하기 위해서는 이성에 대한 존중, 이해, 자신의 책임 있는 행동이 뒤따라야 한다. 성에 대한 우리의 태도는 우리 자신에 대한 의식과 밀접한 관계가 있다. 즉 자신을 긍정적으로 생각하며 받아들일 때 타인과 원만하게 지낼 수 있으며 가족, 친구, 연인 나아가서는 배우자를 진정으로 사랑하게 된다.

6 사고 예방

청년기 사망의 주원인은 사고이다. 이는 청년들의 양호한 건강과 체력을 반영하기도 하나 한편으로는 생활 양식을 반영하기도 한다. 사고는 교통 사고, 익사, 스포츠 손상, 산업 재해 등이 있다. 사고로 인한 사망은 해마다 급증하고 있으며 남성이 여성에 비해 3배 정도 많다. 사고로 인한 사망 원인 중 교통 사고가 가장 많으며 다음이 익사 사고이다. 미국의 경우 음주 운전이나 음주 후 수영, 보호 장구를 갖추지 않는 것이 중요한 위험 인자로 알려져있으나, 우리나라에서는 정확한 위험 인자가 알려져 있지 않다. 청소년 교통 사고의 20~30%는 안전 벨트로 막을 수 있고, 30%는 에어백으로 막을 수 있으며, 오토바이 사고의 50%는 헬멧 착용으로 막을 수 있다고 한다. 따라서 청소년의 사고는 적절한 보호 장구의 착용, 술이나 마약을 먹은 상태에서의 운전이나 수영을 금지하고 교육하는 것이 예방의 방법이라 할 수 있다.

표 6-1 교통 사고 예방 대책

- 교통 법규를 지킨다.
- 안전 벨트를 맨다.
- 음주 운전을 하지 않는다.
- 다른 사람의 음주 운전을 막는다.
- 운전시 휴대폰 사용을 금한다.
- 2시간 운전마다 혹은 졸음이 오면 휴식한다.
- 정기적으로 차를 점검한다.
- 오토바이 운전자는 반드시 헬멧을 착용한다.
- 도로에 과속 방지턱, 충돌 방지 방벽 설치, 커브길과 중앙선 표지가 제대로 되어있도록 관계 기관에 협조를 요청한다.

표 6-2 익사 사고 예방 대책

- 안전 요원이 배치된 곳에서 수영한다
- 수영 전에 준비 운동을 한다.
- 식사 후에는 30분 동안 휴식한다.
- 금지된 곳이나 얕은 곳에서 다이빙하지 않는다
- 음주 후 수영하지 않는다
- 자신의 능력을 과신하지 않는다.

3. 청년기 건강 문제

1 약물 남용

약물 남용이란 사용자의 감정, 행동, 지각, 기분을 변화시켜 신체, 정신, 사회적 건강에 심각한 영향을 주는 약물을 지속적으로 주기적으로 지나치게 사용하는 것을 말한다. 이러한 약물을 정신 활성제라 한다.

약물 남용은 모든 연령층에서 발생되나 특히 청소년에서의 문제가 심각하다. 청소년은 단순히 호기심 때문에 혹은 또래들의 압력으로 약물을 복용하는 경우가 많으나 그 밑바닥에는 자아 정체감을 발달시키는 과정에서 외로움과 고통을 느끼며 쉽게 상처받고 어른이나 기성 사회로부터 억압을 받는다는 지각에 대한 반발심이 작용한다고 본다. 우리나라에서 청소년의 약물 남용은 점차 증가하고 그 연령도 낮아지는 추세에 있다.

1) 정신 활성제의 종류

정신 활성제는 중추 신경을 흥분 또는 억제시키는 작용을 한다. 약물 복용시 처음에는 행복감, 흥분, 정신이 맑아지고 힘이 생기고 피곤을 느끼지 않는 등 쾌감을 가져오나 점차 용량이 증가되고 만성적으로 사용하게 되면 초조, 불안, 과민 반응뿐 아니라 환시와 환청, 의심증, 편집증 등의 정신증 증상을 보이고, 약기운이 없어지면 불쾌하고 불안해져 다시 약을 찾게 된다. 정신 활성제 중 유기 흡입제인 본드와 부탄 가스는 싸고 쉽게 구할 수 있어 가장 사용 빈도가 높다. 이들 약물은 초기에는 즐거움, 다행감, 흥분을 제공하나 더 나아가 운동 실조, 복시, 이명, 나른함, 혼미를 초래할 뿐만 아니라 심한 경우에는 무의식 상태까지 갈 수 있다. 또한 중독된 청소년들은 공격적이고 충동적이 되어 판단 장애를 보이고, 때로는 생명을 위협하는 행동까지 나타낼 수 있다.

중추 신경 흥분제로는 니코틴(담배), 카페인, 암페타민(히로뽕, 필로폰), 코카인 등이 있다. 중추 신경 억제제로 아편, 코데인 등의 마약과 알코올, 본드, 가스 등의 흡입제, 수면제, 진정제, 신경 안정제 등이 있다. 환각제는 중추 신경을 흥분 또는 억제시키는데 대마초(마리화나)가 이에 속한다.

우리나라 청소년들이 흔히 사용하는 약물은 담배와 술 이외에 각성제, 진정제, 본드, 대마초 등이고 마약이나 필로폰은 사용 빈도가 더 작다.

2) 약물 남용 과정과 예방

Nizaman(1978)에 의한 청소년의 코카인 남용 과정을 보면 먼저 호기심으로 시작하고, 쾌감을 경험하며, 코카인을 사용하는 동료 집단에의 소속감을 느끼게 된다. 쾌감과 소속감을 위해 계속 복용하다 보면 정신 장애적 행동이 나타나고 가족과 멀어지게 되며, 점차 약물 의존성과 내성이 발달된다. 약물 의존성으로 약물 복용을 계속 추구하다보면 신체적으로 허약해지고, 약물 복용 상태에서의 범죄나 자해 행위가 발생된다. 이러한 남용 과정은 다른 정신 활성제에서도 유사하게 나타날 것이라 생각한다.

정신 활성제는 의존성을 진전시키는 강력한 잠재력을 가지고 있다. 정신 활성제를 복용하면 신경계 기능이 변화를 일으키고, 이러한 변화를 원하는 사용자들이 계속 사용하게 된다. 약물을 계속 사용하면 내성이 발달되는데, 내성이란 전에 느꼈던 기분을 얻기 위해 더 많은 용량을 필요로 한다. 알코올이나 마약 등은 약물에 대한 내성이 빨리 생긴다. 약물을 끊으면 특징적인 금단 증상을 보이는데, 금단 증상이란 신체가 약물없이 정상으로 복귀하려는 노력을 반영하는 것이다. 특별한 약을 계속적으로 사용하려는 강한 욕구를 가진 사람은 심리적 의존이 생기게 되고 자신의 안녕감을 유지하기 위해 약을 계속 찾는다.

약물 사용의 예방을 위해 약물의 수요와 공급을 감소키거나 제거하며 불법적 약물에 대하여는 공급과 수요 양측을 제거한다. 학교, 가정, 지역 사회를 대상으로 혹은 대중 매체를 이용한 보건 교육이 중요한 접근이 될 수 있다. 약물은 처음에 호기심으로 시작하는 단계를 거쳐 약물 남용의 단계, 중독의 단계로 진행되어 간다. 그러므로 호기심의 단계에서 예방 대책을 세워야 한다. 가정의 문제로 약물 중독이 되는 경우가 있으므로 가족 문제의 개선이 필요하다.

2 섭식 장애

섭식 장애는 신체, 정신, 사회적인 문제로서 신경성 식욕 부진증, 신경성 폭식증이 있다. 호발 연령은 15~25세 사이로 주로 청소년이나 젊은 여성에게서 발생한다.

신경성 식욕 부진증이란 일상 생활을 유지할 수 없을 정도로 의도적으로 음식 섭취를 거부하는 것이며 사망률이 5% 정도이다. 음식에 대한 혐오감이나 식욕 상실이 주 증상이고, 날씬함에 대한 강박적 충동과 살찌는 것에 대한 혐오감이 공존하며, 자신에 대해 비정상적인 신체상을 가지고 있다. 종종 게걸스럽게 먹고 나서 후회하고 죄책감을 느끼며, 때로는 일부러 토해내는 폭식증을 함께 보이기도 한다. 영양 상태가 나빠지면서 추위에 견디는 힘이 약해지고, 혈압과 맥박이 떨어지며, 피하 지방이 거의 없고 근육마다 소모 상태가 되며, 최종적으로 신체 중요 장기에 단백질을 소모하게 되면서 심부전 및 전해질 이상으로 사망에까지 이를 수 있다. 신경성 식욕 부진증은 부모가 자녀에게 지나치게 간섭을 하고 과잉 보호하는 중상류 가정에서 많이 발생하고 있고, 대상자는 복종적이고 완벽주의자이며 학업이나 운동에서 뛰어난 성취를 보인다.

신경성 폭식증은 신경성 식욕부진증보다 조금 빈도가 높다. 음식을 먹는 동안 섭취량을 조절하거나 중단할 수 없어 폭식을 하며, 먹은 후 바로 토하거나 설사제, 이뇨제를 사용하여 배설하는 증상을 보인다. 보통 하루에 20회 이상 식사를 하며 하루 6,000cal 이상을 섭취하는데, 이러한 일이 비밀스럽게 이루어져 발생 빈도를 정확하게 파악하기 힘들다. 전형적인 폭식증 환자들은 학력이 높고 직장이나 학교에서 높은 성취를 이룩한 사람들이다. 주기적인 폭식 습관은 신체 장기에 크나큰 긴장을 초래하고 충치를 유발하며, 지사제나 이뇨제를 사용하므로 간과 신장에 장애를 일으킬 수 있다. 흡연, 알코올 중독 등의 문제를 함께 가지고 있는 경우가 많으며 반사회적, 외향적 성향을 갖는다. 치료를 위해 영양에 대한 교육, 체중 유지가 인체에 미치는 영향, 폭식증의 위험성을 교육하고 행동 변화를 유도한다.

3 우울과 자살

발달 과정이 순조로운 것 같은 청소년이라도 많은 현실적 상실감을 경험하고 있을 수 있다. 우울증은 기분 저하, 흥미나 의욕 상실, 활동 감소로 정의할 수 있다. 우울증이 있는 청소년은 학습 행동 또는 언어적 기술이 부족하며, 자살 경향이 있다. 미국에서의 보고에 의하면 우울증으로 입원한 대상자의 6명 중 1명은 자살을 단행하는 것으로 나타났다.

자살은 충동적이고 분노에 찬 공격적 행동, 죽음이나 상실 경험, 학업 또는 사회적 문제, 청소년 후기나 20대 초기의 연령층 등이 위험요인에 해당된다. 남자가 여자에 비해 자살률이 높고, 계절적으로 봄에 가장 자실률이 높고 일주일 중에는 월요일이 높다.

청소년은 우울을 과장되게 표현하기 위해 자살을 흉내내는 경우가 많다. 청소년에게서 자살은 세 번째 사망 원인이 된다. 혼자 자동차나 오도비이를 타고가다가 발생한 교통 사고도 자살 가능성을 배제할 수 없다. 지난 25년간 청소년 자살률은 2.5배 증가하였다. 물질적 풍요로움으로 부모는 자녀들에게 많은 것을 줄 수 있으나 시간과 관심을 충분히 주지는 못하고 있다.

자살을 감행한 사람의 대부분은 자신의 생명을 끝내려는 것이 아니라 견딜 수 없는 정서적 혹은 신체적 고통을 벗어나기를 원하는 것으로 해석된다. 이들은 자살을 시도하기 전에 언어적, 비언어적 단서들을 다양하게 보인다.

청소년기는 다른 어느 발달 단계보다도 충동적인 자살 위험이 많으며, 자살 의도를 반영하는 단서들은 <표 6-3>과 같다(하양숙 등, 1994).

표 6-3 자살 의도를 반영하는 단서

개인적 습관 변화	
• 식욕의 변화 • 수면 양상의 변화 • 외형의 급작스런 변화 • 설명할 수 없는 인격 변화	• 잦은 신체 질환 • 알코올과 약물 사용 증가 • 지속적인 자기 비난 • 위험을 감수하거나 자해 행위 증가
학교 생활의 변화	
• 잦은 결석 • 성적 하락 • 권태, 무감동	• 수업 분위기 저해 • 교사나 권위자를 향한 공격이나 적개심
가족 및 사회 관계의 변화	
• 동료와의 상호 관계 감소 • 친구가 바뀜 • 생활을 정리함	• 애정 관계에 대한 관심 고조나 결핍 • 평소에 아끼던 물건을 친구에게 줌

청소년들은 누군가 자신의 말을 경청해주기를 원한다. 진정한 관심을 보이는 사람이 있는 경우는 자살 시도를 확실하게 감소시켜 줄 수 있다. 가족은 청소년에게 가장 중요한 지지원이 된다. 가족은 자녀의 고의적인 자살 기도에 대해 분노와 당혹감을 느끼고 자녀를 잘 키우지 못하였다는 죄책감과 사회적 수치심을 경험한다.

4 간 염

간염 중 B형 바이러스에 의한 간염은 우리나라의 경우 선진국보다 감염률이 월등히 높다. 간염의 원인은 바이러스, 알코올, 화학 독성 물질, 약물 등 여러 가지가 있으나 바이러스가 가장 흔하다. 바이러스성 간염은 원인균에 따라 A형, B형, C형, delta형으로 분류한다. 우리나라에서 성인의 대부분이 A형 바이러스 간염에 대하여는 면역이 되어 있고, 전염이 되어도 치유가 잘되어 문제가 안된다. 여기서는 급성 B형 간염에 대해서만 서술하겠다.

1) 잠복기와 전파 경로

B형 바이러스 간염은 잠복기가 60~160일 정도이며 키스, 성교, 주사바늘, 의료 기구, 치과 기구를 통하거나 수혈로 전파가 되는데 혈액을 통한 전파가 가장 가능성이 높다. B형 바이러스 간염인 산모의 아이는 출산시 혈액과 접촉을 통해 감염된다. B형 간염 보균자는 전 인구의 10% 정도를 차지하고 있으며, 간염으로 진전된 환자의 5~10%는 수년간 혹은 평생 동안 만성 보균자가 될 수 있다. 급성 간염은 대부분 잘 치유가 되나 10~20%는 만성 간염으로 진행될 수 있다.

2) 증상 및 진단

급성 간염의 경우 처음에는 미열, 근육통, 관절통과 같은 감기 몸살 비슷한 증상으로 시작하여 전신 피로감, 밥맛이나 담배맛이 떨어지고 구역질과 구토, 소화 불량, 우측 상부에 불쾌감을 호소한다. 황달은 모든 환자에게 나타나지 않으며 오히려 황달이 없는 경우가 더 많다. 황달로 눈의 흰 자위와 피부가 노랗게 되고 소변색이 적황색으로 짙어지며 황달은 보통 4~6주 정도 지속되다가 차차 없어진다. 간염 증상이 6개월 이상 지속되면 만성 간염이라 하고 간 조직 검사를 통해 치료 방향을 정한다. 만성 간염인 경우 간경화나 간암으로 진행될 위험이 크므로 일생 동안 술과 담배를 금하고 정기적으로 병원을 방문하여 간기능 검사를 받아야 한다.

진단은 혈액을 이용하여 간염 항원과 항체 검사, 간기능 검사를 한다. B형 간염의 표면 항원(HBsAg)은 감염 6~8주 후에 혈액에 나타나서 3~4개월간 지속된 후 없어지는데 6개월 이상 지속되면 보균자라고 한다. 간기능 검사상 혈청 효소치(ALT, AST)가 높아진다.

3) 치 료

급성 B형 간염은 대부분 2~4개월 경과하면 치유된다. 입원이 반드시 필요하지 않으나 누워서 안정을 취하도록 한다. 식욕 부진이 심하면 소량씩 자주 식사를 하게 한다. 술이나 담배는 금하고 구토와 식욕부진으로 전혀 먹을 수 없으면 포도당 용액을 정맥 주사한다. 급성기가 지나면 가벼운 산책이나 활동을 하며 안정만을 강요하지 않는다. 간을 보호하기 위한 특정한 음식이나 약물은 없으며, 식이 요법은 손상된 간세포를 재생시키는데 도움이 되도록 충분한 탄수화물과 단백질, 적당한 지방 식사를 한다.

간장약으로 많은 종류가 있으나 간에 독성이 없는 약을 선택하되 반드시 의사 처방에 따라 약을 복용하는 것이 중요하다. 만성 보균자는 6개월마다 정기적으로 B형 간염 항원 검사를 한다. 만성 보균자의 치료는 항 바이러스제나 인터페론이 효과가 있다고 하나 완전하지 않으며 다른 사람에게 전염되지 않도록 주의해야 한다.

4) 예 방

대부분의 바이러스성 간염은 가정, 지역 사회 건강 관리 체제내에서 적절하게 예방할 수 있다.

개인 위생면에서 가장 좋은 예방은 모든 사람이 철저히 손을 씻는 것이다. 체액이나 혈액과 접촉된 기구는 모두 오염된 것으로 간주하고 주의 깊게 다룬다. 개인 위생을 철저히 유지하고 가능한 가정에서 식사를 하는 것이 좋으며, 공공 기관에 근무하는 음식물 취급자는 A형 간염 검사를 하고, 약수터 등은 수질 검사를 정규적으로 받아 사전에 전달 경로를 차단한다.

환자에게서 전파를 방지하기 위해서는 대소변 전후 철저히 손을 씻고 화장실을 매일 철저히 청소한다. 바이러스에 감염된 환자의 혈액, 체액이 다른 사람의 개방된 상처 부위에 닿지 않도록 한다. 간염 항원이 양성으로 나온 사람은 헌혈해서는 안되고 감염 기간중 성적 접촉을 금한다. B형 간염 환자나 보균자는 면도기, 칫솔, 목욕 수건, 담배, 그밖에 개인 용품들을 다른 사람과 같이 사용하지 않는다. 피부를 찌르거나 혈관에 접촉하는 모든 기구들은 잠재적인 오염원이 될 수 있다. 모든 헌혈자에게 B형 바이러스 간염 항원 검사를 하여 보균자의 혈액이 다른 사람에게 수혈되지 않도록 한다. 수혈은 꼭 필요한 경우에만 국한하여 시행한다. 주사기와 바늘은 한 번 쓰고 버리는 일회용을 사용하며, 일회용이 아닌 경우는 철저히 멸균 소독을 한다. 수술 대상자들에게는 자기 수혈을 권장한다. 개인 및 가정 차원에서는 개인 위생을 잘 지키고 간염 예방 접종을 맞는다.

간염 예방 접종법은 B형 간염 백신을 연속 3회(1달, 2달, 6달) 주사하는 것이며, 항체 발생률은 85~95%이다. B형 간염바이러스에 노출되었으면 간염 항체로 구성된 면역 글로블린(HBIG)을 주사 맞는다. 분만 전후에 노출된 영아들은 출생시 HBIG를 투여받고 동시에 간염 예방 접종을 한다.

5 성폭력

성폭력은 상대방에게 본인의 의사에 상관없이 불쾌감이나 공포, 불안 등을 주는 모든 성적 행위이다. 여기에는 강간, 성희롱, 성추행, 음란 전화, 음란 통신, 성기 노출, 아내 구타, 인신 매매, 강제 매춘, 포르노 제작 및 판매, 근친 상간 등이 포함된다.

청소년의 성문제는 성인의 책임이 커서 사회 구조적 문세를 포함하고 있다.

1) 청소년 성문제의 사회 구조적 원인

청소년 시기는 강렬한 성적 욕구와 호기심이 생기는 시기이다. 그러나 정상적인 경로를 통한 성교육 부족으로 청소년들은 잘못된 성지식을 습득하고 있고, 입시 위주의 교육으로 인한 스트레스는 높으나 여가 오락 문화는 발달되어 있지 않으며, 성적 자극을 주는 시청각 매체(영화, 비디오, 만화, 잡지, PC 음란물 등)들을 손쉽게 접근할 수 있는 것이 청소년으로 하여금 성적 문제 행동을 일으키게 하는 요인이 된다.

더구나 우리나라의 전통 가치관이 희박해지면서 쾌락 위주의 서구식 성의식이 우리 사회에 침투되면서 여성의 매춘을 유도하는 퇴폐, 향락 업소가 발달하게 되었는데, 유흥 업소 여성들의 수입이 청년기 근로 여성들의 임금보다 상대적으로 많아 근로직 여성들을 유혹하는 요인이 된다.

2) 성폭력의 양상

성폭력은 가해자의 학력, 지위, 그리고 피해자의 연령, 외모 등과 관계없이 발생된다. 범죄 유형도 강도 강간, 직장내 강간, 근친 강간, 신분과 지위를 이용한 강간, 어린이 강간 등으로 다양하고 피해자와 아는 사람이 가해자인 경우가 70~80%로 많다. 피해 여성의 연령도 3개월에서 70세까지 다양하여 일반적으로 젊은 여성이 주로 당한다는 고정 관념은 잘못된 것이다. 즉 여자라면 누구나가 다 성폭력의 대상이 될 수 있다. 이와 같이 성폭력의 실상은 다양한데, 피해자도 가해자와 함께 비난받는 유일한 범죄가 되어서 여성의 몸조심과 문단속의 결함을 문제삼고 있다.

3) 성폭력의 후유증

가. 신체적 피해

신체적으로 외상, 임신, 성병 감염 등의 피해가 있으며, 어린이 경우는 성기 구조의 변형까지 초래되는 것으로 보고되었다.

나. 경제 사회적 피해

성폭력 후 피해자는 경제, 사회적으로 많은 피해를 이중으로 받고 있다. 강간 피해 사실을 알리겠다는 가해자의 협박으로 지속적인 돈 요구와 성폭행에 시달리는가 하면, 직장 성폭행의 경우 피해자가 도리어 사표를 쓰는 예가 많다. 임신이나 신체적 손상의 치료도 여성만

치르는 대가이다. 피해 여성은 가족 관계에 손상을 받고 가족 자체가 붕괴되기도 한다. 우리 사회의 잘못된 순결관은 피해 여성들에게 이중 삼중의 고통을 부여하고 있다.

다. 심리적 피해

피해 여성은 보편적으로 불안과 두려움, 우울과 좌절, 자기 비하감이 크다. 한편으로 가해자에 대한 적개심, 복수심, 증오 등의 감정으로 올바른 대인 관계를 형성하지 못하고 삶 자체가 황폐화되어 간다. 심한 경우 정신병에 시달리고 원만한 가정 생활을 꾸리는 것도 어렵다.

라. 사회 전반에 미치는 피해

가족 붕괴, 살인 등 양 가족을 불행하게 만드는 상황이 만들어진다. 매춘 동기의 30% 정도는 성폭력으로 인한 순결 상실감이라고 한다. 피해 여성은 행동과 사고의 위축으로 정상적인 발달 과정을 밟지 못하게 되고, 인간으로서의 권리인 자유를 침해받게 된다. 남녀 관계를 불신하고 남자를 적으로 대하게 되는 등 심각한 사회 문제를 야기한다.

4) 성폭력시의 대처

성폭력을 당하면 가장 먼저 병원에 가서 적절한 치료를 받아야 한다. 상처가 남아 있을 때 진단서를 받아두면 나중에 성폭력에 대한 구체적인 증거가 될 수 있다. 의사에게 구체적으로 '성폭력을 당했다'고 이야기하면 적절한 치료를 받을 수 있을 것이다. 병원에서 검진하는 내용은 신체적 상해 상태, 질의 파열 상태, 성병 감염 여부, 임신 여부이다. 특히 모르는 사람으로부터 성폭행을 당한 경우 정액 체취로 가해자의 혈액형을 판정해야 하므로 검진은 반드시 산부인과 병원에서 받아야 하며, 정액 체취를 할 수 있는 시간은 사건 발생 후 24시간 이내에 가능하다.

5) 성폭력에 대한 잘못된 통념

사회가 갖는 전반적 성폭력의 통념이 잘못되어 성범죄가 은폐되고 성폭력의 심각성이 일반에게 널리 알려지지 못하고 있으며, 피해 여성들이 극심한 고통과 후유증을 앓고 있게 된다. 여기서 최영애(1992)가 열거한 잘못된 통념을 소개한다〈표 6-4〉.

6) 성폭력 문제 해결을 위한 대책

개인적으로 강간에 대한 잘못된 통념을 버리고 그릇된 순결관을 극복해야 한다. 성폭력 피해 여성은 자신은 피해자이고 가해자는 법적 처벌을 받아야 한다는 믿음을 갖고 주변에서 일어나는 가벼운 성추행에도 소극적 태도를 버리고 단호하게 대처한다.

청소년은 자아 정체감이 분명해야 하고 자신의 행위에 책임을 지고 스스로 판단하여 슬기롭게 행동할 수 있도록 지도한다. 평소에 자기 주장을 분명히 하는 태도를 기르고 위급시에 사용할 수 있도록 호신술을 몇 가지 배운다. 남의 의견을 습관적으로 무시하고 남성 우월적인 태도를 지닌 남성과 데이트를 하지 않는다. 남성 청소년은 신체적 운동을 통해 에너지를 건전하게 발산할 수 있도록 한다.

직장 내에서 성폭력을 대처하는 방법은 첫째 여성이 자신의 의사를 분명히 밝힌다. 둘째 성폭행이 발생했을 때 노조나 여직원회에 알려서 집단 행동을 한다. 이때는 누가 언제 어디서 누구에게 무슨 일로 성추행을 했는지를 기록한 구체적 자료를 준비한다. 셋째 성희롱이나 추행을 하는 사람에게 그런 행위를 그만둘 것을 분명하게 요구한다. 넷째 이러한 경고에도 문제가 해결되지 않으면 고용주에게 알려 가해자를 사안에 따라 경고 또는 해고 조치할 것을 요구한다.

자녀들도 평등하게 키워 남자 어린이가 자신도 모르게 가해자로 성장하지 않도록 하며 자녀 주위에 모든 유해 환경에 적극 대처한다. 음란한 게임이나 비디오를 사거나 보지 않도록 눈여겨 살펴본다. 또한 제도적으로 청소년들이 성역할이나 성에 대한 올바른 교육을 받을

표 6-4 성폭력에 대한 잘못된 통념

잘못된 통념	반 박 근 거
(1) 강간만이 성폭력이다.	여성을 대상으로 하는 짙은 농담, 공공 장소에서 추근거림, 성기 노출, 음란 전화, 아내 구타, 인신 매매, 강요된 매춘 모두가 성폭력이다.
(2) 강간은 폭력이 아니라 조금 난폭한 성관계이다.	강간은 성관계 아니다. 남성의 성이 무기가 되어 여성의 성을 침해한 폭력 행위일 뿐이다. 남성 성기의 삽입은 여성의 의지와 관계없이 일어난 행위이다. 따라서 강간 당한 여성은 순결을 잃은 것이 아니라 폭력을 당한 것이다. 성폭력을 강도에게 상해당한 것이라고 생각하게 되면 심리적 극복이 더욱 쉬워진다.
(3) 나에게는 일어날 수 없는 일이다.	그 동안 성폭력의 2%만이 노출되어 왔기 때문에 대부분 자신과는 무관하다고 생각한다. 그러나 성폭력은 연령, 교육, 사회적 지위, 직업, 종교, 외모에 관계없이 모든 여성들에게 일어나고 있다.
(4) 성폭력은 남성의 성충동 때문에 우발적으로 일어나는 범죄이다.	남성의 성욕은 본능적이며 억제할 수 없다는 잘못된 생각이 전제된다. 이것은 과학적 근거가 없는 것으로 보고된다. 70% 이상은 계획된 범죄이며 피해자 자신의 불만, 분노, 남성다움이나 능력을 입증하는 도구로 이용되고 있다. 이는 여성의 성을 남성의 소유로 생각하는 남성 중심적 문화와 여성의 낮은 사회적 지위-여성 비하 의식 때문이라고 볼 수 있다.
(5) 여성들의 심한 노출이 성폭력의 주범이다.	성폭력은 젊은 여성, 노출이 심한 여성에게만 일어나는 것이 아니다. 어린이 성폭행이 30% 이상을 넘고 여름에만 범죄가 일어나는 것은 아니다. 피해자의 옷차림이나 언동에 성폭력 책임을 전가하거나 범죄를 정당화할 수 없다. 이것이 다른 범죄와 달리 비난의 화살을 범죄자가 아니라 피해자에게 돌리는 잘못된 논리이다.
(6) 대부분의 강간은 낯선 사람에 의해 발생한다.	실제로 강간은 모르는 사람보다 아는 사람에 의한 경우가 약 70%에 해당된다. 이 통념 역시 성폭력을 충동적으로 일어나는 우발적 범죄로 보는 인식 때문이다.
(7) 강간범은 정신 이상이다.	보통 강간범을 저소득층의 성격 파탄자나 정상적인 생활을 하지 못하는 사람일 것이라고 믿는다. 그러나 가해자는 일반인과 다를 바가 없다. 이들은 자신의 소외감, 열등 의식, 분노 등을 표출할 대상으로 무력하다고 여겨지는 여성, 어린이를 택했을 뿐이다.
(8) 여자가 끝까지 저항하면 강간은 불가능하다.	강간범은 많은 경우 매우 위협적인 상황을 연출하여 여성들은 극도와 공포와 수치심으로 인해 저항하기보다 무력해지기 쉽다. 이 통념은 성폭력을 고소해도 증거 불충분으로 불기소 처분을 받는 경우가 허다하다는 결과에서도 알 수 있는데, 여성이 강간임을 입증하려면 저항할 수 없을 정도의 폭행과 협박이 있음을 입증해야 한다.
(9) 부부간에 강간이란 있을 수 없다.	많은 경우 심한 아내 구타 후 강제적으로 성관계를 요구하는 경우가 많았고, 구타 당한 아내는 이때가 가장 죽고 싶을 정도로 고통스럽다고 한다. 이것은 분명 아내에 대한 성적 학대이자 강간 행위이다. 아내는 남편의 소유물이 아니며 자신의 몸과 성에 관한 사항을 결정한 권리는 자기 자신에게 있기 때문이다.

수 있도록 교육 과정을 만들고, 성폭력 여성을 도와주는 상담소, 치료 센터, 피난처들을 설치하는 등의 사회 제도적 뒷받침이 마련되도록 활동한다.

6 성 병

성병은 세계보건기구(WHO)에서 STD(sexually transmitted disease) 즉 성행위 전파 질병으로 불리운다. 이 구분에 의하면 매독, 임질, 연성하감, 비임균성 요도염 등이 포함되며 광의로는 AIDS도 포함시킬 수 있다.

1) 임 질

임질은 성병 중 가장 많이 발생하는 질환으로 원인은 임질균이며, 성적 접촉에 의해 전염되고 경구 감염이나 항문을 통한 감염도 있다.

임질은 성병 중 가장 오래된 것으로 인류의 시작과 더불어 생긴 병이라고 한다. 임질은 2차 대전 때 최고에 달하였다가 차차 감소하였으나 근래 다시 증가하고 있다.

가. 증 상

남자는 성적 접촉을 가진 후 3~5일부터 요도가 가렵고 소변이 자주 마려우며 소변볼 때 아프다가 후에 고름 같은 분비물이 요도에서 나온다. 여자는 증상이 없는 경우가 많으나 임균으로 골반염을 일으키면 하복부 통증이 있고, 월경초에 하복부가 아프다. 질에서 요도가 가까우므로 요도염, 방광염을 일으키고 소변 정체 현상이 있다.

나. 진 단

남자의 경우 요도 분비물에서 균을 조사하며, 여자의 경우 월경중이나 월경 직후에 자궁 경부에서 나오는 분비물을 검사한다.

다. 치 료

페니실린으로 대부분 치유된다. 초기 임질은 보통 외래에서 치료하여 환자를 교육시킴으로써 재발을 방지한다. 병이 퍼질 때까지 지체하면 다른 사람을 감염시키는 요인이 됨을 교육시키고, 감염의 전파를 막기 위하여 분비물이 묻은 모든 물건을 물과 비누로 깨끗이 씻고, 화장실에 다녀온 후 손을 깨끗이 씻어 임질균이 눈으로 침입하지 못하도록 각별히 주의하도록 한다.

2) 매 독

매독은 주로 환자와의 성교로 전염되며 입술, 손가락으로도 전염되고 태반을 통해 태아에게 전달되기도 한다. 2차 세계 대전 후 페니실린의 개발로 매독 환자가 감소하였다가 근래 다시 증가하고 있는 추세이다. 이와 같은 증가 이유는 매독을 대수롭지 않게 생각하거나 부적당한 치료, 성도덕의 타락, 동성 연애의 증가, 국가간의 교통이 편리해져 성병에도 국경이 없어졌기 때문이다.

가. 증 상

매독 환자와 성적 접촉을 하였을 경우 3주 후에 매독균이 침입한 성기 외음부, 입술, 혀, 유방 등에 콩알만한 작은 피부놀기(papule)가 생기고, 이것이 점차 경계가 뚜렷하고 통증이 없는 궤양(이를 매독에서는 하감이라 한다)이 되었다가 4~6주가 지나면 저절로 없어진다. 최초 감염 약 6주 후에 전신에 수mm 크기의 연분홍색의 작은 반점(장미진)이 나타나고 탈모증, 음부나 항문에 버섯 모양으로 융기된 피부 병소(콘딜로마) 등이 생긴다. 이것도 4~6주가 지나면 저절로 없어지면서 자신도 모르게 잠복 매독(3기 매독)으로 이행한다. 잠복 매독은 1년에서 수년이 경과 후에 발생하며 생명에 위협적일 수 있다.

나. 진 단

감염 후 3주까지는 혈청 반응이 음성으로 나타나므로 암시야 검사에 의해 직접 병원균을 발견할 수 있고, 그 이후는 혈청학적 진단 방법으로 검사한다.

다. 치 료

완전히 회복될 때까지 치료를 받을 수 있도록 도와주는 것이 중요하다. 치료 약물로는 벤자딘 페니실린을 근육 주사한다. 매독의 예방으로는 성교를 할 때 반드시 콘돔을 사용해야 하고, 성기를 비누로 깨끗이 씻으며, 매독의 의심이 있으면 24시간내에 페니실린을 근육 주사하는 것이 안전하다. 성병 예방을 한다고 미리 항생제를 복용하는 것은 전혀 효과가 없다.

3) 성병의 예방과 관리

모든 생물은 종의 영속을 위해 자손을 생산해야 하고 성교는 자손 생산을 위한 엄숙하고 신성한 의식일 수 있다. 그러나 쾌락만을 추구하는 성적 욕구는 많은 문제를 야기시키고 있고 성병은 그러한 문제 중 하나이다.

성병은 본인에게만 한정되는 것이 아니라 태아와 신생아에게도 감염되어 자손에게까지 선천성 기형과 시력 상실과 같은 치명적 결과를 초래할 수 있다. 따라서 성병의 예방과 관리는 매우 중요하다. 예방을 위해 정상적 결혼 생활 속에 본인 자신을 존중하고 도덕적 생활을 영위하며, 성병 감염자와의 접촉을 피함으로써 성병 감염을 예방한다. 또한 감염 위험이 있을 때는 콘돔을 사용한다.

배뇨시 불편감, 잦은 소변, 냄새나는 소변을 보거나 대하증(여성 생식기에서 냄새나고 누런 분비물이 나오는 것), 하복부 통증 등 성병 감염이 의심될 때는 지체없이 의료 기관에 찾아가 진단을 받고 신속히 치료함으로써 다른 사람에게로 전파를 방지하고, 질병이 진행되어 불임증이나 중추 신경계 병변으로 진행되는 것을 예방한다.

부부가 동시에 완치될 때까지 치료를 받아야 하고, 부부가 아니라도 성 상대자도 같은 방법으로 치료한다. 여성은 무증상인 경우가 빈번하므로 성병이 의심되는 남성과 성접촉하였을 때는 진단을 확인하여 치료를 철저히 받는다.

7 후천성 면역 결핍증(AIDS)

AIDS는 '20세기 최후 최악의 질병' 이라고 할 정도로 무서운 질병으로 WHO의 보고에 따르면 2006년 현재 3,950만 명이 에이즈에 감염되었다. 우리나라는 1985년 12월에 첫 내국인 감염자를 확인한 이래 2006년 9월말까지 총 4,401명이 감염되었고, 이중 806명이 사망하여 3,595명이 생존해 있으며, 에이즈 감염자수는 매년 기하급수적으로 증가하고 있다.

가. 원 인

인간 면역 결핍 바이러스(Human Immunodeficiency Virus, HIV)의 감염으로 인하며 동성 연애자 집단에서 이환율이 높아 성관계시 전파되는 것으로 추정하고 있으나 주사용 마약 사용자, 혈액제제 수혈자, 어린이 등 다른 집단에서도 발병하고 있다.

나. 전염 경로

단순히 일상적인 접촉을 통해서는 감염되지 않고 성교, 혈액, 키스, 수유 등 분비물에 의해 감염된다. 대부분 남성에게 발생 위험도가 높으나 남성을 통해 여성에게, 어머니로부터 태아에게 감염될 수 있고 모유를 통한 감염도 보고되고 있다.

우리나라에서 고위험 집단은 초기에는 주로 윤락 여성이나 외국 장기 체류자나 외항 선원이었으나, 1988년 이후에는 남성 동성 연애자, 수혈에 의한 감염수가 증가하면서 남자의 감염률이 높았다. 그러나 전파 양상도 서구화되어 2006년 현재 우리나라 감염인의 감염 경로를 보면, 이성간 접촉이 59.4%, 동성간 접촉이 39.1%, 혈액제제 0.5%, 국내 수혈 0.4%, 국외 수혈 0.4%, 수직 감염 0.1%, 마약 사용자 0.1%로 보고되었다.

다. 증 상

원인 불명의 고열이 오랫동안 지속되고 입안의 점막이 심하게 헐며 설사, 관절통, 임파절 종대, 간과 비장이 붓는다. 이러한 증상은 2~3주 후에 소멸되고, 7~10년 정도는 무증상으로 건강하게 지내기도 한다. 면역 기능 저하로 인한 설사, 발열, 각종 감염성 질환과 악성 종양이 발생하게 되는데 질병이 중증 상태가 되면 90% 이상이 AIDS 진단 후 4년 이내에 사망한다.

라. 진 단

AIDS 바이러스 항체를 검사한다. HIV에 감염된 환자들 대부분이 6~12주 내에 항체가 형성된다. 그러나 HIV항체 검사 양성이나 배양 양성 또는 HIV에 노출된 사람도 전혀 증상이 나타나지 않을 수 있으며, 이때는 명확하지 않지만 보균자가 되는 것으로 추정된다.

마. 치 료

HIV 감염 치료의 목적은 바이러스 복제를 통제하고 면역 체계의 파괴를 늦추는 데 있으며, 가능한 치료 약물로써 항바이러스 제제인 zidovudine(AZT, ZDV)은 환자들의 사망률을 감소시키고 생존율을 연장시키는 것으로 알려져있다. AIDS는 환자와 가족에게 전염에 대한 공포, 비정상적인 성행위를 통해 전염되므로 사회적 수치감, 단기간에 많은 사람들에게 전염된다는 문제가 있다. 수입이 없고 의료 혜택이 불충분한 사람을 위한 정부 기관의 도움이 필요하다.

바. AIDS 예방

에이즈는 20세기의 페스트라고 불릴 만큼 심각성이 크다. AIDS는 직장, 학교, 가정 등 일상적인 사회 접촉에 의해서 전염되지는 않는다. AIDS 환자와 식기를 같이 사용하거나 환자가 조리한 음식을 먹는 일, 담배를 돌려 피우는 일, 가벼운 입맞춤, 악수, 포옹, 목욕탕, 화장실, 수영장의 공동 사용으로 감염되지는 않는다. AIDS 환자의 체액이 건강한 사람의 몸으로 들어오지 않도록만 막으면 된다. 문란한 성생활을 하지 말고, 주사를 맞을 때는 반드시 일회용 주사기를 사용하고 문신, 귓불을 뚫을 때는 멸균 기구를 사용한다.

감염 위험성이 높은 여성이 임신할 경우 태아에게 감염시킬 위험이 있으므로 임신 전에 에이즈 항체 검사를 하고, 임신이 되었더라도 반드시 항체 검사를 한다.

Ⅶ

성년기 건강 관리

성인기는 청년기 이후 즉 23세경(대학 졸업 후)부터를 말하며 보통 전기 · 중 · 후기로 나뉜다. 성인기 전기를 23~39세까지, 성인기 중기를 40~64세까지, 성인 후기는 65세 이상으로 구분한다. 이 장에서 성년기라 함은 성인 전기와 중기만을 포함하며 성인 후기는 노년기에서 다루기로 한다.

1. 성년기 발달

1 성인 전기의 발달

1) 신체적 발달

성인 전기는 체력, 정력, 지구력이 절정에 이른 시기로 신체적 쇠퇴는 거의 알아채지 못할 정도로 점진적으로 이루어진다. 시력은 20세경에 가장 예민하였다가 점차로 나빠지며, 청력은 25세 이후에 감퇴가 뚜렷해진다. 이때에 겪는 급성기 질환의 절반은 호흡기 질환이며, 보통 매우 낮은 사망률을 보이고 주된 사망 원인은 사고이다.

2) 인지적 발달

성인 전기는 지적 기능이 가장 뛰어난 것으로 밝혀졌다. 새로운 정보를 처리하는 능력은 감소되나 저장된 정보의 사용과 처리 능력은 계속 발달된다.

3) 발달 과업

성인 전기의 발달 과업은 직업과 결혼이다. 성인 전기는 처음으로 직업을 갖고 경제적 자립을 이루며 성인으로서 책임을 지는 시기이다. 직업과 관련된 일은 개인의 정체감에 중요한 영향을 미치며 지적, 사회적, 정서적 발달과도 밀접한 관계를 갖는다. 결혼은 신념, 가치, 인생의 목표를 함께 나눌 수 있는 상대를 발견하여 함께 사는 것이다. 부부간 종교, 교육, 사회 계층적 배경이 다를 때는 상호 적응이 긴장 속에 이루어질 수 있다. 생활의 여러 면에서 협조와 순응이 따라야 하고, 상호 친밀성을 더욱 발전시키기 위해서는 서로에 대한 신뢰 확립이 필요하다.

2 성인 중기의 발달

성인 중기는 통칭 중년기로서 가정과 사회적 지위, 경제적 여유 등으로 가장 안정적 시기이나 자녀와 노부모에 대한 책임, 국가와 사회의 중책, 신체적, 사회적 변화에 적응해야 한다. 생리적으로 여성의 경우 폐경이 오고 노화 현상과 만성 성인병, 퇴행성 질환, 골다공증, 암 등으로의 이환율이 증가되고, 이 시기에 나타나는 다양한 변화와 함께 상황적 위기를 초래한다.

1) 신체적 발달

신체적 변화는 전 생애를 통해 일어나지만 성인 중기는 특히 세포의 변화, 지각, 조정, 신진 대사 등의 건강 문제로 노화를 의식하게 되는 시기이다.

피부 지방질이 감소하고 늘어지고 주름이 생기게 된다. 모발이 흰

색으로 변하고 가늘어지거나 남성은 탈모 현상이 나타난다. 골밀도가 감소하고 척추가 압박을 받게 되므로 요통이 발생한다. 관절의 변화를 가져와 날씨와 관련해 통증을 호소하며, 근력은 점차적으로 감소하고 탄력성을 잃게 되어 늘어진 것같이 보인다. 이러한 결과로 근육 반응 속도가 늦어지고 힘도 감소한다. 혈관의 신축성이 감소되어 젊을 때보다 혈압이 오르고 하지 정맥 판막이 제 기능을 못하므로 여성의 경우 정맥류가 발생되고, 모세 혈관이 약해져 약한 외상에도 파열을 가져온다.

눈은 수정체의 조절력 감소로 노안이 오고 가까운 곳을 볼 때는 돋보기가 필요해진다. 각막의 투과성이 감소되고, 빛을 받는 양이 감소하여 시력의 선명도와 투과성이 떨어진다. 청각 기능도 점진적으로 상실되는데, 시작은 남자가 빠르나 진행은 여자가 빠르다. 청각 능력을 상실하면 의사 소통에 장애가 오고 인간 관계가 원만히 이루어지지 못하므로 소외감을 느끼게 된다.

주로 앉아서 하는 활동이 많아지고, 신진 대사 작용의 저하로 칼로리 소모가 줄어들어 심박출량이나 폐활량이 감소하게 된다. 내분비계 기능도 저하되어 췌장에서 인슐린 분비량이 적어지므로 당뇨병의 발생률이 증가하게 된다. 무덥거나 심한 추위에 대처하는 능력이 떨어지고, 질병이나 외상 후 회복 과정이 느리고, 감기나 독감을 앓는 경우에도 청년보다 장기간의 간호가 필요하다.

중년기에 흔한 만성 질환은 암과 천식, 기관지염, 당뇨병, 고혈압과 심장 질환 등이다. 중년기의 사망 원인은 사고보다는 질병으로 인한 것이 더 많아진다.

2) 인지적 발달

성인 중기에는 정신적 감퇴가 없어서 지적 능력이 최고에 달하며 인지적 발달도 증가한다. 지적 능력은 생활 경험을 풍부하게 하고 확장시키며, 두뇌 기능도 계속 상승하게 된다. 기억력은 약간 감퇴하는 경향이 있다. 따라서 정보를 기억해 전달하는 능력은 청년보다 떨어진다. 중년기는 경험을 통해 얻은 성숙함과 융통성, 유머나 신념이 증가하며, 자신을 지적으로 성장시키는 동기 부여도 증가하게 된다. 지식을 생활 경험에 적용할 수 있으므로 의미 있는 학습을 하게 된다.

3) 정서 · 사회적 발달

에릭슨에 의하면 중년기는 침체와 생산 사이 갈등을 겪는 시기이며, 생산과 창조의 시기이다. 따라서 미래에 공헌하는 능력은 물론 사회에서의 책임을 감당할 수 있는 잠재력을 강조하는 시기이다. 이러한 관점에서 볼 때 중년기는 성공적이거나 그 반대에 처하기도 한다. 자신의 역할을 아내와 어머니의 역할로만 생각해 온 여성의 경우 성장한 자녀들의 독립과 남편의 사회 참여 및 활동 시간의 증가로 자신의 존재 가치에 대한 의문이 들고 우울해질 수 있다. 텅빈 집에 홀로 남은 갱년기 부인은 빈둥우리에 앉아 있는 어미새처럼 의기 소침하고, 슬프고, 허전함을 느끼며, 자기 인생의 목적이 상실된 것이 아닌가 반문을 하게 되는데 이를 '빈둥지 증후군' 이라고 부른다.

자녀가 집을 떠날 때 부부는 재적응이 필요하다. 자녀 양육의 책임과 의무에서 벗어나면서 생기는 여분의 정신적 에너지를 건설적인 방향으로 발산시키고, 부부 관계를 개선하여 새로운 관심을 발달시킬 때 인생의 어느 시기보다도 성숙하고 안정된 삶을 향유할 수 있게 된다.

중년기는 상황적 위기도 맞이하는데 여러 가지 질병과 부모 혹은 배우자의 죽음, 이혼, 별거, 실직 등이다. 자녀들이 성장과 결혼 또는 취업으로 인하여 독립함으로써 가족 체계와 역할 변화가 초래되어 부부가 재적응기를 맞게 되며, 이것이 또 하나의 위기가 될 수 있다.

4) 성적 발달

성인 중기의 성적 기능으로 폐경과 갱년의 개념이 중요하다.

가. 폐경과 갱년기의 정의

폐경(menopause)이란 월경의 영구적 중지를 의미하므로 여성에게만 일어나는 현상이다. '정지의 달(month of cessation)'을 의미하는 그리스어에서 기원하며, 폐경의 평균 연령은 49~51세 정도이다.

갱년기(climacterium)는 '사다리의 단계(rung of ladder)'라는 그리스어에서 기원한다. 갱년기는 여성, 남성 모두에게 일어나고 생식능력의 상실을 의미한다. 여성의 경우 45~65세 사이에 폐경과 갱년이 함께 일어나고, 남성은 70~90세 사이에 갱년이 온다. 남자들도 여자 폐경기와 거의 같은 때에 여성과 같은 심리적 반응을 경험한다고 알려져 있고, 이를 가성 갱년기 혹은 남성 폐경기라고 한다.

폐경은 수개월 내지 수년간의 불규칙한 기간을 거치면서 서서히 오게 되므로 폐경은 갱년기의 어느 한 시점에서 일어난다.

나. 폐경 생리

폐경기에 가까울수록 난소의 난포수가 적어지고, 난소 기능이 약화되어 에스트로젠양이 점차 감소되고, 월경 주기가 짧아지고 불규칙해진다. 폐경기가 진행됨에 따라 난소 소실 현상이 가속화되어 난자가 없어지게 되고, 결국 월경이 중단되어 폐경기에 이르게 된다.

생리적인 자연 폐경은 40세 이후에 정상적인 월경 주기가 짧아지는 것으로 시작하여, 후에는 월경 주기가 길어지면서 2~3개월 없어지는 듯 불규칙해지다가 1~2년 지나면 완전히 없어져 폐경에 이르게 된다. 보통 6개월에서 1년까지의 지속적인 무월경이 있으면 폐경으로 받아들인다.

다. 폐경의 증상

20%의 여성은 갱년기 증상을 전혀 경험하지 않고 있으나 대다수의 여성들은 미약한 정도의 증상을 경험하고 있다. 폐경의 증상으로 주요한 것은 열감, 성교시 동통, 요실금 등이다. 열감은 가슴 위로 더운

느낌을 주며 목이나 얼굴 등 상부로 퍼져나간다. 열감은 갑작스럽게 오며 심한 발한이나 오한이 뒤따르기도 하고 불안하거나 흥분, 스트레스를 받을 경우 더욱 심해진다. 빈도는 1~2시간에서 1~2주까지 다양하며 나이가 들수록 빈도가 줄어든다. 다른 증상으로는 손발이 차지고 어지러움증과 가슴이 뛰는 증상이 있다. 질 점막이 얇아지고 위축되어 건조해지므로 성교시 동통을 느낄 수 있고, 방광내 요도를 지지하는 인대 조직이 약화되어 요실금증이 흔히 발생한다.

뼈는 30대까지는 증가가 계속되나 35세를 기점으로 골상실이 시작되어 폐경기가 되면 난소 기능 감퇴와 관련되어 가속화되기 시작한다. 폐경기 이후 여성의 골상실은 남성에 비하여 매우 높아지며, 이러한 골밀도의 감소는 결국 골절을 유발시키는 원인이 된다. 폐경 후 처음 20년에 나타나는 골소실의 75% 이상은 에스트로겐의 결핍에 기인되는 것으로 알려지고 있다. 여성에서는 70세 이전까지는 팔 골절이 많고, 70세 이후는 고관절 골절과 척추의 압박 골절이 잘 생긴다.

일부는 생리적 노화 현상을 받아들이지 못하여 자신보다 젊은 여성에게 경쟁 의식을 나타내기도 하고, 자신의 노화 현상과 젊음에 대한 이상 사이에 갈등을 느끼고 상실감을 나타내기도 한다. 그러나 폐경이 상실이 아니라 오히려 해방으로 인식될 수도 있다. 임신 공포, 월경의 불편감, 피임 방법 사용으로부터 해방이며, 폐경을 긍정적으로 보는 여성들은 늙어갈 수록 잃는 것보다 얻는 것이 많다고 생각한다.

라. 폐경 증상의 조절

폐경의 증상 조절을 위해 최근에는 호르몬 대체 요법으로 에스트로겐 투여 방법이 사용되고 있다. 현재까지 여러 연구에 의하면 갱년기 증상에 대한 호르몬 대체 요법은 그 위험에 비하여 이점이 더 많다고 한다.

호르몬 투여로 얻는 효과는 다양하다. 열감과 발한 증상을 완화할 수 있고 질 위축을 완화할 수 있으며, 골다공증이나 심혈관 질환과 같은 장기적 증상을 예방하고 치료할 수 있다.

반면 호르몬 투여로 부작용도 발생 가능하다. 에스트로겐의 투여시 자궁 출혈, 유방 압통 및 유방 증대, 생리적 증후군인 신경 과민, 피로감, 두통, 월경통 등이 나타나기도 한다. 에스트로겐의 투여가 자궁 내막암과 유방암을 일으킬 수 있다는 보고가 있으나, 자궁 내막암을 유발시키는 결정적 원인이라는 것은 증명되지 않고 있다.

5) 발달 과업

성인 중기의 발달 과업은 자녀 독립, 노부모 봉양, 생리적 변화에 대한 적응, 배우자와 친구 관계 유지, 여가 활동 개발 등이다.

성인 중기 첫째 과업은 자녀가 건강하고 책임감 있는 성인이 되도록 돕는 것이다. 부모는 그들 자녀가 좋은 부모, 좋은 국민이 되도록 역할 모델이 되어야 한다. 또한 신체적, 심리적, 경제적 지지가 필요한 부모를 모시는 것도 중요한 과업이다. 노부모의 건강 상태가 좋지 않으면 돌보는 데 경제적, 시간적 부담을 져야 하며, 이는 중년에게 많은 스트레스를 주는 원인이 되기도 한다. 성인 중기는 자신이 이룬 가정과 사회에서의 과업과 성취에 대해 만족을 느낀다. 중년은 자신의 유형, 무형의 자산을 가정과 사회 발전에 유익하게 사용할 수 있도록 하는 것이 바람직하다. 한편으로 중년기는 노화 현상이 현저해지고, 신체적 매력이 감소하는 변화를 긍정적으로 받아들이고 적응해야 한다. 동양 문화권에서 노화는 위엄과 존경으로 보상받는다. 부부와는 친숙하고 편안한 관계로 성적인 대상이라기보다 인생의 동반자이고 친구의 관계로 인식된다. 함께 겪는 신체적, 심리적 변화를 서로 이해하고 상대가 아직도 매력적임을 알리는 것이 중요하다. 정상적인 성생활과 만족은 중년기를 더욱 성숙하게 한다. 중년기 여가 활동은 여자에게 더 필요하다. 등산, 운동, 여행 등 여가 활동을 자신에게 맞게 개발하여 즐길 수 있어야 한다.

그외에 직장에서의 은퇴와 배우자 사망에 적응해야 하고, 노부모나 다른 친척들의 생의 마지막 단계를 돌보아 주어야 한다. 은퇴한 경우는 적당한 때에 또 하나의 다른 경력을 쌓을 계획을 해야 한다. 은퇴와 노년에 대해 일찍부터 준비한다면 노년에 대한 두려움이 줄어들고 여생을 행복하게 살 수 있다.

2. 성년기 건강 관리

1 영 양

성년기는 급속한 성장은 끝나고 신체적 성숙에 도달하였으므로 청년기에 비하여 칼로리 섭취는 줄이되 단백 요구량은 변함이 없다. 성인병 예방을 위해서 지방과 염분 섭취는 적절히 하나 칼슘 섭취는 증가시킨다. 30~50세 사이는 10년마다 5%의 칼로리를 줄여야 하며, 이전과 같은 열량 섭취는 매년 0.5~1kg의 체중 증가를 가져올 수 있다. 2005년도 한국 영양학회에서 발표한 한국인의 영양 섭취 기준에 의하면 에너지 필요량이 30~49세의 남자는 2,400Kcal, 50~64세의 남자는 2,200Kcal이고, 30~49세 여자는 1,900Kcal, 50~64세 여자는 1,800Kcal로 성별과 나이에 따라 에너지 필요량을 차별화하였다. 폐경기 이후 여성은 골다공증 예방과 지연을 위해 인 섭취량을 줄이고, 과도한 단백질 섭취는 피하며 칼슘, 마그네슘의 섭취는 증가시키도록 한다. 우유는 골량 유지를 위해 가장 풍부한 칼슘 함유 식품이나 콜레스테롤 함유량이 많아 심혈관 질환의 위험을 가중시킬 수 있으므로 중년기 여성에게는 저지방 우유가 적합하다.

비타민 E는 호르몬 대치 요법을 받지 않는 여성의 열감, 발한, 질건조증, 피로 등을 감소시키기 위해 사용하는 대중적 방법이며 시금치, 땅콩, 채소기름, 콩 등에 풍부하게 들어 있다.

우리나라는 생활 수준이 향상되기 시작한 1980년대 이후부터는 고혈압, 악성 종양 등 만성 퇴행성 질환이 주요 사망 원인이 되었고, 대장암과 유방암이 증가 추세에 있는데 이는 우리의 식생활 패턴 변화를 반영하고 있다. 우리나라 국민은 총열량 섭취와 지방 섭취가 계속 증가하고 있고 염분과 술은 과잉 섭취하는 것으로 나타났는데, 지방 식품은 대장암이나 유방암, 심혈관 질환에 관련이 되고, 염분은 심혈관 질환과 관계가 된다. 성인병을 식사 요법으로 치료할 수 없으나 식이 조절은 분명히 건강에 중요한 영향을 주는 인자이다.

아래의 표는 한국영양학회에서 제시한 한국인을 위한 식사 지침이다.

표 7-1 한국인을 위한 식사 지침표

한국인을 위한 식사지침은 한국인의 건강유지를 위해서 어느 계층이나, 어느 연령이나 평소의 식사에서 지키도록 만든 것이다.

1) 다양한 식품을 골고루 먹자.
2) 정상 체중을 유지하자.
3) 단백질을 충분히 섭취하자.
4) 지방질은 총 에너지의 20% 정도로 하자.
5) 우유를 매일 마시자.
6) 짜게 먹지 말자.
7) 치아 건강을 유지하자.
8) 술, 담배, 카페인 음료 등을 절제하자.
9) 식생활 및 일상생활의 균형을 유지하자.
10) 즐겁게 식사하자.

2 운 동

지금까지 건강에 자신하고 살았던 성인들도 중기에 이르러 노화 현상이 현저해지면 건강을 걱정하고 건강을 유지하는 데 관심이 높아지며, 이를 위해 운동의 필요성을 느끼게 된다. 청년기부터 운동을 계속하였던 사람은 물론 이제 운동을 시작하려는 중년들은 쇠퇴하는 장기에 무리가 가지 않도록 운동을 계획하는 것이 중요하다. 먼저 운동의 종류와 운동 방법을 알아보고 성년에 적절한 운동을 소개한다.

1) 운동 종류

가. 유산소 운동과 무산소 운동

운동은 에너지 대사 과정에 있어서의 차이에 따라 유산소 운동(aerobic exercise)과 무산소 운동(anaerobic exercise)으로 나눈다. 유산소 운동은 산소를 근육으로 전달해주는 심장, 혈관, 혈액 등의 순환기능과 폐, 기관지 등의 호흡 기능을 증진시키며 걷기, 조깅, 달리기, 계단오르내리기, 자전거타기, 줄넘기, 수영, 에어로빅 체조, 댄스 등이 포함된다. 무산소 운동은 순간적으로 힘을 주거나 움직이는 운동으로 한 번에 많은 힘을 쓰기 때문에 산소 소비가 거의 이루어지지 않는 것이 특징이다. 역도, 단거리 달리기 등은 무산소 운동으로 근육의 크기와 힘을 향상시킬 수 있으나 심폐 기능에는 부담을 줄 수 있다.

나. 유연성 운동

유연성은 동작의 전범위 내의 관절의 가동 능력으로서 신체의 주요 근육 부위를 스트레칭함으로써 향상될 수 있다. 따라서 유연성 운동을 보통 스트레칭이라고 한다. 유연성은 근육의 긴장을 풀어주고 관절을 부드럽게 해서 운동과 일상생활에 많은 도움을 주며 좋은 자세를 유지하게 해준다. 최대의 효과를 위해서 근육이 충분이 더워졌을 때 하며 천천히 그리고 점진적으로 15초~30초 정도 동작을 멈춘다.

다. 근력강화 운동

근력은 한 번에 근육이 발생시키는 최대의 힘을 의미하고 개인의 생활 및 직업 활동 수준에 따라서 근력이 달라진다. 근육은 관절의 충격을 흡수하는 능력이 있기 때문에 근육의 발달로 관절의 충격에 대한 내구성을 증진시킬 수 있다.

근력 강화 운동은 운동 기구를 이용해 한다.

2) 운동 방법

운동은 일주일에 3일 내지 5일 정도는 해야 하며 매일 하는 것은 손상 위험성이 크고 1~2일 이하로 하는 것은 건강 증진 효과가 적다. 운동은 안정성 있게 하며 평소 생활에서 경험하는 부하보다 커야 운동의 효과가 나타난다. 운동의 강도는 최대 심박수를 기준으로 하여 심폐 기능에 충분한 자극을 주면서 과도한 부담이 되지 않도록 한다.

표 7-2 운동 한계 심박수

운동 한계 심박수 = (최대 심박수-안정시 심박수)×운동 강도+안정시 심박수
최대 심박수 : 220 - 연령

목표 운동 강도는 최대 산소 섭취량의 40~85% 범위 내에서 결정하는데, 체력이 약한 사람은 40~60%의 낮은 강도로 시작하고 건강한 사람은 60~80%로 한다. 운동 강도는 80%를 넘지 않도록 한다. 고강도 운동은 20분 이상, 저강도 운동은 60분 이상 지속해야 효과가 있다.

운동시 심박수는 본 운동을 시작하여 3~5분 경과 후 걷거나 잠시 운동을 쉬면서 경동맥이나 요골 동맥에서 맥박을 10초간 측정하여 6을 곱하여 나온 값이다. 경동맥은 목의 중앙(갑상연골부분)에 검지와 중지를 대고 옆으로 가볍게 미끄러트리면 닿는 약간 움푹한 부분에서 측정할 수 있다. 요골 동맥은 엄지손가락쪽의 손목 부분에 검지와 중지를 대면 느껴지는 박동이다.

운동 시작 전에는 준비 운동을, 운동 후에는 정리 운동으로 끝을 낸다. 운동중 흉통이 생기거나, 심하게 가슴이 두근거리거나, 심한 피로를 느끼거나, 하루 이상 경과하여도 없어지지 않는 근육통, 관절통 등이 있을 경우에는 운동의 강도나 시간 혹은 횟수를 줄여야 한다.

3) 성년기의 적절한 운동

적당한 운동은 유산소 운동, 근육 수축 운동, 요가 등이 추천되고

있다. 규칙적인 유산소 운동으로 심맥 관계 기능을 유지하고 순환기계 질병의 발생을 감소시킬 수 있고, 적절한 체중 유지로 비만을 예방할 수 있다. 걷기, 달리기, 댄스, 테니스 등 체중 부하 운동과 근육을 강하게 수축시키는 저항 운동은 뼈에 긴장이 가해지고 골밀도를 증가시켜 골다공증 예방과 지연에 도움이 된다. 최대 산소 흡수량 60% 정도의 강한 운동을 하루에 20~60분 계속할 때 골량 유지에 도움이 된다. 적어도 하루에 8,000~10,000보 걷기나 그에 비등한 운동이 뼈에 혈류를 증가시키고 칼슘을 뼈에 결합하게 하여 뼈를 강하게 한다. 유산소 운동은 중년 여성에게 골반 주위 혈액 순환을 증진시켜 질건조증 완화에 도움이 되며, 요가는 몸과 마음의 긴장을 완화시켜 준다. 운동시 지켜야 할 원칙은 1) 운동량을 점차 늘려가며 2) 계속적으로 하고 3) 과잉 운동을 피하는 것이다. 심한 운동을 한 후 10분이 지나면 호흡과 맥박이 정상으로 돌아와야 하고 피로감이 없어야 한다.

3 체중 관리

우리나라는 서구에 비하여 아직 비만으로 오는 건강 문제가 심각하지는 않다. 그러나 경제 수준의 향상과 서구식의 생활 방식으로 열량 섭취는 늘어나고 활동량은 줄어들었으며, 과거 어느 때보다도 과체중이나 비만 문제가 심각해지고 있다. 정상 체중을 유지하기 위한 요소는 적절한 영양 섭취, 알맞은 운동, 건전한 사고와 편안한 감정을 유지하는 것이 중요하다. 다음은 체중 관리를 위해 고려할 점이다.

- 설탕 섭취를 제한한다.
- 식사에 대한 계획서를 작성한다.
- 되도록 많이 움직인다.
- 성취 가능한 자아 신체상을 갖는다.
- 스트레스를 극복할 수 있는 적절한 대처 방안을 모색한다.

• 음식을 천천히 먹는다.

4 스트레스 관리

성년기는 가정, 직장, 사회에서 일생 중 가장 많은 책임을 안고 있는 시기로써 이에 따른 스트레스도 매우 높다. 일상 생활에서 적절한 스트레스는 바람직한 자극으로 성취를 높이고 자신감을 증진시키는 조건이 되지만, 과도한 스트레스는 신체적 심리적 증상을 일으키며 더 나아가 질환으로 발현될 수 있다. 내과 환자의 60~90%는 스트레스와 관련된 증상으로 찾아오는 것으로 추정하나 뚜렷한 신체 이상을 나타내지 않아 적절한 의학적 치료를 받지 못하는 것으로 보고된다. 성년기에 발생하는 대부분의 질환은 만성적으로 진행된 스트레스로 인한 것이라 볼 수 있다. 일반적으로 20~30대는 스트레스로 인해 정서적 장애가 나타나고, 중년 이상에서는 신체적 장애가 나타나고 있다.(〈부록 4. 스트레스 긴장 정도 점검표〉 참조 p.327)

1) 스트레스 유발 인자

성년기의 스트레스 유발 인자는 일, 결혼, 부모 역할, 가족 관계, 친구 관계, 자녀의 독립이나 출가, 이주, 실직, 퇴직, 질병뿐 아니라 여가 생활, 종교, 모욕감이나 창피감 및 자존심 손상 등을 초래하는 심리적 환경 등 생활에서 일어날 가능성이 있는 모든 사건이 포함된다. 이중 위협, 변화, 사람이나 재물의 상실을 일으키는 사건이 흔한 스트레스 유발인자이다.

2) 스트레스 대응 방법

• 스트레스로 인해 자신에게 나타나는 증상이 무엇인지를 규명한다.
• 스트레스원이 되는 사건을 가까운 사람에게 이야기하거나 더 큰

스트레스에 의연히 대처하는 다른 사람을 보고 힘을 얻는다.

- 스트레스 상황에서 할 수 없는 것과 할 수 있는 것을 구분해보고 할 수 있는 것에 에너지를 집중한다.
- 상황을 바꿀 수 없을 때는 그 상황에 적응하도록 노력한다.
- 스트레스 상황을 도전으로 생각하고 극복할 수 있다는 자신감을 기른다.
- 자신에 대해 긍정적으로 생각한다.
- 화가 났을 때는 건설적인 방법으로 해소하도록 노력한다.
- 스트레스 환경을 바꾸려고 노력한다.
- 친구를 새로 사귀거나 새로운 취미 생활을 만들고 외부에서 도움을 받을 수 있는 자원을 적극 찾는다.
- 명상이나 요가 등을 통한 이완 요법을 시도한다.

5 암의 예방과 발견

과거에 암은 불치병으로 죽음과 직결된다고 생각하였다. 지금도 암은 분명 심각한 질환이긴 하나 조기 발견과 진단 그리고 치료 방법의 발달 덕분에 생존 기간이 길어져 만성 질환으로 취급하고 있다. 암의 예방과 조기 발견은 사망률 감소의 최우선 과제라 할 수 있다.

1) 암의 발생 요인

암은 그 원인이 규명되지 않았으나 발생에 영향 미치는 요인으로 유전, 면역, 호르몬 등의 숙주 요인과 환경적 요인이 있다. 암의 유전이란 유전 인자를 통해 암이 다음 세대로 전달되는 것을 말하며, 가족적 소인을 갖는다는 표현은 가족내 특정암 발병률이 높아 유전을 의심할 수 있으나 정확한 유전 인자가 확인되지 않았을 때 사용하고 있다. 유방암은 가족적 소인을 가진 암으로서 유방암 환자의 가족은 정상인에 비해 유방암 발생률이 2~3배 높다. 면역 결핍이 있을 때 임파

종이나 백혈병과 같은 암에 걸릴 확률이 높으며, 호르몬과 암 발생과의 관계는 경험적 증거가 부족하다.

암의 80% 이상이 환경적 요인과 관련이 있다. 환경적 요인은 음식, 지역, 햇빛, 산업장 물질 등이다. 음식 중 과다한 칼로리, 고지방 섭취가 대장암이나 유방암 발병과 관련이 있고 탄 음식, 염장 음식이 위암과 관련이 있는 것으로 알려져 있다. 훈제 식품에는 benzo A pyrene이라는 위암과 관련된 발암 물질이 포함되며, 방사선은 백혈병, 갑상선암, 유방암과 폐암을 초래시킬 수 있다. 담배의 발암성은 잘 알려져 있다. 담배 연기는 폐암뿐 아니라 구강, 후두, 식도, 방광, 신장, 췌장암과 관련이 있다. 남성의 암사망률의 25~30%, 여성의 암사망률 5~10%는 흡연 때문인 것으로 추정된다. 담배 연기 속의 일산화탄소, 타르, 니코틴이 암 발생과 관련이 있는 것으로 나타났다. 알코올 역시 발암 물질로 작용할 수 있음이 최근 역학 연구에서 밝혀졌다. 알코올은 구강, 식도, 후두, 간암과 관련이 있으며, 특히 담배와 결합될 때 그 위험은 커진다. 과다한 흡연과 음주의 상승 효과는 흡연을 하지 않거나 음주하지 않는 사람에 비해 15배 위험을 가진다. 직업성 발암 물질에 의해 발생하는 암은 전체 암의 5% 정도라고 추정된다. B형 간염 바이러스는 간세포암과 밀접한 관련이 있는 것으로 생각된다.

2) 암의 조기 발견

암은 조기 발견하면 완치될 가능성이 높은 질환이다. 미국의 연구 보고서에 따르면 암으로 인한 사망률은 암의 위험 인자를 감소시키거나 제거함으로써 75%를 줄일 수 있으며, 증상이 없는 암과 암 전병소의 조기 발견은 암 발생을 더욱 감소시킬 수 있다고 한다.

정기적 암 검진은 특정암에 걸릴 확률이 높은 사람들을 대상으로 실제 초기 단계의 암에 걸려 있는 사람들을 찾아내고, 증상이 나타났지만 아직 의료 서비스를 찾지 않고 있는 사람들을 발견하기 위한 중요한 수단이다. 암은 조기 발견하면 치유율이 높아지므로 암의 조기 증상을 숙지하고 정기 검진을 받고 위험 요소를 피해 암을 예방하도록 해야 한다. 우리나라는 1999년부터 전 국민을 대상으로 국가암조기검진사업을 실시하고 있으며 대상 암 종류는 위암, 유방암, 자궁경부암, 간암, 대장암이다.

표 7-3 2001년 제정된 국가암조기검진사업의 조기 검진 가이드라인

	검진 대상	검진 주기	검진 방법
위 암	40세 이상 남녀	2년	위장조영촬영 또는 위내시경검사
간 암	40세 이상 남녀로 간경변증이나 B형 간염바이러스 항원 또는 C형 간염바이러스 항체 양성으로 확인된 자	6개월	간초음파검사 + 혈청알파태아단백검사
대 장 암	50세 이상 남녀	1년	분변잠혈반응검사(대변검사): 이상 소견 시 대장내시경검사 또는 이중조영바륨관장검사
유 방 암	30세 이상 여성	매월	유방자가검진
	40세 이상 여성	2년	유방촬영술 +유방임상진찰 권장
자궁경부암	30세 이상 여성	2년	자궁경부질세포검사

표 7-4 암의 경고 증상

- 배뇨나 배변 습관의 변화
- 유방이나 기타 부위에 덩어리가 만져지거나 단단해짐
- 불규칙한 질출혈, 또는 항문의 분비물이나 출혈
- 계속적으로 목이 쉬어 있거나 끊임없는 기침
- 치유되지 않는 상처
- 피부의 사마귀나 검은 점이 눈에 띄게 변함
- 장기적인 소화 불량이나 연하 곤란

3) 암의 예방

암의 원인은 정확하게 밝혀진 것이 없으므로 예방이 쉽지 않다. 그러나 건전하고 규칙적인 생활을 하고 균형잡힌 식생활과 운동을 하며, 담배를 끊고 스트레스를 줄인다면 암의 2/3는 예방할 수 있다.

표 7-5 암을 예방하기 위한 12개 조항

1. 균형 잡힌 영양을 섭취할 것 - 다채로운 식단을 마련합시다. -
2. 매일매일 변화있는 식생활을 할 것 - 한 가지 패턴이지는 않으십니까? -
3. 과식을 피하고 지방은 적게 - 맛있는 음식도 적당히 -
4. 술은 적절히 마실 것 - 건강하게 즐깁시다. -
5. 담배는 피우지 않도록- 특히 새로 피우기 시작하지 말 것 -
6. 비타민과 섬유질이 많이 함유된 음식을 섭취할 것 - 녹황색 채소를 풍부하게 -
7. 짠 음식은 적게 먹고 너무 뜨거운 것은 식혀서 먹을 것 - 위와 식도를 아껴줍시다 -
8. 탄 음식은 피할 것 - 돌연변이를 일으킵니다 -
9. 곰팡이가 핀 음식에 주의 - 먹기 전에 체크해 주세요 -
10. 햇빛은 너무 많이 쬐지 말 것 - 태양은 장난꾸러기랍니다 -
11. 적절하게 운동을 할 것 - 좋은 땀, 흘립시다 -
12. 몸을 청결하게 유지할 것 - 기분도 깔끔하게 -

〈출처 : 서울대 암연구소, http://cri.snu.ac.kr/public/index.asp?Action=prevention〉

6 정기 검진

신체적 건강의 유지 및 증진을 위해 2년마다(혹은 1년) 정기적으로 신체 검사를 받도록 한다. 갱년기는 일시적인 갱년기 장애 증상뿐 아니라 신체적인 퇴행성 변화가 서서히 나타나므로 건강 유지 증진을 위해 부인과 검진뿐 아니라 종합적인 검진을 받도록 한다. 특히 호르몬 치료를 받은 경우 자궁 내막암 등의 위험이 따를 수 있으므로 6개월마다 검진을 받고, 또 폐경이 된지 1년 후에 자궁 출혈이 있으면 즉시 병원에 가도록 한다.

3. 성년기 건강 문제

1 비만증

비만증은 음식물의 과잉 섭취와 운동 부족으로 인하며 인간의 생명과 건강에 가장 큰 위협 요인으로, 특히 성년기는 활동 에너지는 줄어드는데 비해 경제적 여유로 음식 문화가 다양해져 열량 섭취가 증가되는 경향이 있고 따라서 비만 위험이 높은 시기이다.

1) 정의와 비만 판정

비만은 체지방의 과다를 의미하며 체중, 체질량지수, 체지방량, 허리둘레, 허리 대 둔부의 비율 등으로 판정을 한다.

① 체중에 의한 비만 판정

비만도 = {(실제체중−표준체중)/표준체중}×100

＊단 표준체중 = {신장(cm)-100}×0.9

+10~20%	과 체 중
+20%이상	비 만

② 체질량지수(BMI)에 의한 비만 판정

구 분	BMI
저 체 중	〈 18.5
정 상	18.5~24.9
과 체 중	≥ 25
경도비만	25.0 ~ 29.9
고도비만	≥ 30

＊단 BMI= 체중(kg)/신장 (m^2)

③ **체지방량에 의한 비만 판정**

체지방량이 남자는 체중의 25% 이상일 때, 여자는 30% 이상일 때를 비만으로 본다.

④ **허리 대 둔부둘레에 의한 판정**

허리 대 둔부둘레가 남자는 1.0 이상, 여자는 0.85 이상일 때를 비만으로 본다.

⑤ **허리둘레에 의한 판정**

한국인의 복부 비만 판정 기준은 허리둘레가 남자는 90㎝(36인치) 이상, 여자는 85㎝(34인치) 이상이다(대한비만학회, 2005년 10월). 복부 비만은 키와 상관없이 허리둘레 수치만으로 진단된다.

2) 원 인

비만의 원인은 유전적, 환경저, 심리적 요인이 작용한다. 신체의 크기와 연령, 성별로 설명되지 않는 개인간의 에너지 소비량의 차이는 유전적인 차이를 시사한다. 즉 체질적으로 에너지 대사는 적고 에너지 보존량이 많은 것이며, 같은 열량을 섭취하여도 보통 사람에 비해 체지방 형성이 더 많아지는 것으로 설명된다. 가족의 체형이 거의 비슷한 것은 유전적 혹은 환경적 요인에 의한 것이라 할 수 있다. 사회적으로 고립된 성격을 가진 사람에게서 비만증의 경향이 높으며, 스트레스를 해소하기 위한 방법으로 먹는 습관을 가진 사람에게 많이 나타나는 것은 심리적 요인에 의한 비만을 의미한다.

3) 비만의 분류

발생 연령에 따라 소아 비만과 성인 비만으로, 지방 분포에 따라 상체 비만과 하체 비만, 내장 비만과 피하 비만으로 분류한다.

성인 비만은 소아 비만과 달리 지방세포수는 변화없고 세포가 커지는 지방세포비대형 비만이다. 상체 비만은 복부와 상체에 지방이 집중되어 있어 사과형이라 부르고 남성에게서 많으며 하체 비만은 주로 둔부와 대퇴에 지방이 많아지므로 서양배형이라 하고 여성에게서 많다(그림 7-1). 내장 비만은 복강의 내장 주변에 지방이 축적되어 있으며 고혈압, 심장병, 성인당뇨병 등 성인병에 걸릴 위험이 더 크다. 피하 비만은 복벽의 피하에 지방이 축적되어 있어 복부 피부를 잡았을 때 그 두께가 느껴지는 경우이고 주로 성장기 비만인 경우가 많다.

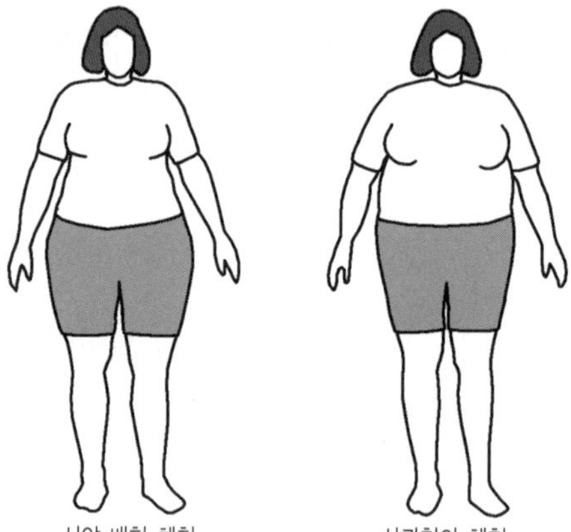

그림 7-1 비만 체형

4) 비만의 영향

비만증에서는 심근경색증, 울혈성 심부전증, 고혈압 발생 빈도가 정상인에 비해 현저하게 높고 인슐린 비의존성 당뇨와 상관이 높다. 그외에 정상인에 비하여 수술시 위험과 수술 후 회복 지연, 관절 질환, 담낭 질환, 사고와 낙상 등의 발생 위험이 높다. 남자의 경우 대장, 직장 및 전립선 암의 발생과 관계가 있다. 과체중과 발암 위험 증가 기전은 잘 알려져 있지 않으나 비만한 사람은 에스트로겐 생성이 증가된다. 에스트로겐의 증가는 자궁 내막, 자궁 경부, 유방 및 난소 등의 암을 발생시킨다고 보고되고 있다.

5) 비만의 치료

대부분의 비만증은 근본적인 원인을 규명하고 치료하는 것이 불가능하므로 원인 치료보다는 비만 자체의 치료에 목적을 둔다.

가. 저열량 식사 요법

일주에 약 0.45kg을 줄이기 위해서는 하루 500kcal를 줄여야 하고, 일주에 0.9kg을 줄이기 위해서는 하루 1,000kcal를 적게 섭취한다.

나. 행동 요법

식사 일지를 기록하여 분석하고, 식품 구매는 배부른 상태에서 하고, 미리 목록을 작성하여 충동 구매를 억제한다. 식사시에는 작은 그릇을 이용하고 음식을 눈에 안 보이는 곳에 두며 한 장소에서만 먹도록 한다. 식사하며 하는 활동 즉 독서, 텔레비전 시청 등을 제한하고 매 끼니마다 음식을 약간씩 남기도록 한다. 회식 등 포식할 기회가 있을 때는 사전에 열량이 적은 간식을 먹고 가고, 음식을 사양하는 태도를 갖는다. 사신이 계획한 대루 잘 했을 때는 스스로가 자신을 칭찬하고 특정 상을 주도록 미리 계획한다(영화를 본다든가, 옷이나 불선을 사는 등).

다. 운동 요법

비만의 주된 원인이 신체 활동 부족에 있으며, 신체 활동 부족은 열량 섭취의 증가보다 비만을 더욱 가중시킨다. 운동 강도를 최대 심박수의 50~60% 정도로 하고 하루 60분 이상 일주에 6~7회를 시행해야만 체지방 감소가 일어난다. 한 달에 1kg의 체중 감소를 위해서는 하루 평균 400kcal를 소모하는 운동을 해야 한다. 이는 산보 90분(4km/hr), 속보 60분(6km/hr), 조깅 30분(8km/hr)에 해당된다.

라. 약물 요법과 수술 요법

비만 치료 약물 요법은 포만 효과를 증진시키고 식간 음식 섭취, 당질 선호도를 감소시키는 효과를 가진다. 이상의 방법으로 효과가 없으면 수술 요법을 하나 위험률이 높아 적용에 주의를 요한다. 수술 방법으로는 지방 조직 절제술, 위나 소장의 일부 절제술, 공장회장 문합술, 미주 신경 절제술 등이 있다. 수술 후 체중 감소는 대략 수술전 체중의 1/3 정도이다.

2 종 양

통계청 보고에 의하면 2006년도 사망원인 1순위는 악성 신생물이었다. 악성 신생물은 인구 10만 명당 사망자가 96년도에 110.1명에서 2006년 134.8명으로 증가하여 지난 10년 동안 사망률이 가장 많이 증가한 사인이였다. 사망 순위는 남녀 합해서 폐암, 간암, 위암, 대장암 순이었고, 남자는 폐암, 간암, 위암의 순, 여자는 위암, 폐암, 대장암의 순으로 사망률이 높았다. 장기별 발생 빈도는 1999년에서 2002년 사이 남자는 위암, 폐암, 간암, 대장암의 순이었고 여자는 위암, 유방암, 대장암, 자궁경부암의 순으로 높았다.

암의 발생 현황은 변화되고 있는데, 남자는 전립선암과 대장암이, 여자는 갑상선암과 유방암의 발생 빈도가 급격히 증가하고 있고 자궁암은 감소 추세에 있어서 암의 발병 양상이 서구화되어 가고 있다.

이러한 암의 발병 현황을 근거로 본장에서는 위암, 폐암, 간암, 대장암, 유방암, 갑상선암, 자궁암을 간략히 살펴보겠다.

1) 위 암

위암은 우리나라에서 암발생률 1위, 사망률 3위(2006년 통계)를 차지하는 주요 암질환이다. 남자가 여자보다 발병률이 높으며 40세 이상에서 주로 발생한다. 소금에 절인 식품, 질산염 방부제 처리한 음식,

남 자

	발생자(명)	상대분율*
위암	14,300	(23.5%)
폐암	10,294	(16.9%)
간암	10,177	(16.7%)
대장암	6,264	(10.3%)
방광암	1,851	(3.0%)
식도암	1,714	(2.8%)
쓸개 및 기타 담도암	1,639	(2.7%)
췌장암	1,616	(2.7%)
전립샘암	1,589	(2.6%)
입술, 구강 및 인두	1,410	(2.3%)

상대분율*: 모든 암에서의 해당 암의 분율

여 자

	발생자(명)	상대분율*
위암	7,464	(16.1%)
유방암	6,610	(14.2%)
대장암	4,914	(10.6%)
사궁경부임	4,394	(9.5%)
폐암	3,673	(7.9%)
갑상샘암	3,431	(7.4%)
간암	3,335	(7.2%)
쓸개 및 기타 담도암	1,630	(3.5%)
난소암	1,334	(2.9%)
췌장암	1,177	(2.5%)

상대분율*: 모든 암에서의 해당 암의 분율

그림 7-2 성별 10대암 발생분율 (1999-2002)

불에 탄 고기, 흡연 등이 위험 요인으로 지목되고 있다. 또한 헬리코박터균에 의한 위궤양, 만성 위염, 악성 빈혈의 병력과도 관계가 있다.

초기 증상이 분명하지 않아서 조기 발견하기가 어렵다. 막연한 소화 불량감, 포만감을 느끼다가 점차 체중 감소, 빈혈, 대변에 피가 섞여나오고 말기에 이르면 통증, 복수가 보인다.

진단은 위의 방사선 촬영과 내시경 검사로 하며 초기인 경우는 위 절제술을 하고 그외에 화학 요법이나 방사선 요법을 수술 전 혹은 후에 한다. 국가 암 조기 검진 사업의 권장안에 의하면 40세 이상 남녀는 매 2년마다 위장조영촬영 혹은위 내시경을 하도록 되어 있다.

2) 폐 암

폐암은 발생률 2위, 사망율 1위를 차지하고 있고, 점차 발생률이 증가하고 있다. 남성에게 발생 빈도가 높으나 여성 흡연 인구가 늘면서 여성에서의 발생도 증가하고 있다. 폐암은 조기 발견이 어렵기 때문에 생존율이 낮은 편이다.

흡연이 가장 중요한 위험 요인이 되며 그외 석면, 대기 오염 등이 영향 요인이다. 금연은 폐암 예방에 도움이 된다. 증상은 기침과 호흡곤란, 가래에서 피가 섞여나오는 것, 숨쉴 때 천명음 소리가 나는 것 등이며, 이러한 증상이 발현될 때는 병이 많이 진행된 경우가 많다. 뼈로 전이되면 통증을 호소한다.

흉부 방사선 촬영, 컴퓨터 단층 촬영, 기관지경 검사로 진단하고 수술, 방사선, 화학 치료를 단독 혹은 병용해서 사용한다.

3) 간 암

간암은 조기 발견이 어렵고, 전이가 빨라 예후가 나쁜 암종이다. 남자에게서 발생률이 높고 40~50대에서 흔하다. 간암 확진 후 치료하지 않으면 4~6개월 이내에 사망하는 경우가 많다.

우리나라에서는 B형 바이러스 간염 병력이 발병 원인에 매우 중요하다. 명확한 초기 증상은 없으며 피로하고 안색이 검어지며, 오른쪽 배가 불편하든가 무거운 느낌, 소화 불량이 있고 설사와 변비 증상이 있다. 종양이 커져서 담도나 혈관을 막으면 얼굴이 노래지는 황달, 복수 등이 나타난다.

간의 초음파 촬영, 동위 원소 촬영이나 컴퓨터 단층 촬영으로 종양의 위치나 크기를 알 수 있고, 간동맥을 묶거나 막아서 간의 산소 공급을 줄임으로써 종양 크기를 줄일 수 있고, 종양이 간의 한쪽에만 작게 있을 때는 간절제술을 한다.

4) 대장암

대장은 맹장, 결장, 직장으로 구성되어 있는데 이중 종양이 흔하게 발생하는 부위는 결장과 직장이다. 50대 이상 연령층에서 많이 발생하며 남녀 발생 비율은 비슷하다. 저섬유소 식이, 고지방 음식, 가족적 성향이 위험 인자로 알려져 있다. 증상은 질병이 많이 진행될 때까지 잘 나타나지 않으며 흔하게 직장 출혈로 병원을 찾고 있다. 그 외 대변보는 습관의 변화, 복통, 식욕 부진, 체중 감소, 빈혈 등이 있다. 항문과 가까운 직장이나 결장에서 발생한 종양의 경우 직장에 손가락을 넣어 조사하는 직장 지두 검진으로 진단이 가능하며, 항문에서 먼 부위에 종양이 발생한 경우는 대장 내시경 검사나 대장 조영촬영술이 필요하다. 국가 5대암 조기 검진 프로그램에서는 50세 이상 남녀는 5-10년마다 대변 잠혈검사, 대장 내시경이나 조영촬영술 검사를 하도록 권장하고 있다. 치료는 수술과 화학 치료를 이용한다.

5) 유방암

유방암은 미국이나 유럽에서 가장 흔한 여성암이며 한국에서는 위암에 이어 두 번째로 많은 여성암이다. 최근 경제 성장과 더불어 서구화된 생활 양식 덕분에 환자가 증가 추세에 있다.

노인, 한쪽 유방암인 환자, 사회 경제 수준이 높은 사람, 가족력, 난소암이나 자궁내암의 병력이 있는 경우, 첫 임신이 30세 이후인 사람, 초경이 빠른 사람, 분만 이나 수유 경험이 없는 사람, 음주 습관이나 지방질이 많은 음식을 섭취하는 사람이 발생 위험이 높다.

유방에 비정상적 멍울이 만져지는 것이 대부분이며, 젖꼭지에서 노란물 같은 것이 나오거나 젖꼭지나 유방의 피부가 끌려들어가거나,

겨드랑이 임파선이 커지거나 유방에 통증이 있다. 유방 자가 검진, 유방 정기 진찰, 유방 사진 촬영 등을 통해 조기 발견할 수 있다. 유방암은 조기 발견하면 완치되므로 증상이 없어도 일년에 한 번은 유방 전문의의 진찰과 유방 사진 촬영으로 조기 발견하는 것이 중요하다. 유방암의 치료는 수술, 방사선 요법, 화학 요법, 호르몬 치료를 단독 혹은 결합해 사용한다.

자가 검진은 유방암의 조기 발견을 위해 매우 중요하므로 20세 이상의 여성은 한달에 한 번씩 할 것을 권장한다. 자가 검진은 월경이 끝난 후 5~7일경이 적절한 시기인데 이때가 월경 주기에 의한 유방 변화가 가장 적을 시기이기 때문이다. 폐경기가 지난 사람은 매달 일정한 날을 정하여 실시한다. 유방 자가 검진은 거울 앞에 서서 유방의 외형을 서로 비교해 보고 다음 한쪽 유방을 손가락으로 눌러가면서 멍울이 만져지나를 확인한 후에 겨드랑이까지 촉진하여 멍울의 유무를 확인하는 것이다. 자세한 자가 검진법은 <그림 7-3>과 같다.

6) 갑상샘암

갑상샘암은 주로 40-60세에 발생하며 남자보다 여자에서 많다. 1995년에 비하여 2002년 갑상샘암의 발생률은 2.46배로 높아져 가장 증가율이 높은 암이다. 위험 요인은 20세 이하 혹은 60세 이상의 연령층, 가족력, 목이나 머리 부위 방사선 치료 받은 적이 있는 경우 등이다. 목의 앞쪽 아래 부분에 딱딱하고 불규칙한 덩어리가 만져지나 만질 때 통증은 없다. 조기 발견이 가능하므로 치료에 대한 예후가 좋다. 암으로 확진되면 갑상샘을 수술로 절제한다.

7) 자궁암

흔히 말하는 자궁암은 자궁의 목 부분에 생기는 자궁경부암을 의미한다. 과거에는 우리나라 여성암 발생의 1위를 차지하였으나 점차 발생률이 감소하고 있다. 자궁경부암의 호발 연령은 40-50세이다. 위

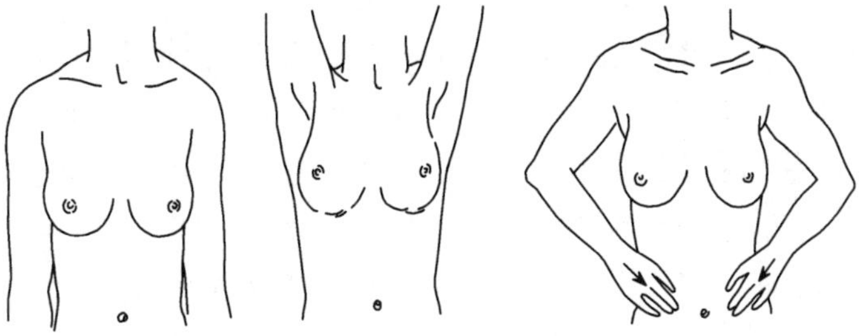

(1) 양손을 편안히 내린 상태와 양팔을 위로 올린 상태에서 유방의 좌우 대칭, 외형, 색의 변화, 함몰 부분이 있는지 관찰한다.

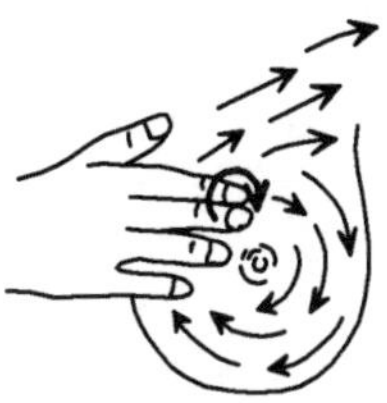

(2) 유방을 촉진하는 방법은 유방의 가장 먼 주변에서부터 중심부 유두를 향해 원을 그리면서 한다.

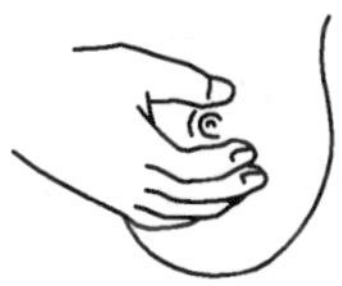

(3) 유두는 만져보아 분비물이 나오는지, 함몰이 되는지를 확인한다.

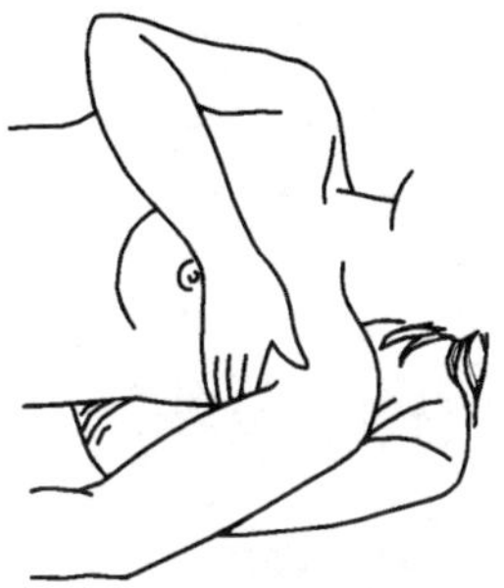

(4) 앉거나 누운 자세에서 팔을 자연스럽게 내리고 겨드랑이는 반대편 세 손가락 끝으로 회전시키듯이 촉진한다.

그림 7-3 자가 검진법

험 요인은 인유두종 바이러스(human papilloma virus, HPV)이며, 그 외 조기의 성경험, 성 파트너의 수, 흡연, 호르몬제의 복용 등이다. 2006년 자궁경부암 백신인 가다실(Gardasil)이 미국 식약청의 승인을 받았고, 2007년 9월 이후에 우리나라에서도 접종이 시작되었다. 가다실은 HPV 감염에 의한 자궁경부암을 예방하는 최초로 개발된 종양 백신이다.

조기 진단을 위해 여성은 세포 검사(Pap 도말 검사)를 매년 받을 것을 권장하고 있다. 질확대경으로 밝은 조명하에 자궁 경부와 하부 생식기를 관찰하는 질확대경 내진과 조직생검도 진단 방법으로 유용하게 쓰이고 있다. 조직생검은 가장 신빙성 있는 진단 방법이 된다

상피내암은 증상이 없고 더 진행되었을 때 가장 흔한 증상은 비정상 질 출혈과 분비물이다. 80~90%에서 비정상 출혈을 보이는데 성교 후 출혈, 비정상적 월경, 월경 사이 점적 출혈, 폐경 후 출혈로 나타난다. 이외에 골반통, 다리 부종, 빈뇨가 오며 진전된 경우는 월경 과다, 빈혈, 식욕 부진, 체중 감소가 있다.

상피내 종양(0기암)일 때는 국소 절제, 레이저 요법, 전기 응고법, 자궁 절제술이 사용된다. 1기 이상의 암에서는 자궁 절제술과 방사선 요법, 화학 요법을 이용한다.

3 심혈관 질환

1) 동맥 경화증

동맥 경화증이란 동맥 내경이 좁아지고 혈관벽이 굳어지면서 혈류의 장애가 발생되는 질환이다. 동맥 경화증 가운데 죽상 경화증은 혈관 내벽에 지방 성분이 필요 이상 침착하는 것이다. 동맥 경화증으로 혈관이 좁아지면 혈액 공급 부족으로 장기의 기능 손상이 오고, 혈관이 점차 막히면 공급되는 산소가 없어 장기의 세포가 죽는다. 동맥 경화증은 첫째 우리 몸의 뇌, 심장, 신장 같은 중요한 장기에 치명적 손상이나 후유증을 일으키고 둘째 이 질환은 40대 이후에 발생하여 사회적으로나 가정적으로 큰 손실을 가져온다. 셋째 이 질환은 서서히 생기므로 발병 관련 인자를 제거함으로써 예방이 가능하다는 점이 특징이다.

동맥 경화증의 영향 요인으로 콜레스테롤이나 지방을 많이 섭취하는 사람, 고혈압, 흡연, 좌식 생활자, 가족적 소인이 있고 당뇨병 환자가 위험 집단이 된다. 나이가 많아짐에 따라 증가하나 가임 여성은 예

외인데 폐경 후는 남자와 마찬가지로 발병률이 증가한다.

동맥 경화증은 장기간에 걸쳐서 서서히 진행되며 상당히 진행되어도 증상이 별로 없으므로 진단이 쉽지 않다. 따라서 진단이 된 경우에 이미 상당히 진행된 경우가 많다. 일단 발병하면 치료가 용이하지 않으므로 가장 좋은 치료는 적극적 예방이다.

동맥 경화증의 예방으로는 금연, 혈압 관리, 혈중 지질 농도의 정상 유지, 당뇨병의 치료 및 운동이 포함된다. 흡연중 일산화탄소는 동맥 내벽에 손상을 유발하여 동맥 경화 발병에 결정적 기여를 한다. 그러므로 금연은 동맥 경화증 예방 및 치료에 필수적이다. 지속적인 높은 혈압은 혈관에 손상을 주고 동맥 경화를 일으킨다. 과다한 지방 섭취는 혈중 콜레스테롤을 증가시키므로 콜레스테롤이 적게 함유된 음식을 섭취한다. 당뇨병으로 인한 당대사의 이상은 혈중 지질을 높이고, 혈관 손상을 유발하여 동맥 경화를 유발시키거나 진행을 촉진하므로 당뇨병을 관리하여 적절한 혈당 농도 유지가 중요하다. 비만증은 고혈압이나 고지혈증, 당뇨병 등을 합병하는 예가 많아 동맥 경화를 유발할 수 있으므로 체중 관리가 필요하다. 육체적 활동이 적은 사람에게 동맥 경화증의 빈도가 높다. 운동 요법은 체중의 감소, 심장의 적응에 의한 혈액 공급의 증가로 관상 동맥 질환을 개선할 수 있고 혈압의 감소, 콜레스테롤 감소, 금연 등의 이차적 효과는 관상 동맥 질환을 예방할 수 있다. 동맥 경화의 예방이나 환자의 훈련을 위해서는 혈압이 증가되지 않으면서 심장에 의한 혈류만 증가시키는 수영, 등산, 조깅 등이 좋다.

적대감, 긴박감, 과도한 경쟁심 등의 성향과 정신적 긴장, 감정적 부담, 불안감 등이 동맥 경화 유발과 관계가 있는 것으로 보고 되고 있어 스트레스 관리가 필요하다.

2) 협심증과 심근 경색증

심장에 혈액을 공급하는 관상 동맥이 폐쇄되어 심장에 혈액 공급이 부적절해지면 심근 세포는 산소 부족으로 손상된다. 관상 동맥의 혈류 감소는 주로 죽상 경화증이 그 원인이 된다. 일시적인 산소 부족은 협심증을 유발하고, 산소 부족으로 심근 세포가 죽으면 이를 심근 경색이라 한다.

주증상은 흉통이며 통증의 양상은 협심증과 심근 경색에서 차이가 있다. 협심증에서는 활동시 갑작스런 흉통이 발생되나, 앉아서 쉬고 니트로글리세린을 혀밑에 녹여서 복용하면 보통 5분 이내에 사라진다. 심근 경색증에서의 흉통의 발생은 활동과 관계 없어서 심지어 안정시에도 나타날 수 있고 최소 5분 이상 지속되고, 쉬거나 니트로글리세린을 복용하여도 통증이 완화되지 않는다. 흉통은 심장 있는 쪽 가슴에서 시작하여 왼쪽 어깨 또는 팔목으로 퍼지고 때로는 목이나 턱 등으로도 퍼진다. 심근 경색증에서는 심장 움직임의 장애로 인해 생명이 매우 위험하므로 신속한 환자 이송과 응급 처치가 필요하다.

관상동맥 촬영술을 하여 혈관의 폐쇄 정도를 조사하고 심전도와 혈액내 심장 세포 효소 농도를 조사하여 심근 괴사를 확인한다. 협심증은 휴식과 약물로 흉통을 조절한다. 심근 경생증은 발작 직후에는 절대 안정하게 하여 심장의 부담을 줄이는 것이 중요하다. 관상 동맥이 심하게 막혀서 혈액 순환을 시키지 못할 정도이면 관상동맥 중재술이나 관상동맥 우회 이식을 하여 혈액 순환이 가능해지도록 치료한다..

3) 고혈압

수축 기압이 140mmHg 이상이거나 이완 기압이 90mmHg 이상일 때를 고혈압이라고 한다. 그러나 혈압이 120/80mmHg~140/90 mmHg 사이인 경우에도 뇌졸중이나 심근경색과 같은 심혈관질환 발생 가능성이 높으므로 고혈압 전단계로 간주하고 있다(미국 JNC-7 보고서). 고혈압의 90% 이상은 원인 불명으로 이를 본태성 고혈압이라고 한다.

고혈압은 대표적 성인병으로서 우리나라 성인의 5명 중 1명 정도가 앓고 있다. 고혈압은 여러 장기에 심각한 합병증을 초래하여 불구나 사망에 이르게 하므로 조기 진단하여 정상 혈압을 유지하는 것이 매우 중요하다.

고혈압 자체만은 특별한 증상이 없으며 심장, 신장, 뇌 등의 주요 장기의 기능이 나빠지는 증상으로 자각하게 된다. 두통, 현기증, 부종, 야뇨증, 피로감, 비출혈 및 시야 변화 등이 뇌나 신장, 심장에서의 기능 저하를 의심할 수 있는 증상들이다. 고혈압은 인간 생명에 중요한 역할을 맡는 주요 장기를 자각 증상없이 손상시키면서 갑자기 생명을 위협하기 때문에 조용한 살인자(silent killer)라고 불리기도 한다.

고혈압 정도는 혈압을 측정함으로써 진단할 수 있고, 고혈압으로 인한 장기 손상은 심전도, 안저 검사, 소변 및 혈액 검사를 한다. 특히 안저 검사를 통해 망막의 혈관을 조사하는 것은 고혈압의 정도와 예후에 중요한 지침이 된다.

고혈압은 여생 동안 혈압을 정상 범위로 유지해야 하는 것이 치료 목표가 된다. 이를 위해 체중 조절, 음주 제한, 적절한 운동, 염분 제한, 저지방 식이, 금연을 생활화하고 이로써 혈압 조절이 되지 않으면 약물 요법을 병행한다.

4 당뇨병

당뇨병은 사망률이 4위에(2006년 통계) 이르는 중요 성인 질환이다. 전체 인구의 10% 정도를 당뇨 질환자로 추정하고 있으며 당뇨병에 의한 10만 명당 사망률은 1991년 12.4명, 2001년 23.8명으로 10년만에 2배로 증가하고 있어서 2030년에는 유병률이 인구의 14%에 달할 것으로 예상하고 있다.

당뇨병은 심혈관 질환, 암과 더불어 3대 난치병의 하나로 꼽히고 있다. 당뇨병은 인슐린의 절대적 혹은 상대적 결핍으로 오는 만성적 대사 질환이다. 정상적으로 연소하지 못한 탄수화물이 혈액에 쌓여 혈당이 높아지고 소변으로 당이 나오게 된다.

당뇨병은 성인에서 실명, 신장 부전, 외상 없이 발생되는 하지 절단, 심혈관 질환 발병의 주요 원인이 되므로 일단 진단을 확진받으면 여생을 관리해야 하는 질환이다.

당뇨병은 유전, 환경 두 가지 요소의 상호 작용으로 인하여 발생된다고 생각한다. 사회, 경제적 구조가 선진, 서구화되면서 평균 수명의 연장, 증가된 정신적 스트레스, 비만 등은 당뇨병을 유발하는 위험 요소이다.

당뇨병은 제1형 당뇨병과 제2형 당뇨병으로 분류한다. 제1형 당뇨병은 인슐린 의존성 당뇨병이라 하고 주로 어린 연령에서 발병하며, 췌장의 파괴로 인한 인슐린 분비가 격감하여 혈당 조절이 불가능한 상태이다. 제2형 당뇨병은 인슐린 비의존성 당뇨병으로서 주로 성인에게서 발병한다. 인슐린 저항성 증가와 인슐린 분비 저하로 인해 혈당 조절이 어려워진다. 제2형 당뇨병의 위험 요인은 나이, 비만, 가족력이며 위험 요인을 갖고 있는 사람들은 정기적인 혈당 검사를 받을 필요가 있다. 공복시 혈당이 126mg/dL, 식후 혈당이 200mg/dL 이상일 때 당뇨병으로 진단한다.

당뇨병의 특징적인 증상은 소변 배설량이 많은 다뇨증, 많은 양의 수분을 섭취하는 다갈증, 음식 섭취량이 많은 다식증이다. 환자는 점차 체중이 줄고 과식을 하나 사실은 영양 실조에 빠지게 된다.

당뇨병은 조절하는 것이지 치료하는 것이 아니므로 일생을 통해 끊임없이 노력을 기울여야 한다. 당뇨병 관리로 체중 관리, 식이 요법, 운동 요법, 약물 요법이 있다.

당뇨병 환자는 비만이 금물이며 때로는 체중 감소만으로 당뇨병이 조절될 수 있으므로 체중 관리에 신경써야 한다. 식이 요법은 가장 중요한 조절 요소로써 음식을 과잉 섭취하면 혈당이 높아져 증상이 악화되고, 너무 적게 섭취하면 인슐린 주사를 맞는 경우 인슐린 쇼크에 빠진다. 그러므로 열량이 부족하거나 지나치지 않게 처방된 식이 요법을 따라야 한다. 순수한 당질 등 장관에서 흡수가 빨라 혈당을 높이는 식품은 피하는 것이 좋다(설탕, 잼, 초콜릿, 케이크, 과자, 파이, 알코올 음료, 포도, 지나치게 잘 익은 과일 등). 식이 요법은 일생 동안 계속되어야 하므로 식생활 습관, 기호에 따라 조절되어야 한다. 고혈당과 고지혈증이 당뇨병 합병증을 촉진하므로 당분과 지방 섭취는 최대한 조절한다.

운동 요법도 혈당 관리에 절대로 필요하다. 규칙적 운동은 정신적 긴장의 해소, 칼로리 소모에 의한 체중 감소, 인슐린 결핍 상황에서도 근육 세포의 당 이용률 증가, 중성 지방의 감소, 혈압 감소 등의 이점이 있다.

약물 요법으로 경구용 혈당 강하제나 인슐린을 이용하여 혈당을 조절한다. 인슐린 주사가 필요한 환자는 스스로 주사하는 방법을 배워야 한다.

5 골다공증

골다공증은 뼈에 구멍이 많아져서 작은 충격에도 골절이 잘 되는 병이며, 약 25%의 여성에게서 발생되며 가족력과도 관계있다. 50세 여성 두 명 중 한 명은 골다공증을 갖고 있는 것으로 나타났다.

뼈는 나이를 먹으면서 점점 튼튼해지다가 30대에 가장 강하고 점차 약해지기 시작한다. 여성은 폐경기가 되면서 뼈의 농도가 갑자기 낮아지는 반면 남성은 서서히 낮아진다. 따라서 골다공증의 빈도는 여자가 남자에 비해 6배 정도 많다. 그러나 예방이 가능한 병이므로 이 병에 대해 잘 알아둘 필요가 있다.

골다공증의 문제는 골절의 위험이 높아지는 것이다. 골절은 척추, 고관절, 손목에서 잘 발생한다. 골다공증은 여성 호르몬인 에스트로겐의 분비가 감소되어 나타난다. 폐경 이외에 칼슘 섭취 부족, 활동 부족, 키가 작고 체중이 적은 여성에게서 골다공증이 잘 일어난다. 과다한 흡연이나 알코올 섭취시 칼슘이 많이 손실되므로 골다공증 위험이 높다.

골다공증은 증상으로 진단하는 것이 아니므로 골밀도 측정기로 촬영하는 것이 중요하다. 증상으로는 키가 줄고 요통이 발생한다. 치료는 에스트로겐을 투여하고 칼슘 섭취와 운동을 권장한다. 폐경 전 여성의 칼슘 요구량은 800~1,000mg이나 폐경이 가까우면 1,000~1,500mg을 섭취해야 한다. 식품을 통해 500mg를 얻을 수 있으므로 나머지는 약물을 통해 공급받는다.

칼슘이 많이 있는 식품으로는 우유 및 유제품, 뼈째 먹는 생선, 김, 미역 등이다. 우유 200cc에는 칼슘이 300mg이, 치즈 한 장에는 20mg이 들어있다. 요구르트 2개에는 우유 한 개만큼의 칼슘이 함유되어 있다. 과일은 딸기, 수박, 단감이 약간의 칼슘을 함유한다. 순두부, 콩비지, 두부와 콩류 제품에도 칼슘 함유가 많다. 비타민 D는 칼슘 섭취를 도와주며 계란 노른자에 많다. 짠 음식, 커피, 홍차는 칼슘 흡수를 방해하므로 가급적 피하는 것이 좋다.

운동은 체중을 실은 운동이 효과적이다. 즉 등산, 달리기, 걷기, 자전거 타기, 에어로빅, 줄넘기, 골프 등이다. 가장 도움이 되는 좋은 운동은 매일 규칙적으로 6km 정도 또는 1시간 정도 걷는 것이다.

예방 방법은 다음과 같다.

- 칼슘 섭취를 충분히 한다. 뼈가 성장하고 튼튼해지는 어린 시절과 젊은 시절, 그리고 임신중에는 칼슘과 비타민 D 등의 고른 섭취가 골다공증을 예방할 수 있게 해준다.
- 체중을 실어주는 운동을 적극적으로 한다.
- 일광욕과 비타민 D섭취를 많이 한다. 특히 임산모의 경우 많은 신경을 써야한다.
- 술과 담배를 피한다.
- 가족 중에 골다공증이 있는 사람은 40대부터 진단을 받는다

• 여성은 폐경이 가까워질 때 골밀도 측정을 하여 적절한 치료를 받는다.

6 요 통

인간은 서서 걸어다니고 활동하며 생활하기 때문에 역학적으로 허리에 큰 힘이 부하되고 손상되기 쉬우므로 요통이 많다. 통계에 의하면 우리나라 사람들의 80%는 평생에 한 번쯤은 요통을 경험하게 된다고 한다. 요통은 25~50세 연령대에 잘 발생하며 여자는 보통 남자보다 수년 늦게 나타난다. 비만한 사람과 나쁜 자세를 취하는 사람이나 높은 하이힐을 신는 사람에서 요통이 많이 발생한다.

요통의 원인은 척추뼈 사이에 원판 모양의 연골이나 추간판의 퇴행성 변화에 의해 야기되는 경우가 약 80%를 차지하며, 그외 허리의 긴장, 추간판 탈출, 노화, 선천적 이상, 감염, 종양이 원인에 속한다.

증상은 요통 이외에 둔부나 허벅지, 더 나아가 다리나 발가락에 통증이 생기고, 심하면 다리와 발가락에 감각이 없어지고 힘도 없어진다. 간단한 자가 진단법은 누워서 다리를 45도로 들었을 때 통증이 있는지 확인하는 것이다.

인대, 근육, 척추 자체에 이상이 있으면 통증은 허리에 국한되어 나타나나, 신경근 압박시에는 허리 이외에 다리까지 증상이 퍼져나간다. 퇴행성 관절염인 경우 자세를 바꿀 때 즉 돌아눕거나 앉았다 일어날 때 통증이 심하다.

요통의 진단으로 척수 방사선 촬영, 근전도 검사, 자기 공명 검사(MRI)나 컴퓨터 단층 촬영, 척추 조영술 등을 이용한다.

요통의 치료는 급성기에 2~4주간의 침상 휴식이 가장 중요하고, 디스크 공간이 협소하거나 신경근 압박이 있으면 골반 견인 치료를 한다. 활동이 가능해지면 보조 콜셋을 이용한다. 콜셋은 근경련을 감소시키고 자세를 좋게 하며, 요추의 운동을 제한시키는 목적으로 사용하나 허리 근육을 약화시킬 수 있으므로 가능한 짧게 사용한다. 이러한 방법이 효과 없으면 수술을 하여 디스크를 제거한다.

요통을 예방하기 위하여 바른 자세와 허리 주위 근육의 강화 훈련 등이 필요하다. 바른 자세는 서 있을 때는 배가 앞으로 나오고 허리가 뒤로 휘지 않도록 한쪽 무릎을 약간 구부린 자세를 취하도록 하고, 앉을 때는 딱딱한 의자를 이용하고 의자를 바짝 당겨 앉는다. 잘 때는 딱딱한 바닥 위에서 천정을 보고 눕거나 옆으로 자는 것이 좋고 배를 대고 엎드려 자는 자세는 피한다. 푹신한 침대는 허리에 부담을 가중시킨다. 우리나라 온돌은 허리 관리에 좋은 환경이다.

허리 주위 근육 강화 훈련은 다음과 같다.

① 골반 기울기 운동

무릎을 구부리고 반듯이 누워 복부근과 둔부근을 단단히 수축시켜 복부가 밑으로 내려앉게 하고 허리가 평평히 펴져 바닥에 닿게 한다. 수축은 10~15초, 이완은 3~5초간 하며 한 번에 15~20회 반복한다. 의자에 앉은 자세에서는 엉덩이를 의자 깊숙이 넣고 허리를 곧게 편 상태에서 배를 넣고 고개를 약간 숙인 자세에서 허리와 엉덩이에 힘을 준다. 1회 30번씩 4회 반복한다. 서서하는 경우는 허리를 곧게 편 상태에서 베를 넣고 고개를 약간 숙인 자세로 허리와 엉덩이에 힘을 준다.

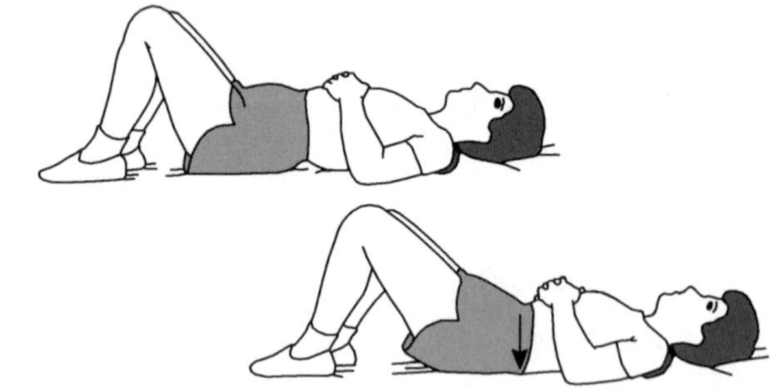

그림 7-4 골반 기울기 운동

② **무릎을 가슴에 대기**

골반 기울기 운동 자세에서 양 손으로 허벅지를 잡아당기며 다리를 들어 무릎쪽으로 댄다. 오른쪽과 왼쪽을 번갈아 하면서 10초간 잡아당기고 5초간 편안히 쉬는 동작을 15~20회 반복한다.

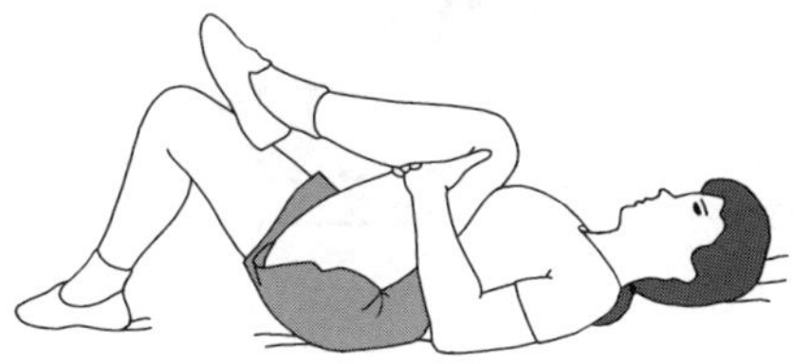

그림 7-5 무릎을 가슴에 대기

③ **윗몸 일으키기**

골반 기울기 자세에서 머리와 어깨를 바닥에서 들어올리는 운동으로 처음에는 10도 정도 등을 바닥에서 들어올린 후 점차 각도를 증가시켜 90도까지 완전히 들어올리도록 한다. 이 운동은 요통이 완전히 없어진 후에 한다.

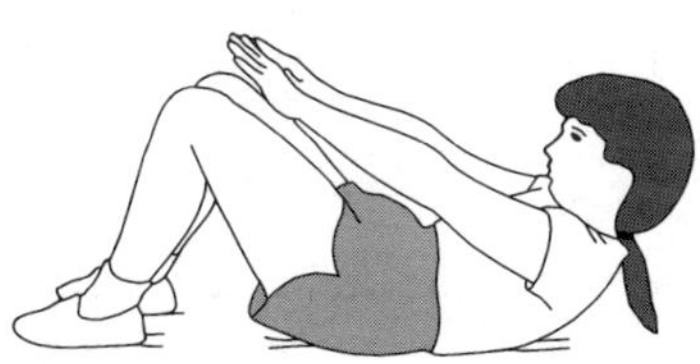

그림 7-6 윗몸 일으키기

④ **엎드려 윗몸 뒤로 젖히기**

엎드린 자세에서 팔을 허리에 깍지끼거나 혹은 앞으로 편 상태에서 뒤로 젖힌다. 복부 근육 강화에 좋으며 복부에 방석을 접어 넣어도 된다. 손을 앞으로 뻗고 하면 더 효과적이다.

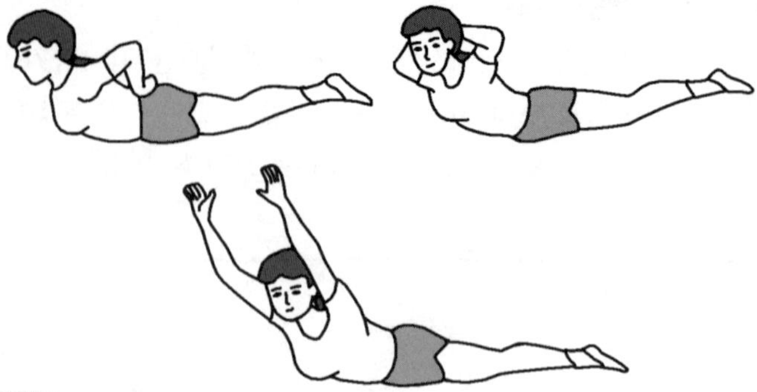

그림 7-7 엎드려 윗몸 뒤로 젖히기

⑤ **하지 근육 늘리기**

앉거나 선 자세에서 허리를 구부려 손이 발가락을 향해 닿도록 노력하며 점차적으로 가동 범위도 증가하고 유연성도 늘릴 수 있다.

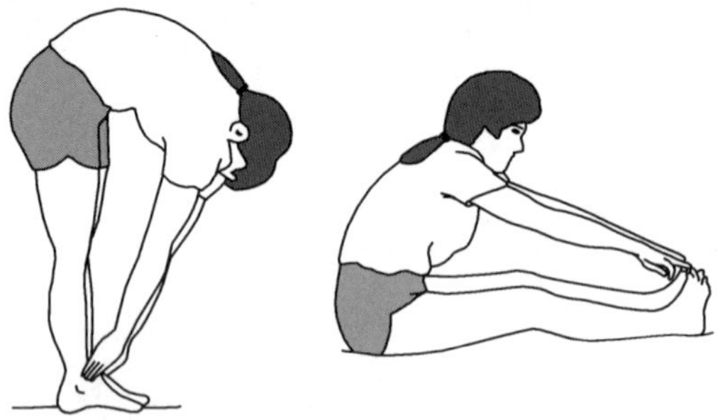

그림 7-8 하지 근육 늘리기

⑥ **쪼그려 앉기**

의자 뒤에서 등받이를 손으로 잡고 쭈그려 앉았다가 일어서는 운동으로 발바닥은 땅에서 떨어지지 않게 하고, 앉을 때는 둔부가 발뒤꿈치 부분에 닿도록 한다.

이외에 허리에 좋은 운동으로 수영이 있다. 골프, 테니스, 야구, 볼링, 낚시, 장거리 운전이나 여행, 영화나 연극 감상 등은 허리에 부담을 준다.

VIII

노년기 건강 관리

1. 노인 인구의 현황

1 노인 인구의 증가

노인 인구의 증가는 평균 수명의 연장에서 초래된 것으로 평균 수명은 1960년 55.3세에서 90년 71.3세로 증가되었고 2020년에는 77.0세로 예상된다. 65세 이상 인구 비율 역시 1960년 인구의 2.9%에서 1990년도에 4.9%였으며 2020년 이후에는 12.5%로 급속히 증가될 것으로 예상된다. 현재까지 한국의 노인 인구의 절대 비율은 미국 12%, 일본 10%와 비교하여 볼 때 아직은 적다고 할 수 있다. 그러나 한국에서의 인구 고령화의 속도는 빨랐고 앞으로는 더욱 빠를 것으로 예측된다는 데 그 문제점이 있다.

2 노인 인구의 성별 및 결혼 상태

노년기 인구는 여성의 비율이 크며 특히 고령일수록 그 비율이 더 높다. 여성은 남성보다 경제 상태가 나쁜 경우가 많고 더 오래 살기 때문에 건강 문제도 많다. 또한 중요한 사회적 지지 체계인 배우자 없이 생활하는 기간도 남성 노인에 비해 길므로, 보건의료인은 여성 노인 문제에 주의를 기울여야 할 것으로 보인다.

3 가족 형태

자녀들의 심리적 분리 또는 결혼 후의 독립은 그 자체가 노인들이 적응하여야 하는 하나의 영역이다. 자녀와의 분리는 심리적 적응 문제 이외에도 노년기에 필요한 사회적 지지 체계를 약화시키게 된다. 특히 건강의 상실로 인해 외출이나 사회 활동에 제한을 받는 노인의 가족들은 다른 대인 관계를 통해 충족시켜 오던 심리적 욕구까지 메워주는 기능을 담당해야 하기도 한다. 오늘날 노인 부양 기능의 약화는 우리사회가 경험하고 있는 산업화 및 도시화의 영향과 밀접한 관계가 있다. 핵가족화로 인한 가족구조의 변화, 여성들의 사회 참여의 증가, 여성의 의식 변화는 노인에 대한 부양 기능을 점점 약화시키고 있으며, 따라서 가족 이외의 제 삼자에 의한 노인 간병 및 보호의 요구를 증가시키고 있다.

4 사회 경제적 특성

노인들이 경제적으로 불안정한 생활을 하고 있음은 전체 노인의 13.4%가 생활 보호 대상 노인임에 비해, 전체인구의 생활 보호 대상자의 비율이 3.9%에 지나지 않은 점 및 전체 생활 보호 대상자 중에서 극빈층이라고 할 수 있는 거택 보호 대상자 중 노인 인구가 차지하는 비율이 39.4%에 이르는 것을 보면 그 실태를 짐작할 수 있다. 2004년 전국 노인 생활 실태 및 복지 욕구 조사 결과에서는 노후 생활 준비를 한 노인의 비율이 28.3%로 낮은 수준이었다.

5 노인의 건강 상태

노년기에는 신체적, 정신적 기능의 저하로 타연령층에 비하여 상대적으로 질병에 걸릴 확률이 높다. 노인의 질병 이환율은 92년 26.5%,

유병일수는 8.1일, 와병일수는 1.9일이었으며 이는 전체 연령층에서 가장 높은 것이다. 2004년 조사에서도 90.9%의 노인이 1가지 이상의 만성 질환을 앓고 있다고 응답하였다. 노인들의 상병 구조는 만성 퇴행성 질환이라는 특성이 있다. 또한 일상 생활 능력도 저하되어, 1988년 한국보건사회연구원이 노인 단독 가구에 대한 실태 조사에 의하면 노인들은 일상 생활 능력 즉 세수, 목욕, 옷갈아 입기, 실내 이동, 화장실 이용 등의 항목에서 60세 이상 노인의 20.9%만이 불편이 없고 그 외는 1가지 내지 6가지 불편이 있는 것으로 조사되었으며, 특히 75세 이상의 고연령층에서는 남자의 86.9%, 여자의 88.4%가 1가지 이상의 불편이 있는 것으로 나타났다.

2. 노년기 발달

1 노년기 신체 변화

노화 속도는 인간의 유전 형질, 평생의 건강 관리 정도, 과거의 병력 및 만성 질병의 이환수, 과거에 경험된 스트레스 정도 등에 따라 차이가 있다. 그러나 일반적으로 노화 현상은 다음과 같이 나타난다. 첫째, 상피 조직 같은 재생 세포로 구성된 조직의 핵분열률이 감소되고, 둘째, 특수한 미분화세포(특히 신경세포와 골격근 세포)의 파괴로 기능 감소가 초래되며 세째, 결합 조직의 변화로 인해 탄력성이 상실되고 강직성이 증가되는 변화가 초래된다.

1) 신경계

뉴론의 상실로 뇌의 총 무게가 감소된다, 리포퓨신 색소의 침착, 신경근 섬유의 엉킴, 결합섬유의 증가로 세포 기능이 감소함으로써 자극 전달 능력이 저하된다. 70세가 되면 신경 전달 속도가 감소되어 수의적 운동이나 의사 결정의 속도 및 놀라는 반응 속도도 느려진다. 그러나 사고 과정, 추리, 학습 기억은 유지된다.

2) 감각계

모든 감각 기관은 70세 이상 되면 어느 정도는 기능이 변화한다. 감각역치가 증가되며 감각의 예민성이 감소된다.

가. 시 각

노인이 되면서 시각이 조금씩 떨어진다. 45세 전후로 노안이 시작되며 수정 렌즈의 탄력성 저하로 인해 가까운 물체에 초점을 맞추는 능력이 상실되는 원시가 발생한다. 렌즈는 불투명해져서 빛의 통과량이 적어지고, 동공의 크기도 노화에 따라 축소되어 빛이 망막에 들어오는 빛의 량이 감소된다. 수정체의 황색화로 인해 색깔을 쉽게 구분하기 어렵다. 시력의 약화 때문에 지각의 깊이도 변화하여 계단 이용 시 주의를 기울여야 한다. 명암의 변화에 적응하는 시간이 길어지며, 색깔 장애 때문에 야맹증이 생긴다. 누선의 노화로 인해 눈물 분비는 감소된다. 따라서 눈이 건조해지고 각막을 자극한다. 각막이나 공막이 마찰함으로써 생기는 만성 자극감, 불편감, 각막궤양이 빈번하다.

나. 청 각

노화에 따라 코르티기관의 변화, 혹은 제 8뇌신경의 신경세포 소실, 고음의 지각 상실로 인해 노인성 난청, 점진적인 청력 감소와 음식별력 감소가 초래된다. 노인성 난청은 나이가 들어가면서 듣는 기능이 점차 상실되는 것으로 내이의 내신경의 퇴화가 그 원인이다. 특히 고음을 잘 못 듣는 경향이 있으므로 언어 이해에 장애를 초래하게 된다. 또한 외이도가 귀지로 막혀 청력 장애가 생기는 경우도 빈번하다. 심한 청력 손상은 의심, 고립, 편집적인 행동을 초래한다. 청력 손상 노인과 대화 시에는 가능한 조용한 곳에서 마주 대하고 천천히 또박또박 낮은 목소리로 한다. 보청기의 적절한 사용도 필요하다.

다. 미 각

전반적으로 미뢰수가 감소하여 식욕에 변화가 온다. 쓴, 신맛은 예민해지고 단맛을 아는 미뢰는 점차 기능이 떨어진다. 그리고 탄수화물 음식이 씹기가 쉬우므로 단 음식을 많이 소비하고 다른 음식은 거부하는 경향이 있다.

라. 촉 각

온도 식별 감각이 저하되므로 난로를 만지거나 뜨거운 물을 만짐으로써 심한 화상을 입을 수 있다. 따라서 지나치게 뜨거운 목욕물이나 음식을 피하도록 한다. 통증 감각 역시 저하되어 골반 골절 같은 커다란 손상이 있어도 통증을 못 느낄 수도 있다.

마. 균형 감각

균형 감각의 감소는 동작 조정을 감소시켜, 신체를 불안정해지게 만든다. 따라서 천천히 걷고 방향 전환 시 몸이나 머리를 천천히 돌리고 넓은 보폭으로 걷도록 하여 균형을 유지하여야 한다.

3) 피부계

모든 피부층이 얇아지고 피하 지방도 적어진다. 그 때문에 피부는 얇고 주름이 생기며 피하 지방층의 감소로 가벼운 상처로 피하 출혈이 생기기 쉽다. 또한 땀샘과 피지선 분비의 기능 저하로 피부가 건조해진다. 멜라닌 세포의 증식으로 손등이나 팔 등에 갈색 색소의 노인성반점이 생긴다. 노인성 습진도 빈번하다.

4) 순환기계

심근의 비후로 신진대사에 필요한 적절한 양의 산소가 포함된 혈액을 박출해내지 못한다. 이는 증가된 산소 요구량에 부합할 수 있는 심장 예비율의 감소를 의미한다. 즉, 정상 활동 때는 별 문제가 없어도 심한 운동시에나 스트레스, 질병 등의 상태에서는 심장이 신체 조직의 요구를 충족시킬 수 없다. 때문에 쉽게 피로해진다. 심장의 판막 역시 두꺼워지고 경화된다.

이러한 심혈관계의 노화 과정으로 인한 동맥벽의 탄력성 감소로 노인의 혈압은 증가하는 경향이 있어 고혈압은 노화에 따라 증가하게 된다. 또한 체위성 저혈압, 협심증, 뇌혈관질환(뇌졸중) 등의 위험률도 증가한다.

5) 호흡기계

폐의 상피세포 위축과 점액선의 퇴화로 섬모운동이 감소된다. 이러한 변화는 기도를 효과적으로 깨끗하게 하는 능력을 저하시키고 감염의 위험성을 높인다. 또한 흉곽벽의 근육 강도가 떨어짐으로써 기침의 효율성이 감소되며, 이로 인해 기관내 분비물이 밖으로 배출되는 능력이 떨어지고 객담이 많아진다. 또한 면역기전의 감소로 폐포 표면에서 미세한 이물질을 잡아먹는 대식세포의 기능 저하되어 호흡기계 감염에 더욱 민감해진다. 폐조직은 탄력성 소실로 폐가 과도 팽창된다. 흉곽과 척추의 골격 변화는 폐의 확장 능력을 더욱 감소시킨다. 그러므로 산소 소모가 많아지는 활동에 대한 능력이 저하된다. 폐의 용적이 감소됨에 따라 폐활량도 감소된다.

6) 비뇨생식기계

노폐물을 포함한 혈액은 신장의 사구체를 통과하게 되며 이 과정 동안 노폐물은 소변으로 배출된다. 노인의 신장은 점차 무게와 부피가 감소하면서 기능이 저하되므로, 정상적으로 노폐 물질의 제거율이 감소된다. 이러한 변화로 인해 약물 배설이 지연된다. 즉 배설 기능(사구체 여과 기능)이 감소하므로, 약물 성분의 배설이 늦어져 독성물질이 축적된다. 따라서 약의 용량 조절에 주의해야 한다. 요실금도 빈번해진다. 원인으로는 첫째, 방광의 용적이 감소되고 완전하게 비워지지 않아 잔뇨가 남기 때문이다. 이로 인해 빈뇨가 생기며 잔뇨로 인한 요정체는 세균 감염을 일으키기 쉬워 요실금의 원인이 되기도 한다. 둘째, 골반저근육의 이완으로 요도 저항의 감소가 초래되어 소변을 못참게 된다. 셋째, 성인은 방광이 반 정도 채워졌을 때 충만감을 느끼나 노인에서는 이 감지가 늦어지게 됨으로써 실금이 일어나기 쉽다. 특히 여성의 경우 폐경 후 에스트로젠의 감소는 골반저 근육을 약화시키며, 임신 · 출산으로 인한 손상 역시 골반저 근육을 약화시킨다. 이러한 골반 근육의 약화는 갑작스러운 복강 내압의 증가시 소량의 소변이 실금되는 현상을 보이게된다.

7) 소화기계

가. 입

타액이 감소되어 입이 마르는 증상이 발생한다. 타액 감소는 구강의 윤활 작용과 충치에 대응하는 능력 감소를 초래하여 충치를 증가시킨다. 또한 잇몸의 퇴축으로 치근면이 출됨으로써 치아가 온도변화에 민감해지고 치근면 충치의 발생 빈도도 높아진다. 치주 질환도 역시 증가하는데 증상으로는 잇몸 출혈, 구취가 있고 치주 질환이 진행되면 치아가 상실되므로 예방과 올바른 칫솔질법이 중요하다. 치아가 상실되었을 경우 대용으로 사용되는 의치는 국소의치와 전부의치가 있다. 의치 장착시에는 의치밑의 점막과 악골이 위축성 변화를 일으키는 문제가 있다. 의치 사용시 정기적인 수리 및 조정이 필요하며 적절한 의치 관리법도 중요하다.

나. 식 도

식도 연동 운동이 감소하여, 음식물이 위로 내려오는 시간이 길어지므로 음식물을 삼키기 곤란해하고(연하곤란), 가슴앓이를 호소하며 때로 음식물이 역류되기도 한다. 특히 와상 노인 환자의 경우는 음식물 역류시 음식물이 페로 들어가 폐렴을 유발할 가능성이 있으므로 유의한다. 또한 식도 탈장이 빈번하여 70대에서는 약 60~90%로 증가한다. 식도 탈장 시에도 역시 가슴앓이, 흉골 부위의 통증, 연하곤란 등의 증상이 나타난다. 음식을 소량으로 자주 섭취해야 하며, 취침 전과 눕기 전에 음식물을 섭취하는 것을 피한다. 높은 베개를 사용하기도 한다.

다. 위장관

소화기관의 평활근의 변화와 자율 신경계의 자극 감소로 연동 운동이 지연되고 식도와 위가 비워지는 시간이 지연되므로 포만감을 오래 느끼게 된다. 위점막의 위축으로 위분비액이 감소되어 소화가 지연된다. 역시 췌장 효소량의 감소로 소화가 안 되고 소장에서의 영양 흡수도 감소된다. 장의 연동 운동 저하, 복부 근육 강도의 감소, 운동 부족 등은 변비를 초래한다.

8) 근골격계

운동의 기능은 관절 기능에 의해 좌우되는데, 관절의 퇴행 과정은 매우 빨라 20-30대에 이미 시작되며 강직과 동통의 변화가 나타난다. 즉, 노화에 따라 근육 세포는 위축되고 약화되므로 근력과 긴장도는 점차적으로 약해진다. 근육 조직의 탄력성도 소실되어 유연성은 감소되고 강직성은 증가한다. 중년기부터 발생이 증가하는 골다공증과 관절염은 계속적으로 중요한 건강 문제로 남는다. 운동과 충분한 단백질, 무기질, 비타민 등의 영양 섭취는 근육 위축의 진행 속도를 지연시키고, 골밀도의 감소를 방지한다. 낙상은 연령증가와 함께 증가하는 위험 문제이다. 노인은 체위성 저혈압, 관절염, 중풍, 평형 장애, 시력 장애로 인해 낙상이 발생하기 쉽다.

9) 내분비계

에스트로젠과 테스토스테론을 제외하면 노화에 따른 호르몬의 감소는 없는 것으로 간주된다. 에스트로젠은 뼈로부터 칼슘이 빠져 나오는 것을 막고, 심혈관계 질환 예방 효과가 있다. 따라서 에스트로젠 요법이 권장되기도 한다.

연령 증가와 함께 당뇨병이 증가한다. 췌장에서의 인슐린 분비가 감소되기 때문이다. 노년기 당뇨병은 당뇨병의 3대 증상인 다뇨, 다갈, 다식의 특이 증상 없이 나타나며, 발병 속도가 완만하여서 다른 신경 합병증 혹은 안과에서 망막증의 검사시 발견되는 경우가 빈번하다. 그 외의 증상으로는 체중 감소, 피로, 허약감 등이 있다.

폐경기 이후의 성적 변화는 잘 알려져 있지 않다. 갱년기 이후 질 점막이 점차 변화되어 질벽이 위축되고 얇아진다. 또한 바톨린샘 분비의 감소와 산도의 감소로 감염이 발생하기 쉽고 성교 불쾌증이 유발되어 성생활에 지장을 주게 된다.

2 노년기의 정서적 변화

1) 노인의 우울과 자살

연령 증가에 따라 우울증 경향은 증가한다. 노인 우울증은 노령에 따른 스트레스에 그 원인이 있는 것으로 분석되고 있다. 즉, 신체적 질병, 배우자의 죽음, 경제 사정의 악화, 사회와 가족들로부터의 고립, 일상 생활에 대한 자기 통제 불가능, 그리고 지나온 세월에 대한 회한 등으로 전반적으로 우울증 경향이 증가한다. 그리하여 이런 노인들은 불면증, 체중 감소, 감정적 무감각, 강박관념, 증오심 등의 구체적 우울 증세를 나타내기도 한다.

그러나 우울증 경향은 특히 개인의 적응 능력 수준에 따라 그 정도가 달라지거나 이를 전혀 보이지 않는 노인들도 많이 있다. 그것은 실제 연령 자체보다는 개인이 가진 본래의 능력과, 후천적 경험을 통한 적응 능력과 비교하여 그가 받는 신체적, 심리적, 사회적 스트레스가 어느 정도 큰가에 우울증의 발생 여부가 달려 있다.

또한 뇌동맥경화에 의해 뇌혈류량이 감소하면 정신적 혼란과 지남력의 장해를 일으켜 정신 증상의 반응과 함께 우울 상태가 야기된다. 과거에 우울한 감정을 경험하고, 그 갈등의 해결로 고생한 일이 있는 노인에서는 우울 문제가 더욱 심각해진다. 우울은 식욕 저하, 체중 감소, 변비, 수면 상태 변화 - 오전 2시 또는 3시에 깨어 다시 잠을 자지 못하게 된다- 등을 나타낸다. 환자는 주위 사물에 대한 관심이 없어지며 대부분 비특이적인 신체적 증상을 호소하게 된다. 이런 경우, 정신과의 도움을 받는 것도 필요하다. 치료의 목적은 자존심을 유지케 하면서 우울 상태의 원인에 대처하는 능력을 높이는 것이다.

우울은 자살에 영향을 미친다. 최근 65세 이상 노인의 자살 사망률이 증가하고 있다. 노인 자살 사망률은 인구 10만 명당 최저 13.2명에서 최고 100.2명으로 나타나고 있다. 자살을 생각하거나 자살을 기도하는 사람의 80% 정도에서 우울한 상태였던 것으로 추측되고 있다. 자살에 실패하더라도 이후 다시 시도하는 것이 일반적이다. 자살을 생각하고 있는 사람은 자살할 기미를 나타내거나 죽고 싶다는 기분을 털어놓기도 한다. 이와 같은 경우 가볍게 넘기지 말아야 한다. 자살을 결심하면 환자의 행동이 변한다. 이는 우울 상태가 개선된 것처럼 보이게 하며 이러한 변화가 오해를 불러일으키기 쉽다. 우울 상태에 있는 사람은 개인적인 위기가 존재할 때에 자살을 하기 쉬우며 사랑하는 사람을 잃었거나, 발병 등이 자살 기도의 소인이다. 고독은 자존심과 삶의 가치를 저하시키기 때문에 특수한 문제가 된다. 사회적으로 고립된 생활을 하고 있는 고독한 노인에서 자살이 자주 발생하는 편이다. 퇴직 후에 자주 일어나는 심한 우울 상태를 퇴직증후군이라고 부르고 있다. 노인은 급격하게 스트레스를 받거나 개인적인 위기에 직면할 때 이해해 주는 다른 사람의 원조를 받을 필요가 있고 사회적인 지지 체계도 필요하다.

3 노년기의 성격 특성

노화에 따라 일반적으로 성격의 변화를 경험한다.

첫째는 내향성 및 수동성의 증가이다.

나이가 들면서 사람은 사회적 활동이 점차 감소하고 사물의 판단과 활동 방향을 외부보다는 내부로 돌리는 행동 양식을 갖게 된다. 특히 신체 및 인지 능력의 감퇴와 더불어 자아상이 달라지고 업무 처리에 있어 더욱 안전한 쪽을 선택하게 된다. 또한 노인은 신체적 및 경제적 능력의 쇠퇴와 더불어 의존성이 증가하는 경향이 있다. 행동은 더욱 조심스러워진다.

그 이유에 대해서는 첫째, 노인 스스로의 의지로써 정확성을 더욱 중요시하기 때문에 조심성이 증가한다는 동기 가설과 둘째, 시각 · 청각 등 감각 능력의 감퇴를 비롯한 신체적 · 심리적 메카니즘의 기능이 쇠퇴한 결과 그 부산물로 부득이 조심스러워진다는 가설이 있다.

둘째, 경직성의 증가이다.

경직성이란 어떤 태도 · 의견 그리고 문제 해결 방법이 옳지 않거나 이득이 없음에도 불구하고 특정 방법을 고집하고 이를 지속시키려는 행동 경향을 말한다. 오랫동안 사용해온 물건과 대상에 대한 애착심이 증가하여 집, 가재도구, 사진, 골동품, 일용품 등 여러 가지 친숙한 물건들을 소중히 여긴다. 이는 노인으로 하여금 자신이 지나온 과거를 화상하고 마음의 안락을 찾게 할 뿐만 아니라 세상과 세월은 변하더라도 자신과 자신의 주변은 변화하지 않는 것으로 보려는 노력을 뜻한다.

그 외 특성으로 노인은 이전과는 달리 일생 동안 자기자신에게 억제되었던 성역할의 방향으로 전환되어 가는 경향이 있다. 또한 유산을 남기려는 경향이 강한데 사후에 이 세상에 다녀갔다는 흔적을 남기려는 욕망을 의미하며 자손을 낳고 재산과 유물, 골동품, 독특한 기술, 토지와 보석 등을 후손과 친지에게 물려주고자 한다.

그러나 이러한 성격 변화는 획일적인 것은 아니며, 개인에 따라 성격특성이 지속되거나 혹은 변화가 있다. 노화에 따른 변화의 특성은 바로 노년기의 심리적 적응과 직결된 연관성을 갖는다. 노화 과정에 따른 성격 특성 및 적응 과정에 대한 구체적 이론이 있다(윤진, 1985)

1) 사회 유리설과 활동설

사회 유리설은 노인은 사회적 상호관계에서 역할, 활동, 그리고 자아 투입의 양이 크게 줄어든다는 주장이다. 노년기에는 신체적 활력의 쇠퇴는 물론 정년 퇴직, 사회적 활동의 축소, 그리고 배우자의 죽음 등으로 인하여 가정적, 사회적 역할도 감소한다. 그리하여 노인은 모든 적극적인 활동으로부터 에너지를 거두어들이며 이것이 '정상적이며 성공적인 노화 과정'이라고 규정했다. 노쇠 현상으로 인하여 발생한 질병은 치료와 회복이 불가능하다. 또 죽음은 개인을 사회에서 떼어 내고야 만다. 그것이 바로 사회적 유리이며 따라서 개인과 사회가 동시에 이에 대비해야 한다. 반면 활동설은 노년이 되더라도 젊었을 때와 동일하게 활동을 유지할 수 있고 해야 한다는 이론이다.

2) 노화와 성격 적응 연구

가. 성숙형

비교적 어려움 없이 늙어가는 자기자신을 현실 그대로 받아들이고 일상적인 활동이나 대인 관계에 대해 만족을 느끼는 사람이다. 특히, 자신의 일생가운데 실패와 불운보다도 성공과 행운에 더 큰 비중을 두고 항상 그 점에 감사하는 자세를 갖는다. 이런 노인은 자기의 일생이 매우 값진 것이었다고 느끼고 과거에 대한 후회나 미래에 대한 무서움 등이 없고 일상 생활과 사회 생활에서 매우 활동적이다.

나. 은둔형

일생 지녔던 무거운 책임을 벗어 던지고 복잡한 대인 관계와 사회 활동에서 해방되어 조용히 지내게 된 것을 다행스럽게 여기는 사람이다. 이들은 매우 수동적이며 노년기에 이렇게 수동적으로 살고 싶은 욕구를 충족시키게 되어 젊은 시절에 갖지 못했던 좋은 기회를 맞았다고 좋아한다.

다. 무장형

늙어가는 데 대한 불안을 방어하기 위해 사회적 활동 및 기능을 계속하여 유지하는 사람이다. 이들은 노년기의 수동적인 면과 무기력함을 받아들일 수 없어 계속적으로 활동함으로써 신체적 능력의 저하를 박아보려고 노력한다.

라. 분노형

젊은 시절의 인생 목표를 달성하지 못하고 노화한 데 대해 매우 비통해 하는 사람이다. 이들은 인생의 실패 원인을 시대 상황이나 경제 사정, 부모 · 형제 · 자녀 등 다른 데로 돌림으로써 남을 질책하고 자신이 늙어가는 것을 타협하지 않으려고 안간힘을 쓴다.

마. 자학형

인생을 실패로 보고 애통해 하나 분노형과는 달리 원인을 자기자신에게 돌린다. 노화에 따라 더욱 우울증에 빠지고 자신이 보잘 것 없는 존재라고 비관하고 자살을 기도하기도 한다.

노인의 적응유형 가운데 성숙형, 은둔형, 무장형은 비교적 잘 적응한 경우이고, 분노형과 자학형은 부적응의 대표적인 예로서 이는 일생을 통한 성격 형성 과정의 결과로 나타난 유형이다.

3. 노년기의 발달 과업 및 성공적 노화

노화 과정은 신체적, 정신적, 사회적인 면에서 여러 가지 변화를 경험하게 한다. 신체 구조 및 기능의 약화, 신체 외모의 변화, 근골격계의 변화로 신장의 감소, 감각 기관을 비롯한 각 신체 기관의 기능 및 효율성의 저하는 자존감을 상실케하기도 하고 감각의 박탈은 고립이나, 사고를 초래한다. 또한 퇴직에 의한 역할 상실, 가족 부양자로서의 역할 상실, 소득의 감소 등은 그 동안 영위해 오던 여러 가지 활동으로부터 소외되고 물러나게 만든다.

적응이란 외부 환경에 대한 적절한 반응을 의미하며, 인간과 환경이 잘 조화되고 균형을 이룬 상태를 적응 상태라고 지칭될 수 있다. 즉, 개인들이 얼마나 자신과 환경의 상황을 옳게 인식하고 현실적인 기대와 실행을 통해 자신과 환경과의 균형을 잘 이루고 있느냐의 문제라고 할 수 있다. 노년기에서 다른 연령기와 다른 점은 변화와 경험의 성격이 이전과 다르므로 성취해야 할 적응 및 발달 과업의 내용과 적응 방법이 틀리다는 것뿐이다. 따라서 노후에 성취하여야 할 적응은 무엇이고, 바람직한 적응이란 무엇을 의미하며, 그 성취 방법 등을 잘 인식하는 것이 필요하다.

성공적 노화에 영향을 미치는 요소는 성격이 가장 중요하다. 성격은 노인의 삶의 질 연구에 매우 중요한 요소이며 이에 따라 성공적인 노화를 어떤 의미로 받아들일 것인가가 각 개인마다 상이해진다. 성공적인 노화를 측정하는 데 자주 이용되는 개념이 삶의 질 개념이다. 삶의 질과 관련된 4가지 중요 영역은 다음과 같다.

① 생활 만족도

자신의 삶이 발전해 온 방식에 만족하고 있는가? 현재 위치에 대해서 어떻게 느끼고 있는가? 자신의 미래에 대해서는 어떤 생각을 가지고 있는가 등이다.

② 자아 존중감

자기 가치로 인식되며, 개인의 장점을 인식하고 단점에 대해 수용하는 것이다. 자아 존중감은 개발되는 것이고 타인이나 환경과의 성공적인 상호작용 과정을 통해 지속된다. 그리고 연령과 관련한 인생주기 상에서의 사건이나 스트레스들은 노인의 자아 존중감을 변화시킨다고 말하고 있다.

③ 일반적 건강과 기능 수준

질병은 건강이나 장수에 장애가 되는 주요 요소이며 노인층과 관련된 연구들에서 가장 빈번하게 다루어지는 것은 독립적인 생활 유지에 방해가 되는 장애나 건강상의 문제이다. 이것은 의사나 건강 관련 전문가들에게서 자료를 얻을 수도 있고 노인들이 직접 자신의 건강상태에 대해서 말할 수도 있다.

④ 사회 경제적 지위

수입, 직업, 교육 정도 등의 다양한 요소들로 구성된 개념으로 삶의 질에 영향을 미치는 환경이나 조건을 고려한 것이다. 사회 경제적인 지위가 상대적으로 사회적, 교육적, 경제적으로 보다 유리한 위치를 차지하고 있는 노인들의 경우는 그렇지 않은 노인들보다 안녕의 수준이 높아진다. 그리고 삶을 개선할 수 있는 자원에 접근이 가능하게 한다. 물론 노화에 따른 일상적인 문제에 부딪치겠지만 노년기에 잘 적응하고 대처할 것이다.

이러한 삶의 질을 높이고 성공적인 노화를 위해서 꼭 이루어야 할 과제를 발달 과제로 표현할 수 있다. 발달 과제란 각 삶의 단계에서 주어진 과제로서 이를 잘 완수하면 개인의 삶이 훨씬 순조롭고 개인은 행복을 느낀다. 노인에 대한 발달 과업의 이론에서 하비거스트는 노인을 성숙기 후기라고 칭했으며 노인의 6가지 발달 과업에 대해 언급하였다.

① 신체력과 건강의 감소

생물학적 노화는 건강을 저하시키고, 기동력을 방해하며 정서적으로도 부정적 영향을 미치게 된다. 따라서 노년기의 변화를 이해하고 적응하는 것이 필요하다.

② 은퇴와 감소된 수입에 적응

은퇴에 대한 적응은 개인이 직업에 부여한 의미와 감소된 수입으로 인해 제한되는 행동에 대해 개인이 그 행동을 얼마나 중요시하는가에 따라 다르다. 따라서 불가피한 은퇴와 감소된 수입에 대한 중요성 부여에 대한 적응이 요구된다.

③ 배우자의 죽음에 대한 적응

배우자의 죽음으로 인한 경제적, 물리적인 변화를 미리 준비하고, 새로운 생활에 적응하기 위한 방법을 모색하는 것이 필요하다.

④ 개인의 연령 집단과의 애착 형성

또래 집단과 관계하는 것은 심리적인 위안감을 줄 수 있다.

⑤ 융통적인 방법으로 새로운 사회적 역할을 채택하고 적응하는 것

새로운 프로그램에의 참여를 통해 역할 상실을 보상하고 만족감을 맛볼 수 있다. 가족 역할을 확대하고 지역 사회 활동 역할을 개발

함으로써 새로운 활동에 참여한다면 만족된 삶을 살 수 있는 수단이 된다. 특히 건강하고 활동을 계속하려는 노인들은 새로운 역할을 찾아야 한다.

⑥ 만족된 생활 설비의 마련

노화와 관련된 생물학적, 심리적, 사회적 변화는 생활 환경과 설비의 변화를 필요로 한다. 이를 위해서는 개인적 노력 외에도 노인이 건강이나 기능 손실시 이용 가능한 서비스와 노인 건강을 보장할 수 있는 제도 마련을 위한 사회의 공동 노력이 필요하다.

4. 노년기 건강 관리

노인들은 건강 증진 프로그램의 대상에서 제외되어 왔다. 그 원인은 노인들은 이미 굳어진 자신들의 생활 방식이 있기 때문에 변화하기 힘들며, 또한 변화할 의도가 없다라는 잘못된 생각 때문이었다. 그러나 실제로는 생활 양식의 변화는 노인에서의 만성 질환 유병률을 감소시키고 수명 연장 효과가 있으며 보건 의료 서비스 요구도를 감소시킨다는 것이 규명되었다. 생활 양식 변화를 목적으로 하는 프로그램으로부터 노인층은 분명한 이익을 얻는다. 노인들은 자신들의 건강에 매우 관심이 있고, 건강 향상을 위한 삶의 양식을 변화시킬 수도 있고 할 의사도 있다는 점, 또한 그러한 건강한 행위를 받아들이려는 의사는 다른 어떤 연령 집단보다도 강하다는 점이 알려지고 있다. 따라서 노인을 대상으로 한 적극적 건강 행위 중재는 매우 필요하고 중요하다.

1 운 동

노인의 운동은 연령 증가에 따른 신체의 기능 저하의 예방에 가장 좋은 방법이다. 노인 운동은 수면을 잘 취하게 하고, 골다공증 예방, 심폐기관의 기능 유지 등 많은 이점이 있는 이외에 근육의 지구력 증가, 관절의 가동력 증가, 신체의 유연성 증가, 심맥관계 질병 예방, 당뇨병 치료의 효과, 사회적 활동 촉진 효과가 있다. 노인에 적절한 운동의 조건은 안정성이 높고, 동기 유발이 쉽고, 비용이 많이 들지 않고, 효과가 높은 것이다.

특히 빠르게 걷기(시속 4.8km 이상), 수영이 일반적으로 호흡기 계통이나 순환기 계통을 강화하는 목적으로 노인에 적합하며, 운동의 일반적인 기준인 최대 심박수(최대 맥박수=220-연령)의 70%의 수준의 운동을 일주 3회 이상, 일회 30분 이상 규칙적으로 유지하는 것이 권장되고 있다. 그러나 새로운 운동을 시작하는 경우 개인의 건강 상태를 일단 검진한 후 시작하는 것이 좋고 운동 중 수시로 맥박 변화를 관찰하는 것이 좋다. 움직임이 제한된 경우에는 의자에 앉아서 혹은 누워서 관절 운동을 하는 것만도 효과가 있다.

노인 운동시 주의점은 1) 우선 건강 진단을 실시한다, 2) 운동을 지나치게 하지 않는다, 3) 상처를 입지 않도록 한다, 4) 더울 때나 추울 때는 주의한다, 5) 신체 상태가 나쁠 때에는 무리하지 않는다, 6) 운동 중에 이상을 느끼면 도중이라도 중단한다 등이다.

2 수 면

노인이 되면 잠이 안 온다는 불평을 자주한다. 또한 자고 나서도 수면이 불충분하였다든지, 자다가 자주 깬다는 내용을 호소한다. 이러한 수면 장애로 인해 노인들은 스스로 심각한 질병이 걸리지 않을까 염려한다. 노인의 수면 장애 호소 빈도는 미국 재가 노인의 경우

40~ 50%, 입원 노인의 경우 80%로 알려져 있다.

노인의 총 수면 시간은 일반 성인과 비교하여 크게 감소되지는 않는다. 문제는 수면의 질이다. 수면의 질이 저하됨으로써 노인들 스스로 숙면을 취하지 못한 느낌이 들고, 이는 결국 다시 수면을 청하게 만들어 오래 침상에 누워있거나, 낮잠을 자거나, 혹은 숙면을 취하기 위해 수면제를 복용하게 된다. 노인의 이러한 수면 변화는 뇌파의 특성 변화에서 찾을 수 있다. 노인이 될수록 안구 수면 운동(Rapid Eye Movement Sleep : REM) 수면이 감소한다고 한다. REM 수면은 연령 증가에 따라 점차 감소를 하며, 신생아에서는 REM 수면 시간이 전체의 50% 이나 성인이후에는 약 20-25%로 감소한다. 또한 REM 수면은 기질적인 뇌질환이 발생하거나 뇌혈류의 변화 등으로 지적 능력이 감소함에 따라 같이 감소하는 경향을 보인다.

비안구 운동 수면(Non-Rapid Eye Movement Sleep : NREM) 4단계 수면도 감소한다. 60세 이상 노인의 25%는 아예 4단계 수면이 없는 것으로 연구되고 있다. 노년기 수면 장애의 원인으로 여러 요인들이 영향을 미친다. 먼저, 생체 리듬의 부조화이다. 노인에서는 이러한 생체 리듬이 해체되는 경향이 있다. 심리적, 환경적 영향도 수면 장애의 요인이다. 환경적 요인 중에는 특히 소음이 수면 방해 요인으로 지적되며 그 이유는 소음으로 인해 잠에서 깨게 되는 수면역지가 50~60대에 급속히 감소하기 때문이다.

심리적 장애로는 불안, 치매, 우울 등이 있다. 특히 노인은 각성 수준이 더 높아지고 정상 수준으로 돌아가기 위해서는 더 많은 시간이 요구되며, 흔히 여러 원인으로부터의 정서적 긴장이 우울과 불안을 초래하게 되며 이것이 수면장애를 초래하게 된다.

신체적 통증이나 불편감, 약물의 부작용들도 수면 방해 요인이다. 노인의 질환 유병률이 높다는 점을 감안하면 질병이 수면에 미치는 영향은 적지 않을 것임을 추측할 수 있다. 그 외 노인이 흔히 복용하는 수면제를 비롯한 카페인, 알코올, 니코틴 역시 나이가 들수록 약에 대해 민감도가 증가하는 수면 방해 요인이다. 특히 진정-수면제는 본래의 사용 의도와는 달리 수면을 저해하는 결과를 종종 초래한다. 내성이 증가되고, 악몽과 초조가 발생하며 REM과 깊은 수면이 감소하고, 복용을 중단 후에는 반동적인 불면이 초래되며, 약물의 반감기가 길어짐으로써 이에 따른 낮 동안의 졸리움과 이로 인한 야간 수면 장애 등이 초래될 수 있다. 노인의 사회적 환경도 수면에 영향을 미친다. 노인에서는 생활에서 일정하게 반드시 해야 할 일이나, 사회적 책임이 요구되는 활동을 하는 경우가 적다. 따라서 낮에 무료한 시간과 외적인 자극의 결핍은 수면을 저해시킨다.

역학적으로 7시간 이하와 8시간 이상의 수면은 사망 위험과 관계가 있으며, 이는 이러한 위험은 특히 70세 이상에서 더 높아진다. 또한 수면 장애는 또한 낮에 졸리움을 초래한다. 특히 노인이 수면하는 중간에 깨게되면 일반 성인보다 낮 동안에 졸리움을 경험한다고 한다. 단기간의 수면 부족은 피곤, 혼돈, 불안정성과 집중 장애 등의 심리 사회적인 현상을 보이고, 장기간의 수면 부족은 현훈, 불안정성, 지남력 장애, 피해 의식, 주의력 장애, 감각 장애, 일시적 수전증을 초래한다. 그 외 주변에서의 사건에 대한 참여 동기가 부족하게 되고, 따라서 비협조적이 된다. 그 결과 자기 간호 기능이 영향을 받아 질병이 있는 환자는 회복이 늦어지기도 한다. 특히 장기적이고 전체적인 수면 박탈은 신경계 장애를 초래한다, 즉 뉴론의 퇴행, 신경 전달 물질의 변화, 뇌 에너지 대사 장애 등을 발생시키고 지속적인 수면 박탈은 결국 죽음을 초래할 수 있다. 따라서 노인의 적절한 수면을 보장할 수 있는 대책을 강구하는 것이 필요하다.

3 영 양

노인의 에너지 요구량은 장기의 수축과 기능 저하, 활동 감소 등에 의해 청장년기보다 감소된다. 따라서 젊은 성인과 같은 열량을 섭취하면 비만이 된다. 노인의 에너지 요구량은 성인보다 10~20% 낮게 섭취하는 것이 적당하며(남자 2,200Cal, 여자 1,600Cal) 노년기의 비만은 주로 지방 섭취의 증가로 인한 것이며 이는 여러 가지 장애의 원인이 된다.

지방은 에너지 섭취량중 25~30%로 제한하는 것이 바람직하고 포화지방산이 10%를 차지하게 한다. 고지방 식이가 동맥 경화성 질환의 발생과 상관 관계가 있기 때문이다.

단백질은 매일 대사되므로 충분량을 보충해야 하며, 총 에너지 섭취량중 12~14%가 단백질로 구성되게 한다.

골다공증 환자는 더 많은 칼슘의 섭취가 필요하다. 노인층에서는 골다공증의 문제가 크며, 노인에서도 칼슘을 많이 섭취하면 골밀도의 감소를 예방할 수 있다. 현재 권장량은 600mg/day 정도로 이것만이라도 섭취할 수 있도록 노력해야 한다.

비타민 권장량은 청소년과 큰 차이가 없다. 다만 질병 등으로 식품 섭취가 불량해지는 경우가 문제가 될 것이며 그렇지 않은 경우라면 비타민을 따로 섭취할 필요는 없다. 비타민 E는 여러가지 노폐물을 제거하는 효과가 있어서 노화 방지 비타민으로 알려지기도 한다.

식물성 섬유질 섭취는 여러 가지면에서 노인 건강을 이롭게 한다. 식물성 섬유질은 당질의 소화 흡수를 지연시켜 당뇨병의 예방 효과가 있고, 지질의 혈청 농도도 떨어뜨린다. 또한 섬유질은 변을 부드럽게 하고 변의 장내 배출을 촉진하여 장내 발암 물질의 배출을 쉽게 한다. 따라서 섬유질이 많은 음식 즉, 도정하지 않은 곡류, 야채, 과일 등의 섭취를 늘여야 한다.

일반적인 노인의 식사 지침은 다음과 같다.

① 소화가 잘 되고 식욕을 돕는 음식을 선택한다.

② 당질 식품은 소화 흡수가 좋으므로 노인 식사에 흔히 사용된다. 여러 곡류를 섞어 먹고, 빵, 국수도 좋은 식품이므로 이용한다.

③ 단백질 식품으로는 체내에서 이용이 높은 단백질(우유, 두유, 계란, 생선, 콩)을 섭취한다.
④ 우유는 양질의 단백질 이외에도 칼슘(1,000cc에 칼슘 960mg), 비타민 B2를 갖고 있다.
⑤ 계란은 하루 한 개가 바람직하다. 난단백은 양질이고, 난황에는 비타민이 풍부하나 콜레스톨 함량이 많으므로 과다 섭취는 피한다.
⑥ 육류에는 지방이 많아 혈중 콜레스테롤을 높이므로 제한한다.
⑦ 어패류를 많이 이용한다. 해조류는 요오드, 버섯류는 비타민 D의 전구체가 있고, 식욕 항진 효과가 있어 좋다.
⑧ 야채를 많이 먹는다.
⑨ 염분은 줄이고 식초, 향신료를 대용한다.

4 정신 건강

노년기 정신 건강 관리를 위해서는 먼저 여가를 지혜롭게 보내야 한다. 여가를 잘 활용하는 사람은 노후를 보람있고 행복하게 보낼 수 있지만 그렇지 않을 경우 인생이 지루할 수밖에 없기 때문이다. 여가 유형의 선택은 각자의 성격 유형과 가치에 따라 결정되므로 자신에게 적합한 여가 유형을 선택하는 것이 좋다.

또한 노년에도 학습을 계속하는 것이 바람직하다. 특히 컴퓨터 학습은 시대의 변화에 부응하여 노년끼리 정보 교류가 가능하며 젊은 층에게 지혜를 나누어 줄 수도 있다. 운전은 계속한다. 운전을 하면 주의력을 계속 유지해야 하고 많은 것을 관찰하고 접할수 있어 감각 훈련에 유리하다. 또한 운전을 하게 되면 기동성을 갖게 되어 훨씬 폭넓은 활동을 할 수 있다.

봉사하는 노년이 되어야 한다. 노년기는 상실의 시기인 동시에 새로운 창조의 시기이다. 봉사를 통해 사회적으로 유용한 일을 하고 싶고 역할 속에 보람을 갖고자 하는 욕구를 충족시킬 수 있다. 특히 자신의 경험과 기능을 사회에 환원함으로써 사회적인 이익이 된다. 또한 새로운 지식과 기술 습득에 도움이 된다. 더 나아가 사회와의 교류가 촉진되어 일상 생활이 풍부해진다.

장래를 두려워하지 않는 것도 필요하다. 80%의 노인이 미래를 불안하게 여기고 있고 주로, 생활비나 질병 문제를 고민한다. 자식을 키워놓고 어느 정도 기본적 생활 문제를 해결했더라도 장래에 대해 불안하게 생각하는 노인도 많다. 불안과 걱정으로는 해결되지 않고 오히려 가중되므로 현실적인 판단과 불안 감소를 위한 노력이 필요하다. 노후에 대한 마음자세를 다르게 가짐으로써 노화 과정에 순응하고 적극적이면서 너그러운 마음으로 살도록 노력해야 할 것이다. 신앙을 갖는 것도 좋은 방법이다. 의식이 흐려진 상태에서도 예배나 기도회에 참석하는 것이 치료에 도움이 되는 것으로 나타나며, 신앙은 외로움을 해소해주는 등 심리적인 지원 체제가 되기 때문이다.

늙을수록 깨끗하게 자기 몸을 돌보고, 늙을수록 표정을 잃기 쉬우므로, 항상 여유있고 부드러운 표정을 가지도록 한다. 신체 변화에 내해서도 적응을 하고, 몸이 조금 불편하다고 불안해하고 더 살려고 허둥지둥하지 않는다.

5. 노년기 건강 문제

1 백내장

미국 전국실명예방협회의 보고에 의하면 65세 이상 노인 약 25만 명이 실명자인 것으로 나타났다. 백내장은 실명의 주요 원인이 되고 있다. 수정체에 혼탁이 온 상태를 백내장이라고 하는데, 원인은 아직

불분명한 상태이다.

1) 증 상

시력이 떨어지거나 한 눈으로 물체를 봐도 겹쳐 보인다.

백내장이 진행되면 시력 장애가 나타나는데 눈이 부시거나 밝은 빛이 싫다고 호소하거나, 눈 안에 실 같은 것이 기어다니는 것 같고 눈앞이 어른거린다고 호소하며 사물이 비뚤게 보인다. 독서, 텔레비젼 시청, 바느질 등이 어려워지고 일단 진행이 되면 1~2년 내에 전체가 완전히 하얀 백태로 덮여 실명이 된다. 따라서 조기에 빨리 발견하여 수술에 의해 백태를 제거해야 한다. 노후에는 정기적인 안과 검사를 받도록 한다.

2) 치 료

치료는 약물요법과 수술이 있다. 약물요법은 몸이 쇠약해 수술이 힘든 경우나 시력 장애가 심하지 않은 경우 적용할 수 있다. 약물요법은 수정체의 단백 변성을 정지 또는 지연시키는 목적으로 Cataline 이나 Tachion 안약이 사용되고 있다.

수술은 수정체를 적출하는 것으로서 대개 전신 마취 하에서 45분 정도 시행된다. 백내장은 급하게 수술을 해야하는 병은 아니나 시력이 0.5 이하로 떨어지거나 일상 생활에 지장이 있을 때 수술받기를 권한다.

3) 예방 및 간호

노인의 건강 진단 혹은 보건 교육을 통해 백내장의 조기 발견을 위한 안내가 중요하다. 초기에는 약물요법으로 치료하나 적절한 시기에 수술하는 것이 필요하다. 수술에 의해 거의 100%의 시력 회복이 가능하며 그때까지는 약물요법을 잘 지켜 일상 생활에서 가능한 범위 내에서 활동적으로 지내는 것이 중요하다. 수술 후 몇 주일간은 안압이 오르게 하는 운동은 제한한다. 예를 들면 일어나는 동작이나 엎드림, 구부림 등의 동작은 피하여야 한다.

2 뇌졸중

뇌졸중은 심장병 및 암과 더불어 3대 주요 사인으로 우리나라 국민의 사망 원인이 1위를 차지하는 질병이다. 뇌졸중은 혈관의 순환 장애로 인한 신경 증상의 갑작스런 발생으로 갑자기 의식 장애와 함께 신체의 편마비를 일으키며, 일시적 또는 영구적인 기능 상실을 초래한다.

1) 원 인

가장 문제가 되는 것이 동맥경화에 의한 경우인데 고혈압이나 당뇨병과 같은 만성 질환이 지속되면 혈관들의 동맥경화를 촉진시킴으로써 뇌졸중을 발생시킨다. 동맥경화성 변화는 노화에 의한 자연적 변화로도 발생할 수 있어, 평소에 건강하던 사람도 나이가 많아지게 되면 특별한 원인 없이 뇌졸중에 걸릴 위험이 있다.

뇌졸중의 종류는 뇌출혈과 뇌경색이 있다. 뇌출혈이란 혈관 내의 압력이 높아서 혈관벽이 약해지다가 터지는 경우인데, 화를 내기나 무거운 물건을 들 때, 정서적 스트레스, 앉아 있다가 일어설 때에 혈압이 갑자기 상승하여 발생한다. 뇌경색은 혈관의 막힘으로 인한 뇌조직의 괴사를 의미한다. 환자들 중에는 뇌경색이 진행되기 수개월 전에 소위 소뇌졸중(little stroke)이라고 부르는 일시성 허혈성 발작(transient ischemic attacks)을 경험하기도 한다. 이는 대부분 혈액이나 공기의 작은 덩어리가 혈관에서 떨어져 나가, 뇌로 들어가는 미세혈관을 막아서 생기는 것으로 1초에서 12시간 흔히 5~10분간 진행되며, 대개 2시간이나 24시간 이내 자연 회복된다. 뇌경색 전조 증상인 일시성 허혈성 발작은 뇌의 협심증으로 불리며, 이상 감각, 국소 마비, 시력 변화, 실어증, 행동 변화 등의 증상이 나타난다. 증상은 취침 후 혹은 취침 동안 발생한다. 이는 취침동안 혈압의 하강이나 교감 활동의 감소로 인한 것으로 이런 환자에게는 안정제 투여가 뇌졸중을 촉진시킨다. 뇌동맥 출혈은 갑자기 증상이 나타나는 양상을 보인다. 심한 두통과 구토가 나타나며 환자의 절반 이상이 사망하는 예후를 보인다.

2) 증 상

일반적인 뇌졸중의 증상은 갑자기 말을 못하거나 남의 말을 못알아듣는 언어 장애, 반신 마비, 감각 장애, 한쪽 눈이 갑자기 안보이거나 보이는 시야의 한 귀퉁이가 어둡게 보이게 되는 시력 장애, 두통 등이다.

3) 치료 및 관리 방법

가정에서 응급 시에는 환자를 바로 눕히고, 기도를 유지해 주기 위해 목 뒤에 수건을 대주어 고개가 약간 뒤로 제껴지게 해준다. 호흡 장애가 오지 않도록 하면서 동시에 마비된 사지가 손상되지 않도록 주의하면서 빠른 시간 내에 의료 기관으로 후송한다.

가. 뇌경색

급성기(발병 후 2주에서 1달 정도의 기간)에는 합병증이나 재발이 잘 생길 수 있고 이 시기의 경과가 향후 회복 정도에 영향을 미치기 때문에 치료에 있어서 중요한 시기이다. 급성기의 치료 방침은 크게 세 가지 정도로 볼 수 있으며, 시기별로 치료의 방침과 목표가 정해지게 된다.

① 초급성기의 치료

이 시기의 치료 목표는 허혈로 인해 빈사 상태에 있는 뇌세포에 대해 더 이상의 손상을 막고 아직 완전히 기능을 잃지 않은 세포들을 다시 정상 상태로 회복시키는 것이다.

뇌졸중 발작 후 3~12시간 가량 경과하기까지의 기간은 손상된 혈관으로부터 직접 혈액 공급을 받는 세포들은 곧 죽음에 이르게 되지만 그 주변에 있는 세포들은 혈액 공급이 완전히 차단되지는 않아 거의 절반 정도만 죽은 상태가 된다. 초급성기에 해당하는 시간 이내에 혈류 공급이 정상화된다면 이들 세포들은 다시 되살아날 수 있다.

따라서 혈관 폐색을 인공적으로 제거하여 혈류 공급을 다시 정상 수준으로 끌어 올리는 치료로 대개 약물과 물리적인 방법을 사용한다. 혈전을 녹이는 약물은 카테타라고 불리는 관을 통하여 막힌 혈관으로 직접 주입하는 방법을 쓴다. 혹은 링겔 주사를 맞는 것 같은 방법으로 주사액을 통해 약물을 점적 주입하는 방법도 사용하며, 약물 주입과 함께 물리적으로 혈전을 부수고 풍선을 이용해서 혈관을 확장시키는 방법도 있다.

② 급성기의 치료 방침

뇌졸중은 급성기에 재발하는 확률이 더 높다. 특히 뇌졸중의 증상이 발생한 지 1개월 이내에 재발하는 경우가 가장 흔해 재발의 방지를 위한 치료가 급성기 치료의 초점이다.

이 시기는 혈전 형성을 억제하기 위해 혈소판 기능 억제 약물인 아스피린이나, 와파린 등을 사용한다. 초기에는 정맥을 통해 주사로 주입하나, 점차 안정되면서 경구 투여로 전환한다.

또한 급성기에는 합병증의 예방에 대해서도 치료가 행해진다. 합병증으로 뇌부종은 치명적인 위협 요인이 되는데 이는 뇌졸중의 증상이 발병한 지 수일, 대개는 3~4일 째에 가장 심한 경향을 보이게 된다. 그러므로 부종을 줄이고 뇌압을 낮추는 약물을 쓰거나 뇌의 일부분을 절제하기도 한다.

이 외에도 마비로 인해 몸의 활동력이 떨어지면 폐렴이나 기타 감염 질환에 잘 걸릴 수 있고, 욕창이 생겨 잘 낫지 않게 되기도 한다. 또 소변 장애가 흔히 생겨 소변을 잘 보지 못하거나 혹은 참지 못하고 실수를 하기도 한다. 혈액 순환에도 장애가 생겨 정맥피가 몸에 고여 있다가 혈전을 생성하여 폐로 가거나 혹은 다른 장기로 퍼져가는 색전증을 일으키기도 한다. 변비를 유발하기도 하고 식도의 마비를 동반하여 음식을 삼키는 데 곤란을 겪기도 한다. 여기서 열거한 합병증들은 대개 급성기에서 만성기로 넘어가는 과정에서 두드러지는 문제로서 마비의 회복과 신체의 활동력을 회복시키기 위한 물리 치료와 병행하여 치료를 요하는 문제들이다.

나. 출혈성 뇌졸중의 치료

뇌출혈의 경우에는 혈관벽이 약해져 있는 상태에서 혈압의 갑작스러운 상승으로 인해 혈관이 터지는 것이므로, 침범 부위의 크기와 주변 부종의 정도에 따라 뇌압을 낮추는 약물 치료만 하거나 혈종을 제거하는 수술적 치료를 하게 된다.

다. 만성기의 치료

만성기 뇌졸중 환자의 치료 목표는 남아 있는 신경 기능을 개선시키는 후유증에 대한 치료와 합병증의 예방 및 치료, 그리고 뇌졸중 재발의 방지에 있다. 후유증의 치료에서는 운동 장애나 지각 장애 등의 신경 증상에 대해서, 약물 요법은 물론이지만, 운동 요법 등 물리 치료를 주축으로 한 기능 훈련에 역점을 둔다. 재발 방지에서는 약물 치료와 더불어 저염 · 저지방 식사와 일상 생활의 규칙화, 과로 · 긴장의 해소 등과 고혈압 등의 위험 인자의 계속적인 조정이 중요하다. 적절한 영양과 수분 공급이 필요하며, 특히 환자가 의식이 없어지면 움직이지 못하므로 그로 인한 합병증 예방에 노력해야 한다.

3 관절염

1) 종류 및 증상

관절염은 100가지 이상의 형태가 있으나 주로 류마티스성과 골관절염이 많다. 관절염의 증상은 심한 통증이다. 이는 차가운 손이나 발을 미지근한 물에 담그었을 때의 둔한 통증과 유사하며 환자의 생각을 방해할 정도로 심각하다. 통증은 한동안 계속되다가 저절로 없어지고, 몇 주나 몇 달 뒤에 재발하곤한다. 관절이 뻣뻣해지고 때로는 붓기도 한다.

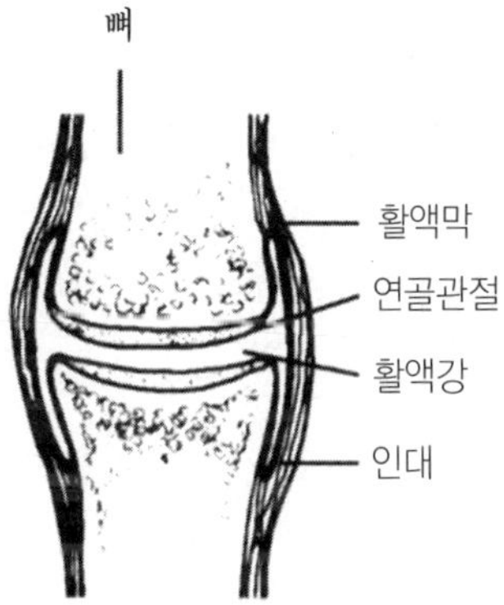

그림 8-1 관절 구조

2) 원인 및 발생 정도

가. 류마티스 관절염

아직 원인이 정확히 규명되어 있지 않으나 우리 몸에 면역 기전 이상에 의해 발생되는 것으로 보고 있다. 전 인구의 2~3%에서 발생하고 있고 30세에서 50세 사이에서 많이 발생하나 모든 연령에서 발생이 가능하며 여성이 남성보다 약 3배 가량 호발한다.

나. 퇴행성 관절염

퇴행성 관절염은 관절을 구성하는 여러 가지 성분 중에서 연골과 그 주위의 뼈에 퇴행성 변화가 나타나서 생기는 관절염으로 주로 체중을 많이 받는 관절, 즉 무릎 관절, 엉덩이 관절,등에 심한 통증이 나타나고 움직이기가 힘들어지며 오랫동안 방치할 경우 관절의 변형까지 초래하는 가장 흔한 관절 질환을 말한다.

관절은 관절 연골(물렁뼈)와 주위의 뼈, 관절을 싸고 있는 막으로 구성되는데, 나이가 들면서 나타나는 퇴행성 변화는 관절 연골에서 시작된다. 연골을 만드는 성분을 만들어 내는 연골 세포가 나이를 먹으면서 그 기능이 떨어 져서 연골의 탄력성이 없어져 외부의 충격으로부터 관절을 보호하는 능력이 약해진다. 시간이 흐르면서 연골의 표면이 거칠어지고 병이 점점 진행되면 관절막으로 싸인 관절강 안으로 유입되는 여러 가지 물질에 의해 염증이 반복되어 나타난다.

3) 증상 및 진단 방법

가. 류마티스 관절염

여성에게 많이 발병하며 출산 후 시작되는 경우가 많다. 활액막에 염증이 발생함으로써 생기며, 흔히 양쪽 관절을 동일하게 침범하고 안정시와 운동시에 모두 통증을 유발한다. 특히 아침에 잠에서 깨어난 후 증세가 심하다. 특징적으로 악화되는 시기가 있으며 초기 증상은 감기와 유사하다. 손가락 등에 굴절성 경축이 생겨 변형이 생기고 손의 기능에 장애가 발생한다. 혈액 속의 류마티즘 항체 존재확인, 방사선 촬영, 증상으로 진단한다.

나. 퇴행성 관절염

주로 체중을 많이 받는 관절, 즉 무릎 관절, 엉덩이 관절,등에 심한 통증이 나타나고 움직이기가 힘들어지며 오랫동안 방치할 경우 관절의 변형까지 초래하는 가장 흔한 관절 질환이다. 흔히 비대칭적으로 발생하고 관절의 움직임에 따라 통증이 유발되고 때로는 마찰음이 들리기도 한다. 병의 초기에는 쉬면 통증이 없어지지만 병이 진행되면 통증이 계속 오게 되며 관절의 운동에도 제한을 받게 된다. 특히 보행에 관련된 무릎관절이나 엉덩이 관절에 침범했을 경우에는 경우에 따라 수술적인 치료가 요구될 만큼 심한 변형을 초래하는 수도 있다. 방사선 검사와 증상으로 진단한다.

다. 치료 및 관리

통증의 완화가 제일 중요한 당면 과제이다. 약물 치료로는 통증 완화 효과만 있다. 주로 쓰이는 것은 진통제와 소염제이다. 관절강 내로 스테로이드제제를 주사할 수도 있으나 이런 방법은 자주 사용될 수 없다. 지팡이, 목발, 보행기도 환자의 무게를 지탱해야 하는 관절의 긴장을 완화시키고 안정감을 제공해준다. 환자에게는 휴식과 운동이 모두 중요하다. 운동으로는 수영, 걷기, 자전거 타기 등이 권장되고 있다. 비만인 경우에는 체중을 감소시키면 통증을 감소시키는 데 도움이 된다. 따뜻한 물로 목욕을 하거나 뜨거운 찜질을 하는 물리 요법도 도움이 된다.

① 운동 치료

약물 요법 이전의 일반적인 치료는 적절한 영양 공급, 물리 치료 및 휴식 등이다. 관절의 급성 염증이 있을 때는 우선 휴식토록 권고하고 이때 심한 운동은 오히려 좋지 않다. 반면 장기간 전혀 운동을 하지 않으면 관절의 강직을 유발하게 되고 근육의 위축이 동반되어 이후의 운동 능력이 대단히 감소하게 되므로 적절한 운동이 환자의 치료에 필요하다.

② 물리 치료

온열 요법은 근육을 이완시키고 통증을 완화시키는 효과가 있다. 특히 퇴행성 관절염 환자는 아침에 통증이 심하고 뻣뻣하므로 아침에 일어나자마자 뜨거운 목욕을 하면 좋다. 어떤 경우에는(관절이 붓고 열감을 느낄 때) 냉열 요법(얼음주머니)도 통증 완화 효과가 있다

③ 약물 치료

소염진통제 등의 복용으로 쉽게 통증이 완화된다. 진통제로는 주로 아스피린을 사용하고 있으며 이는 다량 사용시 부신피질 호르몬과 같은 염증 반응 억제 효과도 있다. 국소 요법은 호르몬을 관절강이나 관절 주위에 주입하여 동통 제거 및 염증의 신속한 감소를 기대할 수 있으나 과용시 부작용이 우려되므로 주의해서 사용한다.

④ 수 술

관절염이 진행되어 관절의 변형이 초래된 경우에는 외과적으로 치료하여 관절의 기능을 회복하게 해 주어야 한다.

4 치 매

치매란 정상인이 어른이 된 이후에 뇌의 기질적 병변에 의한 특징적인 인지 기능의 장애를 나타내는 후천적 임상증후군을 말한다.

1) 치매의 원인

치매는 뇌의 기질적인 병변으로서 다양한 질병에서 초래된다. 가장 많은 것이 알쯔하이머형 치매와 뇌혈관성 치매, 혼합형 치매이다.

2) 증 상

질병 초기에는 최근의 사건에 대한 기억 장애가 두드러지며, 타인

에 대한 배려 등의 고급 정신 기능이 상실되어 간다. 수면 및 각성 리듬과 어릴적부터 습득한 동작은 지능 장해가 상당히 진행되어도 보존되는 경우가 많으며 뇌혈관성 치매에 비해 수면 장애, 실금은 질병 단계가 중등도 이상 진행될 때까지는 잘 나타나지 않으며, 와상 상태가 되는 것은 말기에 이르러서이다. 즉, 신체는 정상 상태를 유지하면서도 뇌의 움직임만이 장애를 받는 특징이 있어, 배회나 폭력성 증가 등의 곤란한 상황이 자주 발생하게 된다. 치매의 가장 핵심적 증상은 기억 장애를 중심으로 한 지능 장애이다. 기억 장애의 진행에 수반하여 지남력 장애, 계산력 저하, 판단력, 이해 능력의 장애가 보이게 된다. 의욕의 저하와 감정의 장애도 보인다. 진행되면, 실어증, 실인증, 실행증 증상도 보이게 된다. 이러한 증상은 치매의 진행과 함께 변화한다.

3) 간호 및 치매 예방

간호의 가장 큰 목적은 가능한 기능을 독립적으로 유지해 나가면서 인간으로서의 존엄성을 잃지 않고 살아가도록 돕는 일이다. 환자가 할 수 있는 일은 가능한 혼자하도록 하면서도 상실된 기능을 보조해주는 방법을 사용해야 한다. 예방법은 아직 없다. 가장 큰 원인인 뇌의 퇴행성 위축을 가능한 작게 하려는 노력이 필요하다.

① 걷는 일은 건강의 제일 기본이다.
② 손을 가능한 쓰는 일을 한다. 편물, 자수, 그림 그리기, 서예, 일기 등을 매일 정해서 즐겁게 하는 것은 손을 사용해 집중력을 발휘하는 것으로 뇌를 자극해서 치매 예방에 유용하다.
③ 머리를 잘 사용하는 일이다. 매일 책, 신문 등을 읽는 습관을 만들어 머리를 사용하도록 하는 것은 효과가 있다.
④ 소리를 내서 노래를 부르거나 말하는 것도 중요하다.

뇌혈관 치매의 예방에서는 뇌경색이나 뇌출혈 등의 발생을 예방하

는 것이 중요하다. 이를 위해서는

① 정상혈압의 범위를 알고 자신의 혈압을 점검한다.
② 고혈압을 예방할 수 있는 식생활을 유지한다.
③ 스트레스나 긴장을 해소한다.
④ 갑작스런 추위는 피한다.

5 만성 폐쇄성 폐질환

만성 폐쇄성 폐질환은 불확실한 원인으로 지속적인 기도 폐쇄가 일어나는 질환이다.

1) 증 상

호흡곤란, 간헐적 기침, 운동 후의 피로 등의 증상이 있으며 이런 증상은 서서히 시작되면서 악화된다. 주요 원인인 만성 기관지염은 흡연, 공해, 감염 등이 반복적으로 기관지를 자극함으로써 발생한다. 증상은 계속적인 기침과 많은 객담 배출이 특징적이며, 환자는 발작성 기침을 하거나 혹은 수분간의 지속적 경련을 한다.

2) 치료 및 관리

가. 일반적 요법

- 금연은 증상 악화를 되는 것을 막는 가장 효과적인 방법이다.
- 감기에 걸리지 않도록 주의한다.
- 매년 인플루엔자 백신을 접종한다.
- 진정제 혹은 수면제 복용을 금지한다.
- 충분한 영양 섭취, 술 담배를 피하며 평소에 안정된 휴식을 취한다.
- 먼지를 마시지 않도록 하며 대기 오염이 심한 지역을 피한다

• 적당한 운동을 계속하고, 양치질 등 구강 관리를 생활화한다.

나. 약물 요법

• 약물로는 항생제와, 거담제, 기관지 확장제 등이 사용된다.

6 낙 상

낙상이란 대상자가 갑자기 비의도적인 자세 변화로 바닥에 주저앉거나 당시 몸의 위치보다 낮아지는 것을 의미한다. 낙상은 노인에게 신체적인 손상과 함께 정신적인 손상도 초래하며 두려움 때문에 사회활동을 제한 받게 된다. 낙상을 경험한 노인들의 약 50%에서는 골절이나 손상으로 인해 의학적인 처치가 필요하게 되며, 낙상노인의 40%는 입원을 하게 된다. 또한 낙상 관련 상해로 입원한 노인들의 50%는 1년 이내에 사망한다는 보고도 있다.

65세 이상의 노인들이 낙상과 관련된 사망률은 75% 이상이라고 보고되고 있기도 하다. 뿐만 아니라 낙상을 경험한 노인은 낙상이 재빌할 것에 대한 두려움, 공포가 생기며 이로 인해 정상적인 활동이 감소되고 우울이 유발된다.

1) 원 인

낙상의 기본적인 원인은 현기증, 자세의 불안정, 직립성 저혈압, 균형 감각의 결손 및 비정상적인 걸음걸이, 하지근력의 약화 및 관절 가동 범위의 감소 등이며 외적 요인으로는 침대에 오르내리거나 휠체어에 앉기 위한 자세 변행, 목욕탕에 들어갈 때 걸려서 넘어지거나 빙판길에서 미끄러지기 등 환경에 의한 것이다.

2) 예 방

노인의 낙상을 예방하기 위해 적절한 운동을 통한 기본 체력과 근력의 유지, 균형감의 유지가 요구하며 가정 내의 위험 환경의 정비 · 정돈은 물론, 지역 사회 전체의 노력이 필요하다. 가정 내에서의 환경 정비로는 목욕탕 손잡이 설치, 전기줄 정돈, 문턱을 없앰, 바닥 깔개의 고정, 계단의 난간 설치 등이 포함된다.

7 요실금

요실금은 본인의 의사와는 상관없이 소변이 나와 속옷을 적시는 현상을 말하며, 전체 여성의 30~40%가 증상을 경험하고 있다. 주로 중년 이후의 여성에게 흔하다. 그러나 대부분이 노화에 따른 당연한 현상이라고 받아들이거나 수치스러운 병으로 생각하여 감추려는 경향이 있다. 요실금이 발생하면 당황하고 수치심을 느껴 요실금을 유발하는 활동을 제한하게 된다. 화장실에 강박 관념을 갖게 된다든지, 운동이나 외출을 삼가는 경우가 생기거나, 심하면 사회 생활에 지장을 받고 우울증에 빠지기도 한다.

1) 원 인

가. 복압성 요실금

기침이나 재채기, 큰웃음, 줄넘기나 달리기 등 배에 힘이 들어갈 때 자신도 모르게 소변이 흐르는 것으로, 여성 요실금에서 가장 흔한 형태이다. 복압성 요실금은 출산 후 소변이 새는 것을 방지하도록 요도를 지탱하는 역할을 하는 골반 근육이 약해져 밑으로 처지거나, 혹은 소변이 새지 않도록 조절해 주는 요도괄약근이 약해짐으로써 발생하는데, 특히 갱년기 이후에 여성 호르몬의 감소로 요도의 기능이 떨어져 발생한다.

나. 절박성 요실금

갑자기 참을 수 없이 소변이 마려운 증상이 있고, 화장실에 가거나 속옷을 내리기도 전에 소변이 흘러나오는 증상이다. 원인으로는 방광에 소변이 충분히 차지 않은 상태에서 방광이 저절로 수축하여 발생하게 된다. 급성방광염, 신경질환, 당뇨병, 방광출구폐색과 같은 질병이 그 원인이 될 때로 있지만 단독으로 생기기도 하고 때로는 뇌졸중이나 치매 등의 뇌질환이 있을 때에 자주 나타난다.

2) 치 료

요실금의 치료는 그 정도와 종류에 따라서 다르기 때문에 개개인에 따라 가장 좋은 치료가 다르다. 대체로 심하면 수술도 시행하지만 젊은 여성인 경우에는 방광 훈련이나 바이오피드백, 전기 자극 치료 같은 것을 권할 수 있다. 요실금 증세를 갖고 있는 사람들 중에는 소변량을 적게 할 요량으로 수분의 섭취량을 줄이는 경우가 많다. 그러나 사실은 이렇게 하면 상태가 더욱 악화된다. 소변의 농도가 짙어지기 때문에 더욱 참기 어려워지고 냄새 또한 더욱 고약해진다.

요실금 증세가 있다면 하루 적정량의 수분을 섭취해 주는 것이 중요하다. 최소한 하루 3리터의 수분을 섭취해 주어야 한다. 약물을 사용하기도 하는데, 절박 요실금에서는 치료 효과가 즉시 니디나며, 복압성 요실금의 경우 증세가 가벼울 때 효과를 볼 수 있다. 최근에는 골반저근육 운동을 권장한다. 이는 골반저근의 근육 강화 운동을 통해 요도에 대한 지지력을 강하게 함으로써 요실금을 막는 것이다.

가. 골반저근육 운동

골반저근육 운동은 정신을 집중하여(항문을 수축하는 것을 연상하시오) 요도, 질, 항문을 오므린 후 속으로 천천히 하나부터 열까지 센 후 힘을 푼다. 한 번 근육을 오므린 후 20~30초 정도 휴식한다. 골반근육 운동의 횟수 및 기간은 위의 과정을 10번 이상 반복하는 것을 1

회로 계산하며, 이것을 하루에 3회 이상, 최소 6개월 이상 시행한다. 어느 장소에서든 자유롭게 실시할 수 있다.

나. 방광 훈련

정상인은 하루에 4번 내지 6번 소변을 보며, 수면 중에는 0~1번 정도 소변을 본다. 소변이 마려울 때 참기 어렵고, 소변을 보면 소량만 나오는 사람 즉 배뇨 장애나 절박성 요실금이 있는 사람들에서 방광 용적을 늘려 소변보는 횟수를 줄이게 하는 것이 바로 방광 훈련이다. 방광 훈련을 시작하기 전 먼저 방광 상태를 아는 것이 중요하다. 소변을 볼 때마다 소변 측정 용기에 담아서 ① 소변본 시간 및 소변 양을 3-7일간 측정하여 기록지에 기록한다 ② 가능한 만큼 길게 소변 배출 시간 간격을 정한다(예; 2시간, 혹은 1시간 30분) ③ 가능하면 정해진 시간에 맞춰 배뇨를 한다. 소변이 마렵지 않더라도 화장실에 가고 정해진 시간 전에 소변이 참기 어려워지면 골반저근육 운동을, 소변이 참기 어려운 증상이 없어질 때까지 여러 번 반복한다. 동시에 소변 마렵다는 생각을 잊고 다른 생각을 한다. 이러한 과정을 통해 점차 소변 배출 간격을 연장하도록 한다.

다. 수 술

복압성 요실금 치료에 있어서 약물이나 골반 근육 훈련 등으로도 증상의 호전이 없을 때 시행한다. 최근에는 복강경을 이용한 수술도 가능하며, 방광경부를 위쪽으로 끌어올리는 수술이 많다.

3) 요실금 예방

요실금은 바른 생활 습관을 통해 예방할 수 있다.

① 비만은 요실금의 원인, 따라서 체중 감소는 요실금 예방에 효과적이다.

② 규칙적인 운동을 한다. 운동은 장의 움직임을 좋게하고 골반근육의 긴장도를 유지시켜 요실금을 막아준다.
③ 자극성이 많은 음식이나 음료의 과다 섭취를 삼간다.
④ 변비가 심하면 방광을 자극하여 소변을 자주 보게 되므로 변비를 예방하는 것이 좋다.
⑤ 소변을 너무 자주 보는 경우는 배뇨 횟수를 기록한 다음 점차적으로 배뇨 간격을 늘려서 화장실에 가는 횟수를 하루 4~6회 정도로 제한한다.
⑥ 약도 가능한 선별해서 복용한다. 감기약, 혈압 강하제는 요도 압력을 변화시키고 이뇨제는 소변량을 증가시키며 항히스타민제나 항우울제 등은 방광 수축을 억제시키기 때문이다.

8 노인암

1) 노인의 암 발생률

암은 노인의 질환이다. 전체 암 발병의 약 50%가 노인에서 발생하고, 75세 이상의 노인은 30~50%가 암으로 사망한다.

2) 노인에서 암이 증가하는 기전

암유전자나 종양억제 유전자의 돌연변이가 누적되어왔으며, 노인의 세포는 발암 물질에 감수성이 높다는 점, 노인은 면역 기능이 저하되어있다는 점 등이 기전으로 설명되고 있으나, 연령이 증가할 수록 발암 물질에 노출된 총량이 많아져 암 발생이 증가한다는 설이 더 지지를 받고 있다.

3) 노인암의 임상적 특징

① 조직학적 아형(subtype)이 다른 경우가 많다.
② 노인암은 증식 속도가 완만한 경향이 있다.

③ 치료에 대한 효과가 낮고 부작용이 많다.

④ 다발암 또는 중복암의 빈도가 높다.

4) 노인암의 진단과 치료

노인은 신체가 견디는 능력이 저하되어 있어서 완치나 생명 연장보다는 대증적인 치료 즉 삶의 질을 개선 또는 유지하는 치료가 바람직한 경우가 많다.

암이 진행되면서 여러 증상으로 고통을 받아서 증상에 대한 대중치료를 소홀히 하면 삶의 질이 저하하게 된다. 암 종류와 무관하게 자주 발생하는 증상들인 피로감, 통증, 오심, 식욕 저하와 변비 등의 암 비특이적 증상에 대한 치료도 필요하다.

① 치료법

수술요법, 화학요법과 방사선요법으로 나뉜다.

화학요법의 유효성은 젊은 사람에 비해 낮은 경우가 많다. 또한 약물의 흡수, 분포, 배설 등 대사가 젊은 사람과 달라 부작용과 합병증이 발생할 가능성이 높다.

수술은 고령 자체가 노인암 수술의 금기는 아니지만, 수술 전 평가를 충분히 해야 하며 응급 수술을 가급적 피한다.

② 예방 및 진단

미국암학회(American Cancer Society)에서는 조기 암 발견을 위해서 대장암, 유방암, 자궁암, 전립선암, 피부암과 구강암에 대해 검진할 것을 권장하고 있다. 일본은 위암 검진을 추가 실시하고 있다.

• 대장과 직장암

용종에서 암이 자주 발생하기 때문에 용종을 제거하는 것이 암예방에 중요하다. 50세 이후가 되면 매년 수지직장 검사(digital rectal exammination, DRE)와 대변잠혈검사(fecal occult blood test ; FOBT)를 하고, 직장경 검사(sigmoidoscopy)를 한다.

• 유방암

가족력, 전에 양성 유방혹을 갖고 있었던 환자 또는 폐경 후 장기간 estrogen을 투여 받은 사람에게 발생률이 높다. 유방암의 조기 진단을 위해 매달 자신이 자신의 손으로 검사(breast self-examination BSE)를 하고, 1년에 한 번씩 전문의의 진찰을 받고, 50세 이후엔 매년 방사선 유방조영촬영(mammography)을 한다.

• 자궁경부암

18세가 되면 매년 Pap smear를 받고, 3번 이상 정상이면 검사 간격을 1~3년으로 연장한다. 65세까지 정상이면 중단해도 무방하다.

• 전립샘암

최근 우리나라 남성들에게 가장 빠르게 증가하고 있는 암으로, 대부분 60세 이상의 노인에게 발생한다. 우리나라 전립샘암은 1995~2002 사이에 증가율이 211%나 되며 약 5% 이상의 유병률을 보이고 있다. 미국 · 유럽 남성 암 중 발생 1위 · 사망 2위를 점한다. 원인으로는 유전적 소인, 남성 호르몬의 영향, 음식 및 식이 습관 등이 관련있을 것으로 추측되고, 특히 지방 섭취의 증가, 즉 식생활의 서구화가 관련이 있을 것으로 인정되고 있으며, 그 외에 전립샘의 감염성 질환, 성생활의 정도, 사회 경제적인 상태 등도 원인으로 거론된다.

예방을 위해서는 40세 이상에서 매년 혈청 전립샘특이항원(PSA)검사, 직장수지검사를 권장하며, PSA가 4ng/㎖ 이상이면 전립샘암 조직검사를 받도록 한다.

6. 우리나라 노인 보건 · 복지 정책

노인 복지 관련 업무는 보건복지부의 노인복지정책과, 노인요양보장과, 노인지원과에 의해 이루어진다. 각 과별 업무는 다음과 같다.

① 노인복지정책과

인구 고령화와 관련된 종합 계획 수립, 노인복지행정, 실버산업육성과 지원 등

② 노인요양과

노인의 의료와 요양의 종합적인 업무, 노인의료복지 시설지원 등

③ 노인지원과

노인 요양을 제외한 노인주거, 노인여가, 재가노인시설, 노인고용 정책관련 업무

하부 행정 조직에서는 각 지방자치단체별로 담당국 및 과가 설치되어 있다. 예로 서울시의 경우 복지국의 노인복지과가 설치되어 있다.

노인복지사업은 1981년에 제정된 노인복지법에 의거하여 전개되고 있다.

1 소득 보장 대책

생활 보호 노인에 대한 노령수당제도(2001년부터 경로연금으로 변경하며 대상을 저소득층 노인까지 확대하여 약 66만 명이 대상이 됨), 버스료 지급, 철도 · 지하철의 할인이나 고궁, 박물관의 무료 이용, 무료 경로식당 운영 등과 같은 경로 우대 제도가 있다.

2 보건 의료 대책

건강보험제도 및 의료급여제도와 65세 이상 저소득층 노인에 대한 무료 건강 진단이 중요한 보건 의료 대책이다. 의료급여는 65세 이상 노인의 13.4%가 혜택을 받고 있다. 건강 진단은 1983년부터 저소득층 20여만 명에 대해 무료로 실시되고 있으나 희망자에 한정되어 실시된다.

3 노인 복지 시설

입소 시설이 필요한 경우 양로 시설이나 요양 시설을 통해 보호를 하고 있다. 노인 양로 시설과 노인 요양 시설은 입소 노인의 소득 수준 또는 입소 비용 부담 수준에 따라 무료, 실비, 유료로 구분되었으나, 최근 노인요양보험도입 및 노인복지법의 개정으로 변화될 예정이다.

4 재가 노인 서비스

재가 노인에 대해서는 가정 봉사원 파견 사업, 주간 · 단기 보호 사업을 규정하고 있다. 가정 봉사원 파견 사업은 60세 이상의 거택 보호 노인의 간병, 급식, 우호 방문 등을 담당하고 있다. 전국 사회복지관에서도 재가복지봉사센타를 설치하여 재가 노인을 포함한 장애인, 아동 가정 등에 대한 복지 서비스를 제공하고 있다. 주간 보호 시설과 단기 보호 시설은 매우 중요한 재가 노인 서비스이다.

5 노인 의료 및 요양 제도

1) 높은 노인 의료비 증가

노인의 높은 만성 질환 유병률은 노인 의료 이용량의 증가 및 그에 따른 의료비의 급격한 상승을 초래하여 국민 전체 의료비의 압박 요인으로 대두되고 있다. 따라서 국민 의료비 총량을 억제하려면 노인 의료비의 집중적 관리가 요구되는 실정이다.

이러한 노인 의료비의 증가는 노인에 대한 의료 서비스가 고도의 전문성을 요하는 고가 의료 서비스를 필요로 한다기보다는 오히려 장기적 치료와 보호를 요하는 경우가 대부분이다.

이러한 문제점을 해결하기 위해 의료기관 종별에 요양병원 및 노인 전문병원이 신설되었으며 장기 요양 노인의 수요 증대로 매우 큰 비율로 증가하고 있다.

2) 노인요양보험

의료비 외에 만성 질환 노인들은 장기적인 돌봄을 필요로 하는 경우가 많으나 이에 대한 사회적 대비책의 부족으로 대개 노인 수발은 가족이 전적으로 부담을 해왔다. 그러나 현재 노인요양보험에 대한 시범 사업이 이루어지고 있고 2008년 8월부터 도입될 예정이어서 노인에 대한 요양 및 돌봄서비스에 대한 많은 변화가 예고되고 있다.

노인장기요양보험제도는 2007년 법률이 제정되었으며 65세 이상 노인 또는 65세 미만 이라도 노인성 질병을 가진자 중 중풍 · 치매(뇌혈관질환) 등으로 일상 생활을 혼자하기(6개월 이상) 어려운 노인들에게 신체 활동 · 가사 활동 지원 등의 급여를 제공하여 노후 생활의 안정과 그 가족의 부담을 덜어주어 국민들에 삶의 질을 높여주는 제도이다.

급여 개시일은 2008년 7월 1일부터이며, 가정의 몫으로 남겨져 있던 치매, 중풍 등 노인에 대한 요양 문제를 이제 보험 도입을 통해 해결할 수 있게 된 것이다. 즉, 노인은 전문인에 의해 전문적이고 체계적인 요양 서비스를 받게 되고, 가족들은 장기간의 요양에 따른 육체적 · 정신적 · 경제적 부담을 크게 덜게 되는 등 우리나라 노인복지의 수준이 획기적으로 개선되는 계기가 될 것이다.

장기 요양 인정으로 판정을 받게 되는 노인은 방문 요양, 방문 간호 등 재가 급여와 시설 급여 및 특별 현금 급여를 받을 수 있게 되었다.

재가 급여를 통해서는 가정에서 장기요양보호사와 간호사 등으로부터 식사도움, 화장실 도움, 세면, 목욕, 말 벗, 외출 동행, 간호 서비스 등을 받으며, 집안 청소 등 일상 가사 지원 서비스를 지원받을 수 있게된다.

또한 하루 중 일정 시간 동안 주야간 보호 시설을 이용해 기본적인 요양 서비스 외에도 신체 또는 정신 기능 유지 및 향상 프로그램 등에 참여할 수 있고, 가족 등이 불가피하게 일정 기간 동안 집을 비워야 할 때 노인을 단기 보호 시설에 입소시켜 필요한 요양 서비스를 받을 수 있게 된다.

시설 급여를 통해서는 요양에 필요한 시설과 설비 및 전문 인력을 갖추고 있는 노인 요양 시설에 장기간 입소해 전문 요양 서비스를 받을 수 있으며, 도서벽지 지역 등 요양 시설이 없어 불가피하게 가족 등으로부터 요양을 받는 경우에 지원되는 현금 급여 등 특별 현금 급여도 받을 수 있다.

장기 요양 보험에 소요되는 비용은 장기요양보험료, 국가 및 지방자치단체의 부담, 본인 자부담으로 충당된다.

장기요양보험료는 건강보험료에 매월 통합 고지된다.

본인 자부담은 시설 급여의 경우 20%, 재가 급여의 경우 15%이고, 기초생활수급권자는 무료이며 기타 의료급여수급권자와 일정 소득 및 재산 이하의 저소득층은 각각 1/2을 경감하게 된다.

장기 요양 인정을 신청할 수 있는 대상자는 '65세 이상 노인' 또는 '65세 미만 노인성 질병을 가진 자' 중 거동이 현저히 불편하여 장기요양이 필요한 자로 건강보험공단에 장기 요양 인정 신청을 해야 한다.

장기 요양 인정 신청이 있을 경우 공단 소속 직원(사회복지사, 간호사)이 직접 가정을 방문해 신체 및 정신 기능 상태 등을 조사한 후 '조사 결과표'를 작성하게 되고, 별도로 의사 소견서를 첨부해 시·

군 · 구별로 설치되는 '등급판정위원회' 에서 장기 요양 인정 여부 및 등급을 심사, 판정 받게 된다.

복지부는 2008년에 요양 1등급(최중증)~요양 3등급(중등증)에 해당하는 약 16만 명이 혜택을 받을 것으로 예상하고 있다.

IX

건강 자원의 활용

1. 의료와 사회 보장

1 사회 보장

사회 보장은 1601년 제정된 엘리자베스 구빈법을 계기로 빈민 구호에 대한 정부 책임 의식이 생겨나기 시작하면서 발전되어왔다. 독일에서는 산업 혁명으로 인한 근로자들의 도시 집중 현상으로 사회적 불안 요소가 심화됨에 따라 1883년 비스마르크가 근로자 재해 보험 법안과 의료 보험안을 마련하여 사회 보험을 도입하였다. 이후 2차 대전 이후 각국에서 사회 보험의 적용 대상이 확대되고 급여 수준도 향상되었으며, 사회 보장의 궁극적 책임은 정부로 넘어가게 되었다.

사회 보장은 크게 사회 보험, 공적 부조, 공공 서비스의 3가지로 구분할 수 있다. 사회 보험은 보험 기술을 이용하여 사회 정책을 실현하려는 일종의 경제 제도로서 국민을 대상으로 질병, 사망, 노령, 실업, 기타 신체 장해 등으로 인하여 활동 능력의 상실과 소득의 감소가 발생하였을 때 보험 방식에 의해 그것을 보장해 주는 제도이다. 보험이라는 말은 위험이 발생하였을 때 파생되는 결과를 보증한다는 의미이며, 업무상 재해는 산업 재해 보상법을 통해, 사상, 질병, 출산은 건강 보험법, 노령, 사망은 연금 보험 제도를 통해 보증하고 있다.

공적 부조는 자력으로 생계 유지가 어려운 사람들의 생활을 그들이 자력으로 생활할 수 있을 때까지 국가가 납세자의 부담에 의한 재정 자금으로 보호하여 주는 구빈 제도이다. 이와 같은 생활 보호는 최저한의 수준에 그쳐야 하는 데 이를 국가 최저의 원칙이라 한다. 공공 서비스란 특정인(고아, 과부, 정박아, 군경, 전상자 등)에게 사회 보장 급여를 국가 재정 부담으로 실시하여 주는 제도이다.

2 의료 보장

의료 보장은 의료 제도의 종합적 조직화를 의미하며 유형은 크게 3가지로 분류된다.

1) 국민 보건 서비스형

이 유형의 특징은 첫째, 재원의 조달은 조세로 충당한다. 둘째, 정부는 모든 병원을 국유화하여 지역화시키며 셋째, 국민들은 의료 이용시 무료 서비스를 원칙으로 하는 것이다. 이러한 유형의 대표적인 나라로서 영국은 국민 보건 서비스 하에서 의료 배급제란 제도가 일반화되어 있다.

2) 사회 보험형

1883년 독일에서 처음 시작되어 대부분의 유럽과 일본, 우리나라 그리고 중남미에서 실시되고 있다. 즉 의료 보험은 질병이라는 위험으로부터 발생하는 손실을 공동으로 대처하기 위한 재원 조달의 한 수단으로써 국가가 사회 정책적 차원에서 국민들을 강제적으로 적용시키는 제도이다. 특징으로는 첫째, 강제적인 가입, 둘째, 보험 급여의 수준도 역시 법으로 정하여 가입자 누구에게나 균등한 급여 보장 셋째, 가입자는 보험료를 통해 비용 부담을 한다.

3) 공적 부조형

이 유형의 특징은 첫째, 저소득 인구 계층에 대해서만 정부가 일반재정에서 의료 서비스의 이용을 보장해주는 법안이다. 둘째, 의료 이용자는 보험료나 조세 부담을 하지 않고 무료로 혜택을 받는다.

2. 한국의 의료 보장 제도

1 발달 과정

우리나라의 의료 보장 제도는 사회 보험 방식의 의료 보험과 공적 부조 방식의 의료 보호로 나뉘어진다. 1977년 이래 의료 보장의 적용 대상을 단계적으로 확대해 온 이래 현재는 전국민 대상의 의료 보험이 실시되고 있다. 의료 보험은 그 적용 대상자 별로 직장 의료 보험(5인 이상 고용 사업장 적용), 공무원 및 사립 학교 교직원 의료 보험, 지역 의료 보험 조합으로 구분되어 왔으나 단계적인 통합 의료 보험 체계가 도입되고 있다.

통합 의료 보험 체계의 적용 배경은 기존 의료 보험에서는 조합마다 보험료 부과 체계가 상이하기 때문에 동일한 소득과 재산이더라도 조합마다 보험료가 달라 공평성 문제가 제기되었으며, 소규모 조합별로 운영되어 사회 보험의 기능인 소득 재분배 기능과 위험 분산 기능이 제대로 작동하지 않을 뿐만 아니라 관리 운영상의 비효율이 초래되었다. 뿐만 아니라 의료 보험 종합 전산망 부재로 거주지를 이전할 때마다 자격 변경 신고 등을 해당 조합에 해야하는 불편함이 있었기 때문이다.

의료 보호는 의료에 대한 공적 부조의 형태로서 생활 보호 대상자와 일정 수준 이하의 저소득층을 대상으로 국가 재정으로 의료 서비스를 지원해 주는 것이다. 현재 의료 보호 적용은 생활 보호 대상자,

이재자, 의사자 및 의사자 유족, 국가 유공자와 그 가족, 문화재 보호법에 의한 중요 무형 문화재의 보유자 및 그 가족, 귀순 북한 동포 등이다.

2 통합 의료 보험 제도

1) 적용 체계

종전의 의료 보험 관리는 의료 보험 관리 공단(공무원 및 사립 학교 교직원 의료 보험법, 15개 지사)과 비임금 소득자들의(도시 자영자, 농어촌 주민) 관리를 맡는 의료 보험 연합회(의료 보험법, 227개의 지역 의료 보험 조합)에서 관리하였다. 1998년 10월 1일 지역 의료 보험과 공무원 및 사립 학교 교직원 의료보험이 하나로 통합하면서 이를 관리하기 위하여 국민 의료 보험 관리 공단(국민 의료 보험법)이 출범하였다. 1998년 2월 6일 국민 건강 보험법이 국회를 통과함에 따라 직장 의료 보험(144개의 직장 조합)까지 완전히 통합되어 2000년 1월 1일부터는 국민 건강 보험 관리 공단(국민 건강 보험법)이 출범하여 운영되고 있다.

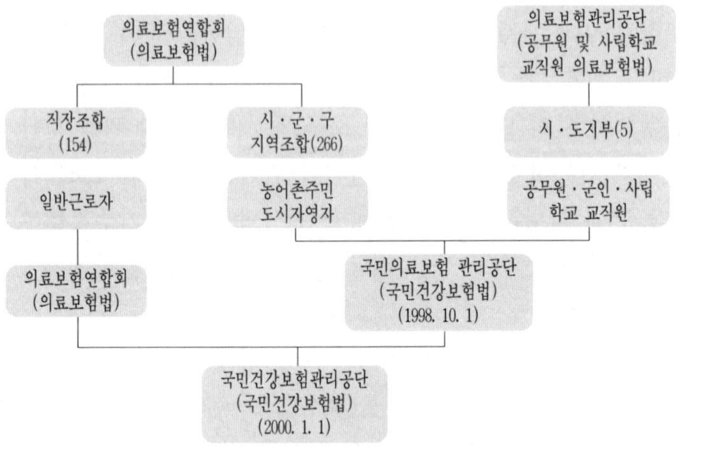

그림 9-1 통합 의료 보험의 적용 체계

2) 보험료 및 보험 재정

의료 보험 재정은 피보험자가 내는 보험료이다. 앞으로는 직장, 지역 가입자에 관계없이 소정의 소득 등급을 정하여 등급별로 소득의 정률에 따라 동일하게 보험료를 부과할 계획이다(국민 건강 보험법).

3) 보험 급여 및 진료비 지불 제도

의료 보험 급여란 피보험자 및 피부양자의 질병, 부상, 분만 또는 사망에 대하여 관계 법령 또는 조합 정관이 정하는 바에 의하여 의료 보험자가 현물(의료 서비스) 또는 현금(분만비, 요양비, 장제비 등) 급여를 제공하는 것이다.

요양비는 긴급, 기타 부득이한 사유(응급, 출장, 여행 등)로 인하여 의료 보험 지정 요양 기관 이외에서 요양을 받았을 때, 요양 급여에 상당하는 금액을 사후에 현금으로 지급하는 것이며 분만비는 요양 취급 기관 이외의 장소에서 분만을 함으로써 분만 급여를 받지 못한 경우, 분만 급여에 상당하는 금액을 현금으로 지급하는 것이다. 장제비는 피보험자나 피부양자가 사망한 때 장제를 행하는 자에게 현금으로 지급되고 있다.

그 외 보험자가 피보험자에게 제공하는 급여의 대부분은 의료 요양 취급 기관(의료 기관)을 통하여 진료라는 형태로 이루어지는 현물 급여이다. 피보험자는 보험료를 내고 의료 공급자(요양 취급 기관)로부터 진료를 받고, 본인 부담분을 제외한 나머지 부분은 의료 공급자가 보험자에게 청구하면 보험자는 별도의 독립 기구에 심사 의뢰를 하고, 이 결과에 따라 보험자는 진료비를 지급한다. 의료제공자는 피보험자에게 제공한 의료 서비스에 대한 보수를 진료비로 청구하고 보험자는 이를 심사한 후 지불한다.

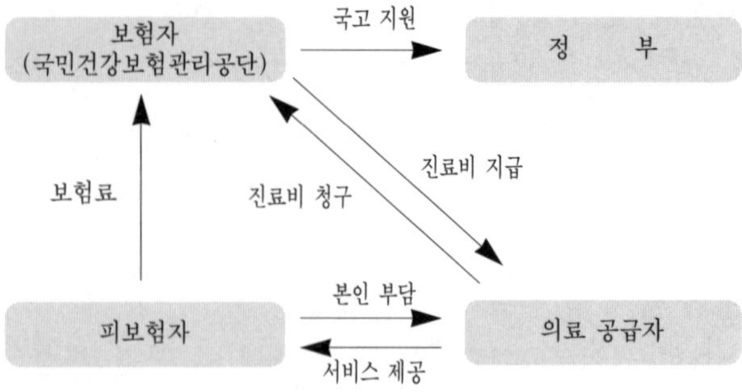

그림 9-2 의료 보험 제도의 기본 체계

4) 진료비 청구와 심사

진료비 심사란 의료인에 의해 피보험자 및 부양자에게 제공되는 의료 서비스의 적정성을 보험자가 심사하는 것을 말한다. 종전의 의료 보험 진료비 심사 지불 기관은 보험자 단체인 의료 보험 연합회이다. 따라서 심사의 공정성과 진료의 자율성 측면에서 주로 의료 공급자로부터 심사 기구의 독립 요구가 강하게 제기되었다. 국민 건강 보험법에는 보험자와 독립된 건강 보험 심사 평가 기구를 두어 요양 기관의 진료비 심사 및 급여의 적정성을 평가하도록 명시하고 있다.

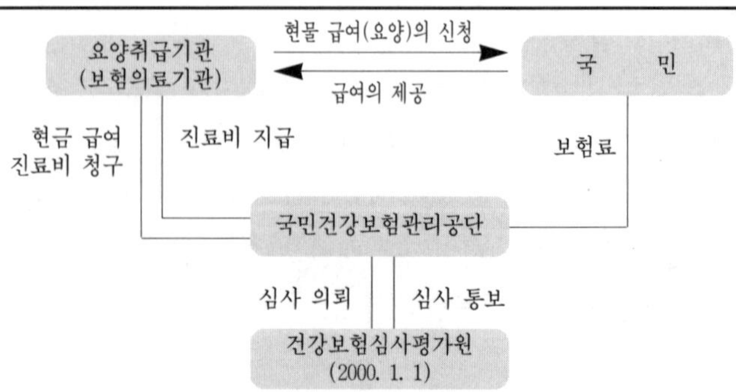

그림 9-3 요양 급여의 청구와 심사 절차

5) 본인 일부 부담금

의료비의 일부로 본인이 부담하는 금액을 지칭한다. 부담금은 입원과 외래, 의원 · 병원별로, 지역별로 차등화되어 부과된다. 의료 보험 비급여 항목과 병실료 차액은 의료 보험 급여 대상이 아니므로 당연히 본인이 부담한다.

3 의료 보험 진료 체계

기본적인 의료 서비스는 지역적으로 균등하게 분배하여 누구나 쉽게 이용 가능하게 하고, 수요량은 적으면서 고도의 의학 기술이나 자원이 필요한 의료 서비스는 제공의 분화와 전문화를 꾀함으로써 의료 서비스의 질과 의료 자원의 효율을 높여야 한다. 의료 자원의 대부분이 민간 부문에 의해 점유되어 있는 우리나라의 경우 의료 전달 체계가 자유 방임적으로 구성되어 왔다. 이로 인해 서비스 기관간의 영역과 기능이 중복되거나 무시되어 노력과 자원이 낭비되는 상황이 많았으며, 유효 수효가 적은 농어촌 지역은 의료 자원이 상대적으로 부족한 상태가 되었다. 의료 보험 도입 이후 의료 공급량의 급속한 증가와 환자들의 대형 병원 선호 형상이 복합되면서 의료 공급 체계의 효율성 측면에서 기능 부담에 대한 필요성이 본격적으로 제기되기 시작하였다.

따라서 의료 자원의 효율적 활용으로 의료 비용을 감소시켜 국민 의료비를 절감할 필요성이 제기되었다. 이에 따라 전국을 8개 대진료권(경인, 강원, 충북, 전북, 전남, 경북, 경남)과 시군 중심의 142개 중진료권으로 설정하였다. 의료 기관 역시 1차, 2차, 3차 진료 기관으로 분류하였으며, 3차 진료 기관은 500병상 이상의 대학 병원 또는 종합 병원으로, 환자들은 동일 중진료권 내에서는 1차나 2차 진료 기관을 임의로 선택 가능하며, 3차를 이용하고자 할 경우에는 1차 또는 2차 기관에서 발급하는 진료 의뢰서를 소지하도록 하였다. 3차 진료기관 이용은 진료 의뢰서를 소지할 경우 대진료권의 구분에 관계없이 이용할 수 있다.

3. 지역 사회 건강 자원

1 사고 및 안전 관련 서비스

1) 응급 환자 발생 신고 체계

응급 환자 발생 신고는 연중 무휴 24시간 접수를 받고 있다. 응급 환자 발생 신고를 위해 이용할 수 있는 신고자 전용 특수 전화 번호는 주로 119번과 129번이다. 119번은 소방 구급대의 특수 전화 번호이다. 119를 통해 응급 환자 발생 신고가 들어오게 되면 관할 소방서 지령에 의해 대기 상태에 있는 구급차와 응급 구조사들은 사고 현장으로 즉시 출동한다. 사고 현장에서 응급 구조에 의해 응급 조치가 이루어지면 전문적인 치료를 받을 수 있는 병원으로 이송을 한다.

129번은 보건 복지부 산하 대한적십자사 또는 대한적십자사 지사 및 도 혈액원에서 운영하고 있는 129 응급 환자 정보 센터의 특수 전화 번호이다. 129번을 통해 응급 환자 발생 신고가 들오오게 되면 정보 센터 내에 있는 컴퓨터에 환자에 관한 자료들을 입력시키고, 환자의 상태와 의료 센터 및 지정 병원의 상황을 고려하여 유·무선 전용 통신망을 통해 환자 이송 및 응급 조치를 위한 협조 요청과 필요한 기관에 출동 협조 요청을 한다. 그러면 협조 요청을 받는 기관에서는 구급 차량과 적절한 응급 구조 대원을 사고 현장으로 신속히 출동시킨다. 129 응급 환자 정보 센터는 응급 상황에 따라 네 가지 유형으로 대응한다.

첫째, 환자의 상태가 위급하지 않고 단지 야간 및 휴일 등에 외래 수준의 진료가 필요한 경우 병원 안내를 해 준다. 둘째, 환자의 상태가 위급하나 이송 형태에 따라 질병이 악화되지 않을 내과적 질환으로 본인의 차량 등을 이용할 수 있는 경우 병원 안내와 동시에 129 응급 환자 정보 센터에서 지정된 병원에 미리 연락을 취하여 도착과 동시에 즉시 치료를 받을 수 있도록 한다. 셋째, 교통 사고, 산업 재해 등으로 인해 외상, 화상 등을 입을 경우 즉시 가장 가까운 병원에 연락하여 구급차를 출동시키거나 구급차를 무선으로 동원하여 현장에 출동시킨다. 넷째, 고속도로나 도서 벽지 등 구급차의 접근이 어렵거나 접근 시간이 상당히 걸리는 경우에는 군기관 또는 경찰에 헬기 지원을 요청하여 지정된 병원으로 환자 이송 및 지원을 받을 수 있다.

그 외 129 응급 환자 정보 센터의 활동으로는 응급 의료 전산망 관리와 병원 정보와 질병 상담 등의 업무를 수행하고 있다. 응급 환자가 발생했을 때 신고할 경우에는 환자의 발생 장소, 환자의 상태, 인원, 성별, 나이, 신고자와의 연락처 등을 구체적으로 정확히 알려야 한다.

2) 응급 환자 이송 체계

119 소방 구급대는 환자 신고 즉시 관할 소방서 지령을 받고 바로 출동하나 129 응급 의료 정보 센터는 신고 접수 후 지정 병원에 무선 연락을 취하여 해당 병원의 구급차를 출동시키고 있다. 그 외 한국 응급 구조단 및 보건소 구급차 등을 출동하도록 조치하기도 한다.

2 영유아 관련 서비스 자원

보건소는 각 시 · 군 · 구마다 설치되어 있으며, 임신부에 대해 산전 진찰 서비스를 제공하고, 영유아에 대한 예방 접종 서비스와 피임 도구 및 방법 등의 가족 계획 서비스도 제공한다. 최근에는 아기 발달 크리닉이 관심이 되고 있으며, 이는 주로 아동의 성장 발달을 점검하는 기능을 한다.

3 청소년 관련 서비스 자원

1) 청소년 상담실

청소년들의 건강한 성장을 위하여 전문적인 상담을 제공하며, 교사 및 학부형들이 청소년을 지도하는 데 도움이 되는 여러 가지 프로그램을 진행하고 있다.

① 상담은 전화 상담, 면접 상담, 사이버(인터넷, PC) 상담 등 다양한 방법으로 이루어지고 있으며 주 상담 내용은 친구 사귀기 및 대인 관계, 성격과 정신 건강, 진로 및 학업, 성 · 이성 문제, 가출 및 비행, 가족간 갈등, 자녀 문제, 약물 오남용 등이다.

② 심리 검사는 성격 검사, 적성 및 진로 탐색 검사를 위한 적성 진단, 직업 흥미 검사 등이 있고, 지능 검사도 이루어진다.

③ 집단을 대상으로 하는 집단 상담에는 좋은 친구되기 집단 상담, 공부 방법 배우기, 청소년 심리극, 자기 성장 캠프, 청소년 이성 관계 집단 상담, 청소년 금연 교실, 대학생 자기 성장 집단, 주의 집중력 증진 프로그램, 복교 학생 지원 프로그램 등이 있다.

④ 자원 상담원에 대한 교육과 부모를 대상으로 한 청소년 이해 교실, 자녀와의 관계 개선 프로그램, 자녀와의 효과적인 대화기법, 사춘기 자녀를 위한 부모 성교육, 비행 예방 학부모 교실이 있다. 교사에 대해서도 특활 시간 지도 방안 교육, 청소년기의 이해, 교사 상담 워크샵 등이 이루어진다.

⑤ 기타 사업은 청소년 동아리 운영, 청소년 인권 센터 운영, 조사 사업 및 심포지엄, 청소년 시책 연구, 상담 사례 연구 모임, 출판 사업 등이 있다.

2) YMCA

기독교 청소년 단체로서 선교 활동이 일환으로서 광범한 시민을 대상으로 다양한 사회 교육과 문화 활동을 전개한다. 특히 캠프는 중요한 사회 교육 사업으로 시행되어 왔으며, 어린이 캠프, 유아 캠프, 장애자 캠프, 노인 캠프, 가족 캠프, 환경 캠프 등 다양하게 전개된다. 공개 독서 토론회, 양서 전시회, 독서 클럽 운영 등의 독서 운동, 여성대학 및 각종 취미 교육을 통한 여성 사회 교육 전개, 수화 교실, 농아자 교실, 정박아 교실, 장애자 캠프를 통한 장애자 교육, 노인 교육, 직업 교육, 컴퓨터 교육 등 사회 교육 사업도 전개된다.

또한 YMCA는 기독교적 이념을 구현하기 위해 일반 시민의 복지를 옹호할 수 있는 새로운 사회 구현의 목적을 가지고 농촌 사회와 산업 사회의 개발 사업, 시민 권익 옹호 사업, 사회 문제에 대한 캠페인 등 각종 사회 개발 사업을 전개한다. 농촌 개발 운동은 신용 협동 조합, 양곡 조합, 축산 협동반 등의 기초 조직 육성, 농촌 개발 지도자 교육, 농민 법률 상담 사업 등이며, 산업 사회 개발 운동은 근로자들의 소외, 산업 사회의 문화적 빈곤 문제를 해결하기 위한 근로 청소년들을 위한 직업 청소년 학교, 산업 청소년 축제 등의 개최로 나타나고 있다. 그외 시민 권익 보호 운동 치원에서 시민 중계실이 운영되고 있다. 이는 각종 사회 부조리 고발, 근로자 권익 문제, 소비자 상품 고발, 신상 탄원, 전세 입주자 피해 문제, 법률 상담 등 부당한 피해를 당한 시민들의 문제를 접수하여 상담하거나 관계 기관에 연결해줌으로써 문제의 해결을 돕는 사업이다. 최근 시민 중계실은 그 기능을 더욱 확장하고 전문화하여 환경, 소비자 고발 센타들을 설치 운영해 나가고 있으며, 시민 생활 세계에 대한 모니터 네트워크라는 자기 인식 아래 소비 생활 문제, 주택 문제, 교통 문제, 노동 문제, 환경 피해 문제, 시민 생활 안전 문제 등을 상담하고 모니터함으로써 시민 생활의 문제를 개선하고 삶의 질을 높이기 위해 노력하고 있다.

4 여성 관련 서비스 자원

1) 한국 성폭력 상담소

1980년 이후 여성 단체의 꾸준한 노력과 사회적 반향을 일으킨 성폭력 사건의 발생, 그리고 여성학 관련 논문들을 통해 성폭력 피해 여성들의 문제와 일반인들의 잘못된 통념, 사법 절차상의 성차별 등이 지적되면서 그 동안 은폐되었던 성폭력이 사회 문제로 드러나기 시작했고, 1991년 성폭력 피해여성을 돕고 성폭력 근절을 위한 활동을 할 수 있는 국내 최초의 성폭력 전문 상담 기관이 설립되었다. 본 기관의 활동 내용은 다음과 같다.

가. 성폭력 전문 상담

상담에는 피해자들에게 법적인 절차와 지식, 의료적인 정보를 제공하여 성폭력에 대한 대응을 할 수 있게 하고 의지할 수 있는 지원처가 되고 있다.

나. 조사 · 연구 · 교육 활동

상담 사례 분석을 통한 각종 자료집 제작과 배포, 성폭력 예방 비디오의 제작 등으로 성폭력의 실상과 문제점을 밝혀 그 대책을 마련했으며, 성폭력 예방을 위한 방안을 제시하고 있다. 또한 세미나, 사례 연구 모임, 피해자 집단 상담 프로그램, 전국의 학교, 단체, 회사 학부모, 교사에 대한 사회 교육과 홍보를 통해 성폭력에 대한 잘못된 통념을 깨우치고 올바른 성문화 정착을 위한 성교육과 성폭력 예방 교육을 실시하고 있다.

다. 성폭력 사건 재판 지원 활동

91년 "나는 사람을 죽인게 아니라 짐승을 죽인 것"이라는 성폭력 피해자 김부남 사건, 92년 13년 동안 성폭행해 온 의붓아버지를 상해

안 김보은 · 김진관 사건 공동 대책 위원회 활동을 전개하였고, 동시에 피해자를 위한 다른 단체와의 연대 활동과 캠페인, 피해자들과의 법정 동행 등을 통해 성폭력 문제가 개인적인 차원이 아닌 사회적 차원의 구조적인 문제라는 인식을 확산시켜 우리 사회의 성폭력 실태의 심각성과 이에 대한 대책이 절실함을 일깨우는 운동을 펼쳐 나가고 있다.

라. 성폭력 특별법 제정 활동

갈수록 다양하고 흉포화 하는 성폭력에 대처하고 피해자의 인권을 보호하기 위해 성폭력 예방, 가해자 처벌, 피해자 보호 및 사후 대책, 성폭력 유발 환경 개선 등이 포함된 성폭력 특별법이 93년 12월 17일에 제정되었다.

마. 성폭력 위기 센터 개설

피해 후 상당한 시간이 지나 상담을 하거나 고소하는 경우, 물적인 증거 확보의 어려움이 있기 때문에 빠른 시간내 의료적인 증거 채취와 진단서 발급 의료 기관의 확보, 위기 상황에서의 충분한 심리적 지원과 상담이 필요하게 된다. 이를 위하여 신속하게 상담할 수 있고 증거 채취와 경찰 연계가 가능한 24시간 운영하는 위기 센터가 마련되었다. 위기 센터는 증거 채취실과 면접 상담실, 당직실을 갖추고 24시간 운영한다.

바. 피난처

성폭력 피해 여성들을 위한 피난처의 필요성은 크다. 특히 근친 성폭력 피해 여성은 가해자와 함께 사는 거주지를 떠나지 않고서는 계속되는 성폭력으로부터 벗어날 수가 없다. 이런 여성들을 위해 약 40여 평의 주거 공간이 마련되어 있다.

이외에 본 기관에서는 무료 토요 법률 상담 실시, 성폭력 전문 상담원 위탁 교육, 직장내 성희롱을 예방하기 위한 직장내 성희롱 금지 조항 신설 노력 경주, 주요 성폭력 사건에 대한 성명서, 항의문 및 진정서 발송, 음란 폭력성 조장 매체 대책 시민 협의회 활동, 성폭력 추방 주간 행사, 정신대 수요 시위 주관 등 왜곡된 사회 제도를 시정하고 변화를 촉구하는 활동을 하고 있다.

2) 미혼모 돌봄 서비스

미혼모 문제는 미혼모 자신이나 아기, 사회 전체에 미치는 영향이 매우 크다. 그러나 우리나라의 경우 미혼모에 대한 직접적 보호 정책이나 서비스가 미약한 상태이며, 윤락 행위 등 방지법에 의해 윤락 여성, 가출 여성 등과 함께 보호 여성으로 취급하여 상담, 시설 보호를 통한 치료 사업에만 치중하고 있어 보다 적극적 사업을 전개하기 위해 필요한 법적 제도가 미비하다. 현재 대부분의 미혼모 보호 사업은 민간 기관에 의해 운영되고 있으며, 현재 약 10개의 시설에 430여 명이 수용, 보호되고 있다. 미혼모 보호 시설은 1972년 구세군 여자관에서 시작되었으며, 이러한 보호 시설에서는 경제적으로 곤란하고 거처할 곳이 없는 미혼모를 수용, 보호하여 분만, 산후 조리를 해주고 직업 구직, 상담, 교양 교육과 아동에 대한 입양안내 등을 통해 미혼모가 사회에 재적응할 수 있도로고 돕고 있다.

5 노인 건강 자원

1) 노인 입소 시설

노인 복지법에서는 노인 복지 시설로서 무료 양로 및 요양 시설, 실비 양로 및 요양 시설, 유료 양로 및 요양 시설로 분류하며, 기타로서 노인 복지 회관, 유로 노인 복지 주택이 포함하고 있다. 노인 양로 시설은 "노인을 입소시켜 급식, 기타 일상 생활에 필요한 편의를 제공하는 시설"로 규정되고 있으며, 노인 요양 시설은 "노인을 입소시켜 급식, 치료 기타 일상 생활에 필요한 편의를 제공함을 목적으로 하는 시설"이다. 노인 요양 시설은 입소 노인에게 치료 서비스를 제공한다는 점에서 노인 양로 시설과 차이점이 있다.

노인 양로 시설과 노인 요양 시설은 입소 노인의 소득 수준 또는 입소 비용 부담 수준에 따라 무료, 실비, 유료로 구분되고 있다. 2006년 현재 전국에는 145개 무료 노인 복지 시설과 132개 실비 노인 복지 시설이 있고, 약 16,074명의 노인이 입소하고 있다.

2) 재가 복지 서비스

가정 봉사원 파견 사업은 재가 무의탁 노인의 복지 향상을 목적으로 한국 노인 복지회가 87년 자원 봉사자를 통한 파견 사업을 실시한 것을 계기로 확대되어 왔다. 현재 23개소의 가정 봉사원 파견 사업소에서 거택 보호 노인의 간병, 급식, 우호 방문 등의 가정 봉사원 파견 사업을 무료로 실시하고 있다. 이 밖에 전국의 사회 복지관에는 재가 복지 봉사 센터가 설지되어 현재 전국에 600개 이상의 센터가 있다. 이 센터의 주요 재가 복지 사업은 자원 봉사자를 모집, 훈련하여 재가 결손 노인, 장애인, 아동 가정에 파견하는 파견 사업이다. 프로그램 대상자의 70~80%는 노인으로 알려져 있다. 93년 노인 복지법의 개정으로 유급 가정 봉사 사업이 가능하게 되었고, 유급 가정 봉사원이 생활 보호 대상자와 저소득층 가정의 노인 대상의 봉사 활동을 하고 있다. 이 밖에 주간 보호 시설과 단기 보호 시설이 있고, 앞으로 수가 증가될 예정이므로 필요시 지역에 보건소나 행정 부서를 통해 이용 가능한 시설이 있는지를 알아볼 수 있다.

3) 가정 간호 제도

최근 사회 경제적 변화와 함께 인구의 노령화, 만성 및 퇴행성 질환의 증가는 현재 의료 전달 체계를 보완하는 제도의 개발을 필요로

하여왔다. 현재 우리나라에서는 전국민 의료 보험 실시로 입원 수요가 증가되고 있으며 이에, 종합 병원의 병상 회전을 높이고 환자의 입원 일수를 줄여 의료비 부담을 줄이기 위한 개선책의 하나로 가정 간호 사업이 실시되고 있다. 가정 간호는 가정을 보건 의료 장소로 하여 전문적인 간호를 제공하는 간호 사업의 한 분야이며 가정 간호사가 가정을 방문하여 직접적인 도움을 주는 서비스이다.

우리나라의 가정간호 사업은 병원과 보건소에서 주관하고 있다. 병원 중심의 가정간호 사업은 현재 시범 사업으로 진행되고 있으며 가정간호사에 의한 의학적 처치와 전문적 간호가 제공된다. 보건소에서는 관내 거주자 중 생활 보호 대상자나 저소득 주민으로 만성 퇴행성 질환을 앓고 있으나 통원 치료가 어려운 경우 또는 거동이 불편한 노인을 대상으로 가정 방문이 이루어진다.

4) 호스피스 제도

호스피스란 죽음을 앞둔 말기 환자와 그 가족에 대해 통증 완화, 정서적 지지를 제공함으로써 여생 동안 인간 존엄성과 높은 삶의 질을 유지하면서 생의 마지막 순간을 편안하게 맞이하도록 하며, 남겨진 사별 가족의 고통과 슬픔을 경감시키기 위한 총체적 돌봄을 의미한다.

1963년 강릉에서 마리아의 작은 자매회 수녀들에 의해 갈바리 의원이 세워져 임종자들을 간호한 것이 호스피스의 효시로서 이 모임은 현재 서울 미아리에서 '모현 호스피스'라고 부르는 가정 호스피스를 실시하고 있다. 이후 성모 병원과 강남 성모 병원에 호스피스과가 개설되어 운영되고 있고, 또한 성바오로 병원과 강남 성모 병원에 호스피스 병동이 신설되었다. 또한 세브란스 암센터, 춘천 성골롬반의원에서도 가정 호스피스 활동을 전개해 나가고 있다. 1992년 한국 카톨릭 호스피스 협회가 창립되어 활발한 활동을 펼치고 있으며, 1995년에는 카톨릭대 간호대학에 WHO 인정 기관인 호스피스 교육 연구소가 개설되어 전문 교육과 기타 프로그램을 운영하고 있다. 1996년 현재 한국에는 40개가 넘는 호스피스 프로그램이 진행되고 있다.

보건복지부는 2006년에 말기암 환자 호스피스 사업 지원 기관으로 시설 및 인력 기준에 적합한 21개소를 2006년도 말기암 환자 호스피스 사업 지원 기관으로 선정하였다.

또한, 말기암 환자 호스피스 선정 기관에서는 의사, 간호사, 사회복지사, 성직자 및 자원봉사자로 구성된 인력을 통해 암으로 고통 받는 말기암 환자에게 통증관리, 정서적, 영적지지 등의 서비스뿐만 아니라 등 간병으로 가중되는 가족의 부담을 덜어주는 역할도 수행하게 된다.

5) 노인의 전화

1994년 창립되었으며 노인의 전반적인 문제에 대해 상담, 지도 및 서비스 제공이 필요한 경우 다른 기관이나 시설을 안내해주는 전화 상담 서비스이다. 취업, 시설 안내, 건강 상담에서부터 법률, 죽음, 이성 교제에 이르기까지 다양한 내용이 다루어진다. 그 외에 노인 사원봉사자나 시설 종사자에 대한 교육, 노인 관련 책자와 자료의 발간 사업을 실시하고 있다. 현재 서울에 본회를 두고 부산, 광주, 대구, 전북, 제주 5개 지회를 두고 있다.

6 지역 주민을 위한 사회 복지관

사회 복지관은 각종 복지 프로그램을 통해 생활이 어려운 주민들에게 사회 복지 서비스를 제공하거나, 자립 능력 배양을 위한 교육 훈련의 기회 제공 등 각종 복지 서비스를 제공하고 지역 사회 문제의 예방 치료 및 지역 주민의 연대감을 조성하는 매체로서 주민의 복지 증진을 위한 종합 복지 센터의 역할을 수행하는 곳이다. 사회 복지관에서는 위와 같은 목적을 달성하기 위하여 다양한 프로그램을 운영하고 있다.

1) 아동 · 청소년 대상 사업

도서실 및 독서실 운영, 불우 아동 청소년의 결연 사업 및 장학금 지원, 방과후 아동 공부방 운영, 부모 및 아동 청소년 상담, 성교육, 어린이집 운영, 교육 프로그램 운영.

2) 노인 대상 사업

건강 교실, 경로 식당(무료 중식 제공), 경로 잔치, 노인 대학 운영 및 노인 상담, 취업 알선, 목욕, 이 · 미용, 세탁 서비스, 무료 양방 및 한방 진료, 물리 치료, 후원 및 결연 사업, 취미 및 교육 교실(노래, 게이트볼, 한글, 일본어 교실 등).

3) 지역 주민 대상 사업

무료 진료 서비스, 물리 치료실, 바자회 개최, 성인 검정 고시반, 성인 한글 교실, 수화 교실, 시설물 대여, 주민 교양 강좌, 주민 도서실, 주민 잔치, 후원자 및 자원 봉사자 모집, 편의 시설 제공 등

4) 장애인 대상 사업

후원 및 결연 사업, 공동 작업장 운영, 물품 지원, 이 · 미용 서비스, 장애니 나들이, 장애인 및 부모 상담, 장애인 재활 치료, 취업 알선, 특수 교육 등

5) 가정 및 부녀 대상 사업

가정 법률 상담, 취업 알선, 소비자 상담, 각종 직업 교육 프로그램 운영(꽃꽂이, 양재, 요리), 각종 사회 교육 프로그램 운영(노래 교실, 생활 공예, 생활 체육 강좌, 요리 교실)

4. 의료 정보 검색 사이트

의료 정보를 얻을 수 있는 공식적인 인터넷 사이트(site)에는 보건복지부 홈페이지(http://www.mohw.go.k) 국민건강보험공단 홈페이지(http://hi.nhic.or.kr), 보건사회연구원에서 운영하는 건강길라잡이 사이트(www.hp.go.kr) 등이 있다.

1 보건복지부

보건복지부 홈페이지에서는 건강검진, 질병관리, 암관리, 정신보건, 구강보건, 모자보건, 기초생활보장, 노인복지, 장애인복지, 아동복지 등의 정보를 얻을 수 있다.

1) 건강검진

건강검진에서는 보건소 금연클리닉과 주민건강증진센터가 있다.

〔보건소 금연클리닉〕의 대상자는 금연을 원하는 흡연자는 누구든지 무료로 이용 가능하다. 신청 방법은 거주지 지역 보건소에 문의하고, 서비스 내용은 전문 금연 상담사에 의한 상담 서비스, 전화, 문자 메시지 등 클리닉 등록자의 금연 실천 지속 관리, 금연 상담과 더불어 니코틴 패치(또는 껌)와 부프로피온과 같은 약물 처방 서비스 제공 등이다.

〔주민건강증진센터〕는 금연을 원하는 흡연자는 누구든지 무료로 이용 가능하며, 신청 방법은 거주지 지역 보건소에 문의한다. 서비스 내용은 영양/비만/운동/절주/스트레스관리 등의 건강증진 서비스, 종합상담 간호사는 전반적인 건강상담 및 기초검사 실시 후 해당 서비스 영역별 전문 상담사에게 의뢰한다.

2) 질병관리

〔희귀 · 난치성 질환자 의료지원사업의 대상질환〕은 만성신부전(투석환자), 혈우병, 고셔병, 파브리병, 전신 홍반성 루푸스, 다운증후군 등 희귀 · 난치성 질환 등이다. 신청 방법은 주민등록지 관할 보건소이다. 서비스 내용은 희귀 · 난치성 질환 및 그 합병증으로 인한 진료의 급여 비용(장기이식 및 한방 진료 관련 의료비는 제외) 중 법정 본인 부담금, 희귀 · 난치성 질환 및 그 합병증으로 인한 진료의 급여 비용(장기 이식 및 한방 진료 관련) 등이다.

지원 대상 질환에는 A15-A19 다제내성결핵 '07년 9월 신규질환(약제감수성 결과 확인), A81 중추신경계통의 비정형 바이러스감염, B45 크립토콕쿠스증, D35.2 뇌하수체 양성신생물 '06년 신규 질환 등 현재 111개가 있다

3) 암관리

〔암조기검진사업의 대상자〕는 의료급여 수급권자, 건강보험 가입자로서 당해 연도 검진 대상자 중 보험료 부과 기준 하위 50%에 해당하는 자 (직장 및 공교 가입자 : 40,000원/월 이하, 지역 가입자 : 55,000원/월 이하, 간경변증이나 B형 간염표면항원 (HBsAg) 양성 또는 C형 간염바이러스항체 (anti-HCV Ab) 양성으로 확인된 자)이다. 지원 범위는 요양급여 중 본인 부담, 비급여 본인 부담, 지원 수준은 백혈병은 1천만원 → 최대 2천만원까지, 뇌종양, 비호지킨림프종 등 그 이외의 암종(신규)은 최대 1천만원 까지 이다.

암환자 치료비 지원사업으로 건강보험 가입자 중 암 환자 치료비 지원에서 지원 암종은 위암, 유방암, 자궁경부암, 간암, 대장암(5종), 지원대상자 선정 기준은 2005년 국가 암 조기 검진을 통해 암으로 확인된 자이며, 지원 범위는 요양급여 환자 본인 부담, 지원 수준은 최대 3백만원 까지 이다.

암 종류별 표준 검진 연령 및 검진 주기는 지원 암종은 전체 암종

이며, 지원 대상자 선정 기준은 의료급여 수급자 2종, 지원 범위는 요양급여 환자 본인 부담이다. 지원 수준은 최대 120만원까지이다. 폐암환자 치료비 지원은 폐암(C34)은 지원하며, 지원 대상자 선정 기준은 의료급여 수급자 및 건강보험 가입자 하위 50%, 지원 범위는 요양급여 환자 본인 부담, 지원 수준은 1백만원 정액 지원이다.

〔재가 암 환자 관리사업〕의 대상자는 가정에서 치료중이거나 요양중인 암환자(진행형 및 말기암환자) 중 의료급여 수급자 및 건강보험 가입자 중 보험료 부과 기준 하위 50%에 해당하는 자이다. 서비스 내용은 해당 보건소를 통해 방문 간호 서비스 및 자원봉사 서비스를 제공, 치료약품 및 기타 소모품을 지원하며, 신청 방법은 관할 지역 보건소 재가암환자 관리팀을 통해 신청한다.

4) 정신보건

〔자살위기 상담전화〕는 대표 전화번호 국번없이 129이다. 서비스 내용은 정신보건전문요원 등의 자살위기 상담 등 정신건강상담과 지지, 정신건강정보 제공, 정신의료기관 안내 등을 제공한다. 시 · 군 · 구에 설치되어 있는 정신보건센터로 연결되고, 정신보건센터가 미설치된 시 · 군 · 구는 보건소의 정신보건전문요원으로 연결된다. 야간 및 휴무일은 지정된 관할 국공립정신의료기관 등으로 착신을 전환되어 연결된다. 시 · 도별 야간/일 · 휴무일 운영기관 및 휴대폰 연결전화, 지역별 야간 및 주말 착신전화 휴대폰 전화수신(주간)한다.

〔정신건강 상담전화 체계도〕는 대상자는 지역사회 내 알코올 의존자, 문제 음주자와 그 가족 등 지역 주민, 의료기관 또는 시설 등에서 퇴원(소)한 알코올 의존자로서 사회적응 훈련을 필요로 하는 알코올 의존 및 남용자, 기타 알코올 관련 상담 및 재활 훈련 서비스가 필요한 자이다.

신청 방법은 알코올상담센터에 문의한다.

서비스 내용은 알코올 의존자 및 가족전화 내방상담 교육, 알코올 의존자 재활 프로그램 개발, 학생, 직장인, 지역 주민 대상 알코올 문제 예방 홍보 교육 및 프로그램 진행, 음주운전자 및 음주범죄자 보호관찰(수강명령 및 상담명령) 프로그램, 지역 내 알코올 문제 관련 자문, 주간보호(day care)프로그램, 알코올 의존자 및 가족 자조모임 지원, 알코올 의존자 및 가족 사례관리, 알코올 문제 관련 세미나, 직업재활 준비 및 타기관 재활 프로그램 연계 등이다.

5) 구강보건

〔노인의치 보철사업〕의 대상자는 거주지 지역 보건소에 문의한다. 신청 방법은 틀니(부분, 전부)가 필요한 만 70세 이상 기초 생활 수급 대상자, 지역에 따라 사업 대상자가 없을 시 만 65세 이상 가능하다. 서비스 내용은 무료로 틀니를 제공한다. 보건소에 개별 신청을 한 후 구강검진을 실시하고 치료가 가능한 경우에 민간 치과 의료기관에 의뢰하여 틀니를 시술하게 한다.

〔치아홈 메우기〕의 대상자는 영구치 치아홈 메우기가 필요한 초등학생 (초등학교 1,2학년 우선 대상), 전국 20만 명(농어촌 및 도시 저소득층 우선 실시)이며, 신청 방법은 지역 보건(지)소에 문의하고, 학교 방문의 경우 학부모에게 시술 승인을 받고 있다. 서비스 내용은 무료로 치아홈 메우기 제공, 제1영구치 어금니 씹는 면의 홈을 메워 주어 충치를 예방해 주는 시술, 보건(지)소에서 치과의사의 지도하에 치과위생사가 실시하거나, 학교 구강보건실 등 학교로 이동 방문하여 실시, 지역에 따라 대도시의 경우 민간 치과의원에 의뢰하여 실시하는 경우 등이 있다.

6) 모자보건

〔임산부 및 영유아 건강진단〕의 대상자는 보건소 등에 등록 관리 중인 임산부와 영유아, 시장 · 군수 · 구청장이 무료 검진이 필요하다고 인정한 자이며, 신청 방법은 거주지 지역 보건소에 문의한다. 서비

스 내용은 혈액검사 : 혈색소, 적혈구검사, 백혈구검사, 혈청매독정성검사, 간염검사(항원, 항체), 혈액형검사(ABO type, Rh type), 소변검사 : 단백질, 당뇨검사 등이다.

〔미숙아 의료비 지원의 대상자〕는 기초생활보장 수급자 자녀, 삼태아 이상 출산 가정을 포함한 관할 보건소장이 생활이 곤란하다고 판단하여 의료비 지원이 필요한 자(지급 시는 보건소장은 관계직원 (사회복지사 등)으로 하여금 생활 실태 조사 및 통장 등 이웃 주변에서 생활 상태 등을 확인받아 지원 필요성이 있을 시 관계 서류를 갖추어 지급할 수 있다).

지원 대상 선정 시 자치단체장의 재량을 강화한 것은 지방분권화 및 자율화에 부합하는 전향적인 사업 집행 지침이다. 신청 방법은 보건소 등에 미숙아로 등록된 자의 부모가 의료비 지원 신청서, 퇴원 또는 퇴원 전 중간 진료비 계산서 등의 서류를 구비하여 퇴원일로부터 30일 이내 거주지 보건소에 신청한다. 신청 장소는 거주지 지역의 보건소이다.

서비스 내용은 기초생활보장 수급사 사녀로, 해당 보건소장이 생활이 곤란하여 의료비 지원이 필요하다고 인정하는 자, 배정된 사업 대상 수와 관계없이 예산의 범위 내에서 적극 지원 할 수 있는 방안을 마련하여 추신한나. 내상 질환은 생 직후 또는 신생아기에 즉시 수술 또는 치료를 받지 못하면 사망 하거나 장애가 발생되는 질환으로 치료비가 많이 소요되는 다빈도 질환의 선천성 이상아로 한다. 다음과 같이 주요 다빈도 선천성 이상아 5대 질환 (식도폐쇄증, 장 폐색증, 항문 직장 기형, 선천성 횡격막 탈장, 제대 기저부 탈장, 그 외 신생아기 (생후 28일 이내)에 응급 수술 또는 치료를 받아야 할 질환에 대해 지원한다.

신청 방법은 거주지 지역 보건소에 문의한다. 서비스 내용은 본인 부담금이 100만원 미만의 경우는 전액, 100만원을 초과하는 경우 본인 부담금 중 100만원을 제외한 금액에 대하여는 80%를 추가 지원하고 1인당 최고 지급액이 200만원을 초과할 수 없다.

7) 보건복지콜센터 소개

보건복지콜센터에서는 언제든지 건강과 치료에 관련된 인터넷상담이 가능하다.

2 국민건강보험공단

국민건강보험공단 홈페이지에서 건강질병정보, 자가건강진단, 나의 맞춤건강관리, 건강검진안내, 건강자료실 등의 정보를 얻을 수 있다.

1) 건강질병정보

건강질병정보에서는 질병, 수술, 검사 정보 등의 정보를 얻을 수 있다. 건강 관련 정보를 전문가의 검증을 통하여 보다 체계적으로 유용한 정보를 제공받고, 검색 서비스를 통해 궁금한 건강 정보를 확인할 수 있다. 예를 들어 당뇨병에 대하여 조사하여 보면, 여러 페이지 분량의 당뇨에 대한 정보를 얻을 수 있다.

2) 자가건강진단

자가건강진단에서는 증상평가, 질환평가, 여성건강, 노인건강, 정신건강, 음주/영양/운동 등에 대한 정보를 얻을 수 있다.

① 증상평가는 사용자가 스스로 건강 진단을 할 수 있는 항목들과 결과에 대한 건강 진단 콘텐츠를 통해 건강 실천 사항을 제공하고 있다. 예를 들어 노인 건강에서 치매 자가 진단의 정보를 얻을 수 있다.

② 질환평가는 당뇨, 암, 심혈관, 구강 등에 대해 사용자가 스스로 건강 진단을 할 수 있는 항목들과 결과에 대한 건강 진단 콘텐

츠를 통해 건강 실천 사항을 제공하고 있다.

③ 여성건강에서는 산후우울증 자가진단, 여성성기능 장애테스트, 여성갱년기 자가점검 테스트, 요실금테스트, 국제배뇨증상테스트 등에 대해 사용자가 스스로 건강진단을 할 수 있는 항목들과 결과에 대한 건강진단 콘텐츠를 통해 건강 실천 사항을 제공하고 있다

④ 노인건강에서는 치매자가진단, 퇴행성관절염의 자가진단, 골다공증의 자가진단 등에 대해 사용자가 스스로 건강진단을 할 수 있는 항목들과 결과에 대한 건강진단 콘텐츠를 통해 건강 실천 사항을 제공하고 있다.

⑤ 정신건강에서는 Zung 우울증척도, 약물중독평가, 나의 긴장 수준테스트 등에 대해 사용자가 스스로 건강진단을 할 수 있는 항목들과 결과에 대한 건강진단 콘텐츠를 통해 건강 실천 사항을 제공하고 있다

⑥ 음주, 영양, 운동에서는 알코올중독자 검사, 식습관 자가진단, 커피중독, 술중독예방, 운동테스트, 운동중독평가 등에 대해 사용자가 스스로 건강진단을 할 수 있는 항목들과 결과에 대한 건강진단 콘텐츠를 통해 건강 실천 사항을 제공하고 있다

3) 나의맞춤건강관리

나의맞춤건강관리에서는 건강나이 알아보기, 대사성질환자 맞춤정보, 인근병원/약국정보, 금연프로그램, 비만개선프로그램, 나의 진료내역 등을 알아볼 수 있다.

① 건강나이 알아보기란 건강과 관련된 생활습관, 가족력, 환경요인 등을 기초로 하여 개인의 사망 위험도를 평가하는 방법이다. 건강 개선 자료를 제공하여 건강한 삶을 유지하기 위한 생활습관의 변화를 유도하는 데 목적이 있다.

② 대사성질환이란 비만, 운동부족, 과잉영양 등 생활습관 원인과 관련이 깊어 생활습관병이라고도 불리며 당뇨, 고혈압, 고지혈증, 심장질환 등과 같이 유병률이 높고 생활습관개선 프로그램이 효과가 있는 질환을 말한다. 대사성질환자 맞춤정보를 통하여 생활양식을 바꾸거나 꾸준한 운동과 식생활이 개선되어 건강이 개선될 수 있도록 도움을 준다. 공단 홈페이지 개인회원 가입자로서 최근 5년 이내에 대사성질환 관련하여 의료기관을 이용한 사람 중에서 공단이 실시하는 건강검진을 받은 사람이어야 한다.

③ 인근병원 정보

국민 개개인의 거주지와 직장 주변의 의료기관을 안내하고 진료과별 검색을 맞춤형으로 제공하는 서비스를 말한다. 기본적으로 제공하는 지역 이외의 지역을 선택 시 추가적으로 서비스를 받을 수 있다. 의료기관명, 주소, 전화번호 등 기본적인 정보와 더불어 교통상세정보, 점심시간, 주차장 운영 여부 등 의료기관 이용을 위한 편익 정보를 제공한다.

④ 금연프로그램

현재 흡연자인 국민의 금연 성공률을 높이고 금연에 대한 관심을 증대시킬 목적으로 제공하는 서비스를 말한다. 서비스 제공 절차는 니코틴 의존 척도 테스트, 흡연 성격 유형 테스트, 흡연욕구상황점검 테스트, 프로그램 참여이다. 금연으로 인해 얻게 될 건강상의 이득은 혈압과 맥박이 정상치로 내려가고, 손발의 온도가 정상치까지 상승한다.

⑤ 비만개선 프로그램

비만개선 프로그램은 비만자가 관리를 위한 정보를 제공하는 프로그램이다. 과체중 및 비만인 경우에는 건강한 체중 감량을 위한 방법을 제시하고, 정상 체중인 경우에는 현재의 체중을 유지하기 위한 방법을 안내해 준다. 이 프로그램은 16~65세의 남녀를 대상으로 하며, 운동이나 식이 요법에 제한을 받는 질환이 없는 사람이 사용할 수 있다.

이 프로그램은 키, 몸무게, 허리둘레로 비만 여부를 판단하여 진행하며, 실제 체지방량은 측정하지는 않는다. 체질량 지수 및 허리둘레는 체지방량을 잘 반영하기는 하지만, 간혹은 체지방량을 따로 고려하여야 하는 경우도 있다. 고도 비만인 경우에는 전문의의 진료가 필요하므로, 병원을 방문하여 적절한 치료를 받아야 한다. 노인과 소아, 청소년의 경우에는 보다 개별화된 처방이 필요하므로, 전문의의 도움을 받아야 한다.

⑥ 나의 진료내역

나의 진료내역에서는 가입자가 아프거나 아픈 증상이 있어 병원 또는 의원 등과 같은 의료기관을 이용하신 내역을 말한다.(약국 제외) 공단이 보유하고 있는 개인별 의료기관 이용내역을 기반으로 최근 3개월 이내에 의료기관에서 청구한 자료 중 최초 이용일자, 의료기관명, 진료형태(입원, 외래), 방문일수 등의 정보를 제공한다.

4) 병원/약국 이용정보

병원/약국 이용정보에서는 병원/약국이용 편익정보, 응급의료센터 안내, 당번약국 안내,특수진료 기관안내 ,병원평가정보, 의료기관평가 결과, 주사제사용 실태조사, 제왕절개 분만 평가 결과 ,항생제처방률 공개, 허혈성심장질환평가 양호기관, 뇌졸중 평가결과, 병원별 건강 강좌, 불임치료시술지정기관 등에 대한 정보를 얻을 수 있다.

5) 건강자료실

건강자료실에서는 의학백과사전, 전문의학 용어사전, 의약품정보,

건강전자도서, 건강화면 보호기, 건강정보동영상, 생활체육동영상 등의 정보를 얻을 수 있다.

6) 임출산 정보

임출산 정보에서는 임신, 출산 정보를 얻을 수 있고, 육아정보에서는 임신 · 육아일기 등에 대한 정보를 얻을 수 있다.

3 보건사회연구원에서 운영하는 건강길라잡이

건강길라잡이에서는 건강한 생활, 질병과 사고에 대한 지식을 얻을 수 있다.

1) 건강한 생활

건강한 생활에서는 금연, 절주, 운동, 영양, 아동건강, 여성건강, 장애인건강, 노인건강, 정신보건, 구강보건 등에 대한 정보를 얻을 수 있다.

① 금연에서는 담배의 유해 성분, 간접 흡연과 건강, 금연의 영향 등에 대해 알 수 있다.
② 절주에서는 술은 무엇인가?, 음주와 안전, 알코올중독이란? 등에 대해 알 수 있다.
③ 운동에서는 건강한 신체 활동, 체력 진단, 체형과 체지방, 구체적 운동 방법 등에 대해 알 수 있다.
④ 영양에서는 식생활은 왜 중요한가?, 식생활과 질병, 식품 섭취와 연관된 질병, 영양 등에 대해 알 수 있다.
⑤ 아동 건강에서는 우리나라 아동의 건강지표, 아동 건강의 중요성, 예방 접종, 육아 상식 등에 대해 알 수 있다.
⑥ 여성 건강에서는 여성 건강이란?, 건강한 이성, 통계로 보는 여

성건강 등에 대해 알 수 있다.

⑦ 장애인 건강에서는 장애 정의 및 분류, 장애 예방, 장애 관리, 장애인 관련 통계 등에 대해 알 수 있다.

⑧ 노인 건강에서는 노인에게 흔한 질병, 노인 건강 증진, 노인 관련 정보, 노인 관련 기관 등에 대해 알 수 있다.

⑨ 정신 보건에서는 스트레스, 노인성 치매와 원인, 향기요법 등에 대해 알 수 있다.

⑩ 구강 보건에서는 일반 건강 정보, 의학 상식 등에 대해 알 수 있다.

2) 질병과 사고 질병과 사고에서는 암, 당뇨, 심혈관질환, 에이즈, 성병, 간질환, 환절기질환, 사고 예방, 응급 의료 등에 대한 정보를 얻을 수 있다.

① 암 : 암, 암의 위험 신호, 암관리 정책 등에 대해 알 수 있다.

② 당뇨 : 당뇨병, 당뇨병의 증상, 자가 진단 등에 대해 알 수 있다.

③ 심혈관질환 : 심혈관질환의 위험 요인, 의학 상식, 자가 진단 등에 대해 알 수 있다.

④ 에이즈 : 에이즈, 에이즈의 증상, 에이즈의 합병증 등에 대해 알 수 있다.

⑤ 성병 : 성병, 의학 상식 등에 대해 알 수 있다.

⑥ 간질환 : 간질환, 간질환의 위험 요인, 급성간염 등에 대해 알 수 있다.

⑦ 환절기질환 : 환절기 건강 관리, 호흡기질환 등에 대해 알 수 있다.

⑧ 사고 예방 : 등반 사고, 수영 사고, 자연 재해 등에 대해 알 수 있다.

⑨ 응급 의료 : 응급 처치의 필요성, 사고 상황별 응급 의료 정보, 신체 계통별 응급 의료 정보 등에 대해 알 수 있다.

부 록

부록 1 한국 소아 발육 표준치

남아								연령	여아							
체중(kg)		신장(cm)		두위(cm)		흉위(cm)			체중(kg)		신장(cm)		두위(cm)		흉위(cm)	
M	SD	M	SD	M	SD	M	SD		M	SD	M	SD	M	SD	M	SD
3.40	0.5	0.5	2.6	34.6	1.7	33.4	1.9	출생시	3.30	0.5	50.1	2.5	34.1	1.6	33.1	1.9
4.56	0.6	55.2	2.6	37.3	1.5	36.7	2.2	1(1~2)개월	4.36	0.6	54.2	54.2	36.6	1.5	36.1	2.3
5.82	0.8	59.0	3.1	39.2	1.6	39.7	2.5	2(2~3)개월	5.49	0.7	58.0	2.8	38.5	1.5	38.9	2.4
6.81	0.8	62.5	2.7	40.7	1.5	41.7	2.2	3(3~4)개월	6.32	0.7	61.1	2.6	39.9	1.5	40.6	2.2
7.56	0.9	65.2	2.6	41.9	1.4	42.7	2.3	4(4~5)개월	7.09	0.8	63.8	2.4	41.0	1.3	41.7	2.2
1.30	0.9	66.8	2.8	42.8	1.6	43.4	2.2	5(5~6)개월	7.51	0.8	65.7	2.7	41.9	41.9	42.5	2.1
8.52	0.9	69.0	2.5	43.7	1.3	44.1	2.1	6(6~7)개월	7.95	0.8	67.5	2.4	42.6	1.3	43.1	2.1
8.74	1.0	70.4	2.7	44.1	44.1	44.7	2.3	7(7~8)개월	8.25	0.9	69.1	2.9	43.2	1.4	43.7	2.2
9.03	0.9	71.9	2.5	44.7	1.4	45.3	2.2	8(8~9)개월	8.48	0.9	70.5	2.5	43.8	1.6	44.3	2.1
9.42	1.0	73.5	2.4	45.2	1.6	45.9	2.0	9(9~10)개월	8.85	0.9	72.2	2.5	44.4	1.5	44.8	2.0
9.68	0.9	46.6	2.3	45.7	1.5	46.4	2.1	10(10~11)개월	9.24	0.9	73.5	2.5	44.7	1.4	45.4	1.9
9.77	1.3	76.5	3.6	46.1	1.6	47.0	2.2	11(11~12)개월	9.28	0.2	75.6	3.9	45.4	1.6	45.9	2.2
10.42	1.2	77.8	3.1	46.4	1.5	47.4	2.2	12(12~13)개월	10.01	1.2	76.9	3.5	45.6	45.6	46.6	2.3
11.00	1.2	80.1	3.2	47.1	1.6	48.0	2.2	15(15~18)개월	10.52	1.3	79.2	3.3	46.2	1.6	47.2	2.3
11.72	1.4	82.6	3.5	47.7	47.7	48.7	2.4	18(18~21)개월	11.23	1.3	81.8	3.3	46.8	1.6	47.9	2.3
12.30	1.5	85.1	3.5	47.9	1.6	49.4	2.3	21(21~24)개월	12.03	1.4	84.4	3.3	47.2	1.6	48.6	2.2
12.94	1.8	87.7	4.3	48.4	1.7	50.0	2.5	2(2~2.5)년	12.51	1.5	87.0	4.1	47.7	1.7	49.1	2.5
14.08	1.7	92.2	3.8	49.4	1.6	51.2	2.2	2.5(2.5~3)년	13.35	1.6	90.9	3.7	48.4	1.6	49.9	2.3
15.08	1.9	95.7	4.4	49.6	1.7	51.9	2.6	3(3~3.5)년	14.16	1.8	94.2	4.1	48.7	1.6	50.5	2.4
15.94	1.9	99.8	4.3	50.0	1.7	52.3	2.5	3.5(3.5~4)년	15.37	1.8	98.7	4.1	49.1	1.4	51.4	2.5
16.99	2.1	103.5	4.6	50.4	1.7	53.3	2.8	4(4~4.5)년	16.43	2.1	102.1	4.5	49.6	1.6	52.3	2.6
17.98	2.3	106.6	4.4	50.9	1.7	54.2	2.8	4.5(4.5~5)년	17.31	2.1	105.4	4.3	49.9	1.7	52.8	2.8
18.98	2.4	109.6	4.7	50.8	1.7	55.0	3.2	5(5~5.5)년	18.43	2.2	108.6	4.7	50.0	1.7	53.7	3.0
20.15	2.6	112.9	4.5	51.0	1.6	55.9	3.3	5.5(5.5~6)년	19.74	2.5	112.1	4.4	50.3	1.6	54.8	3.2
21.41	3.1	115.8	4.8	51.3	1.5	57.0	3.4	6(6~6.5)년	20.68	2.8	114.7	4.7	50.5	1.6	55.5	3.3
22.57	3.6	118.5	4.9	51.4	1.5	57.7	3.7	6.5(6.5~7)년	21.96	3.2	117.5	4.7	50.8	1.6	56.1	3.7
24.72	4.3	122.4	5.7	51.7	1.5	59.2	4.4	7(7~8)년	23.55	3.8	121.1	6.1	51.1	1.6	57.6	4.1
27.63	5.4	127.5	6.1	52.1	1.5	61.3	5.1	8(8~9)년	26.16	4.9	126.0	6.1	51.5	1.6	59.6	5.0
30.98	6.4	132.9	6.0	52.5	1.5	64.2	6.0	9(9~10)년	29.97	6.1	132.2	6.4	51.8	1.5	62.4	5.9
34.47	7.5	137.8	6.4	52.9	1.6	66.7	6.6	10(10~11)년	33.59	7.0	137.7	7.0	52.3	1.6	65.2	6.3
38.62	8.6	143.5	7.1	53.3	1.7	69.7	7.4	11(11~12)년	37.79	8.3	144.2	7.6	53.0	1.7	68.2	7.4
42.84	9.4	149.3	7.8	53.6	1.7	71.9	7.3	12(12~13)년	43.14	8.6	150.9	7.2	53.4	1.5	72.0	7.8
47.20	9.9	155.3	8.4	54.0	1.6	74.6	7.5	13(13~14)년	47.01	8.3	155.0	6.1	53.6	1.5	75.1	7.8
53.87	10.3	162.7	7.1	54.6	1.6	77.9	7.4	14(14~15)년	5.07	8.0	157.8	5.5	53.8	1.6	77.2	8.0
58.49	10.4	167.8	6.5	55.0	1.7	80.6	7.4	15(15~16)년	52.53	7.8	159.0	5.2	54.3	1.5	78.5	7.9
61.19	9.5	171.1	5.8	55.4	1.6	82.9	6.7	16(16~17)년	54.35	7.7	160.0	5.2	54.4	1.4	78.8	7.6
63.20	9.8	172.2	5.9	55.8	1.6	84.5	6.8	17(17~18)년	54.64	7.2	160.4	5.2	54.6	1.4	79.5	7.2
63.77	9.1	172.5	6.0	56.2	1.8	85.3	6.6	18(18~19)년	54.65	6.7	160.5	5.2	54.7	1.5	80.0	6.4
66.04	8.8	173.2	5.7	56.8	1.7	88.0	6.2	19(19~20)년	54.94	6.2	160.1	5.0	54.8	1.5	81.5	5.8
66.55	8.5	173.4	5.7	56.8	1.6	88.2	6.4	20(20~21)년	55.74	5.4	160.4	5.0	55.1	1.7	81.7	5.6

자료: 홍창의(완전개정 8판, 2004) 소아과학, 대한교과서주식회사

부록 2 니코틴 의존도 조사지

다음 설문지는 자신이 얼마나 니코틴에 중독되었는지를 점검하기 위한 목적으로 만들어졌습니다. 솔직히 응답하고 판정해 보십시오.

설 문 내 용	응 답
1. 귀하는 하루의 첫 담배를 아침 기상 후 언제 피우십니까?	30분 이내( ) 30분 이후( )
2. 하루에 언제 피우는 담배가 가장 만족스럽습니까?	아침 첫 담배( ) 기타( )
3. 귀하는 금연 장소에서도 담배 피우기를 참기가 어렵습니까?	예( ) 아니오( )
4. 당신은 아침 나절에 피우는 담배가 나머지 시간에 피우는 담배보다 많습니까?	예( ) 아니오( )
5. 당신은 몸이 불편해서 누워실 때에도 담배를 피웁니까?	예( ) 아니오( )
6. 하루에 담배를 몇 개비 정도 피우십니까?	15개비 이하( ) 16~25개비 ( ) 26개비 이상( )
7. 당신이 피우는 담배의 니코틴 함량은 어느 정도가 됩니까?	적다( ) 중간정도( ) 많다( )
8. 담배를 피울 때 담배 연기를 자주 들여 마십니까?	전혀 들여 마시지 않는다( ) 가끔씩 들여 마신다 ( ) 항상 들여 마신다 ( )

※참조 : 보건 복지부와 한국 금연운동협의회

▶ 문항의 배점(만점 11점)

1, 2문항 : ① 1점 ② 0점

3, 4, 5문항 : ① 0점 ② 1점

6, 7, 8문항 : ① 0점 ② 1점 ③ 2점

▶ 니코틴 의존도 판정

0~4 : 니코틴 의존도는 낮은 편입니다. 담배를 끊겠다는 의지만 있다면 당장이라도 어렵지 않게 담배를 끊을 수가 있습니다.

5~7 : 니코틴 의존도는 높은 편입니다. 적절한 금연법을 배우지 않고는 담배를 끊기 어렵습니다.

8 이상 : 니코틴 의존도가 매우 높습니다. 담배를 끊겠다는 의지가 중요하지만 당장 금연을 시도한다면 니코틴 금단 증상에 시달릴 가능성이 높습니다.

부록 3 알코올 중독 선별 검사(NAST, National Alcoholism Screening Test)

국립 서울 정신 병원에서 개발한 검사로서 12문항을 합산한 점수가 4점 이상인 경우 알코올 중독 가능성이 높다.

설 문 내 용	응 답
1. 자기 연민에 빠지며 술로 이를 해결하려 한다.	예( )아니오( )
2. 혼자 술 마시는 것을 좋아한다.	예( )아니오( )
3. 술 마신 다음날 해장술을 마신다.	예( )아니오( )
4. 취기가 오르면 술을 계속 마시고 싶은 생각이 지배적이다.	예( )아니오( )
5. 술을 마시고 싶은 충동이 일어나면 참을 수 없다.	예( )아니오( )
6. 최근에 취중의 일을 기억하지 못하는 경우가 6개월에 2회 이상의 빈도로 있었다.	예( )아니오( )
7. 대인 관계가 사회 생활에 술이 해로왔다고 느낀다.	예( )아니오( )
8. 술로 인해 직업 기능에 상당한 손상이 있었다.	예( )아니오( )
9. 술로 인해 배우자(보호자)가 떠났거나 떠나겠다고 경고했다.	예( )아니오( )
10. 술이 깨면 진땀, 손떨림, 불안이나 좌절 혹은 불면을 경험한다.	예( )아니오( )
11. 술이 깨면서 공포(섬망)나 몸이 심하게 떨림을 경험하였다.	예( )아니오( )
12. 술로 인해 생긴 문제로 치료를 받은 적이 있다.	예( )아니오( )

채점 방법 : 예 1점, 아니오 0점

부록 4 스트레스 긴장 정도 점검표

설 문 내 용	응 답		
1. 긴장감, 분노를 느끼고 신경성 소화 불량이 생긴다.	2	1	0
2. 직장이나 가정에서 주위 사람들이 긴장하게 한다.	2	1	0
3. 긴장했을 때 먹거나 마시거나 담배를 피운다.	2	1	0
4. 긴장감, 편두통, 목이나 어깨의 통증, 불면증이 있다.	2	1	0
5. 밤이나 주말에 다음날 새롭게 활동할 정도로 쉽게 긴장을 풀고 머리를 식힐 수 없다.	2	1	0
6. 일에 대한 걱정 때문에 집중하기 어렵다.	2	1	0
7. 긴장을 풀기 위해 진정제나 다른 약을 먹는다.	2	1	0
8. 긴장을 풀기 위한 시간을 충분히 내기 어렵다.	2	1	0
9. 시간 여유가 있어도 긴장을 해소하는 데 사용하지 못한다.	예(1)	아니오(0)	
10. 업무의 성격상 마감 시간에 쫓기는 편이다.	예(1)	아니오(0)	

평가 : 최대 점수=18

	점 수	긴 장 수 준
A	14~16	심각한 긴장 수준
B	10~13	평균 이상
C	6~9	평균
D	3~5	평균 이하
E	0~2	거의 긴장이 없음

출처 : 이홍식(1994), 스트레스 프리웨이, 열음사

참고 문헌

권미경 외(1998), 대학생과 건강관리. 현문사.

김문실 외(2004), 가족건강과 간호, 이화여자대학교 출판부.

김미예 외(2002). 아동간호학(1), 수문사.

김삼현 외(1999), 현대인의 건강, 단국대학교 출판부.

김영경 외(2004), 간호와 영양, 현문사.

김태임 외(2007) 성장발달과 건강, 교문사.

김태헌 외(2007). 현대노인복지정책론, 대영문화사

대한간호협회(1999), 보수교육교재-청소년의 위기상담, 대한간호협회 출판부.

대한비만학회(1995), 임상 비만학, 고려의학.

대한에이즈예방협회(2007). 레드리본, 대한에이즈예방협회.

로라 슈 도슨 저, 이근후. 박영숙 공역(1988), 가족상담의 이론과 실제, 하나의학사.

박민자(1993). 가족과 여성의 위치. 여성한국사회 연구회 편,[여성과 한국사회]

박영숙 외(1999). 현대여성의 건강생활. 현문사.

박영임외 (2006). 건강증진과 건강교육, 수문사

박예숙(1997). 인간의 성장발달과 건강증진. 수문사

박정숙 외(1995). 생활과 건강. 계명대학교 출판부, 15-16.

변영순(1995), 여성과 건강, 대한간호, 34(1), 6-11.

보건복지부. www.mohw.go.kr

서문자 외(2007), 성인간호학, 수문사.

손영하 외(1992), 재활운동치료 안내 및 지침서(역), 대학서림.

송미순 외(2006). 노인일차건강관리. 군자출판사.

양순옥 외(1996), 여성과 건강, 수문사.

예민해 외(1998), 질병예방과 건강증진, 계축문화.
우 제 편역(1992), 요통을 운동으로 치료한다, 도서출판 남희.
윌리암 글라써 부부, 우애령 역 (2000), 결혼의 비밀, 하늘재
윌리엄스 나이트 공저, 정혜영 번역(1998), 건강과학의 이해, 을유문화사.
유희정(1992), 자녀교육과 부부관계, 여성한국사회 연구회 편, [한국가족의 부부문제]
이경혜 외(1995), 여성건강간호학, 현문사.
이경혜, 우선혜, 양순옥, 한영란, 이숙, 정승은(2002), 가정건강간호학, 신광출판사.
이광자 외(2007), 정신간호총론, 수문사
이영숙 외(1997), 신세대를 위한 성건강가이던스, 학문사.
이영숙 외(2001), 여성건강간호학, 현문사
이지연(1998), 이지연의 굿모닝 닥터, 아세아문화사.
이향련 외(2007), 성인간호학, 수문사.
장영식 외(1998), 한국의 보건복지지표, 한국보건사회연구원.
장인옥 외(1999), 건강과 성, 현문사.
전시자 외(2005), 성인간호학, 현문사.
전연희(1992), 성폭력의 실상 Ⅱ : 다양한 성폭력과 그 대응.
조결자 외(2005), 가족중심의 아동간호학 Ⅰ(개정3판), 현문사.
최영애(1992), 성폭력의 실상Ⅰ, 감추기와 드러내기.
최혜미 외(2006), 21세기 영양학, 교문사.
하양숙 외(2007), 정신건강간호학, 현문사.
홍창의(2007), 소아과학, 대한교과서 주식회사.

대학병원 건강교실 4

여성과 가족건강

2000년 8월 5일 초 판 발 행
2008년 2월 20일 개정초판발행

[값 10,000원]

저 자 양영희 신희선 오진주 김애경
이종경 이 숙 김종경 송주은

발 행 단국대학교출판부

등 록 1968. 2. 27 : No. 제03-00095호

경기도 용인시 수지구 죽전동 126
(전화 031-8005-2405, 팩스 031-8005-2406)

편집 · 성두현 / 표지디자인 · 이어진

인 쇄 네오프린텍(주)

Published by the Dankook University Press

Printed in Seoul, Korea

ISBN 978-89-7092-390-1 03510